遠離三高很簡單！

Say Goodbye To Disease

減脂降糖抗壓全書

台灣大學醫學院生化所博士 楊新玲◎編著

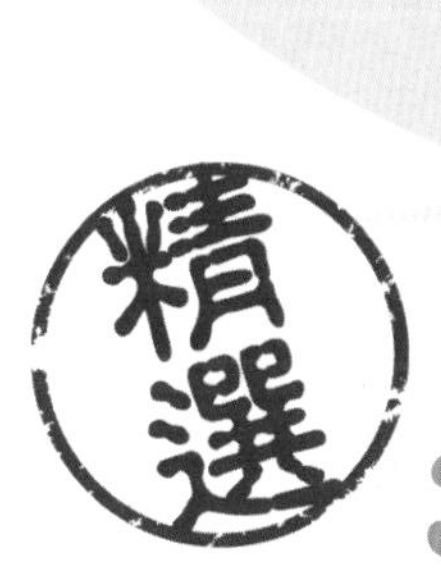

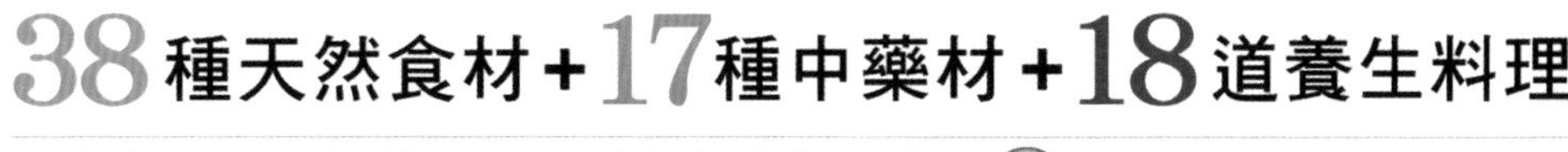

＝活化全身機能，越來越年輕 

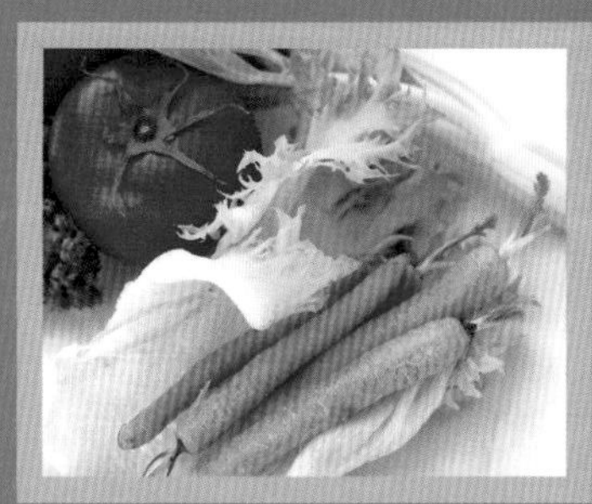
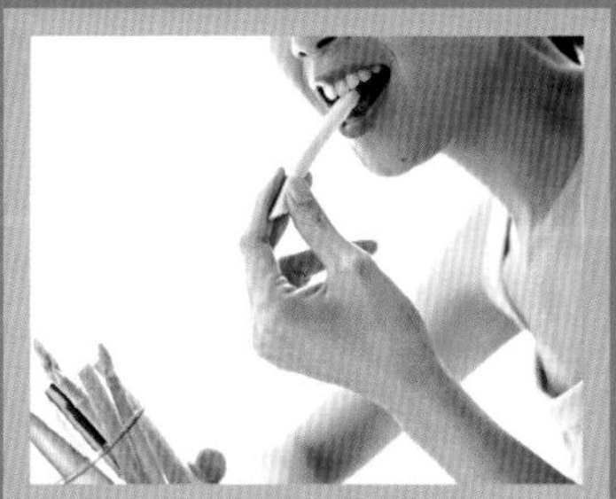
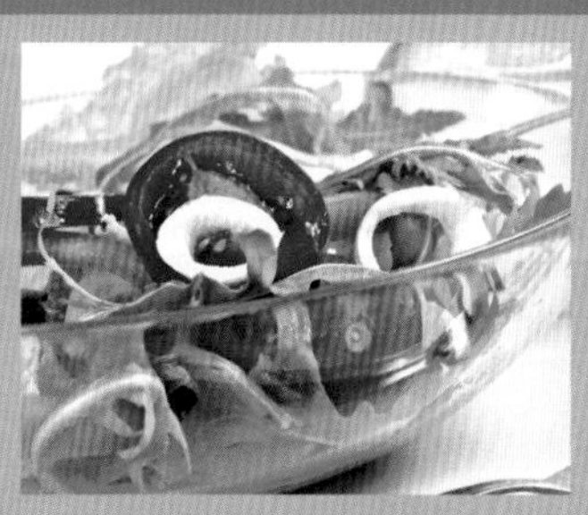

前言

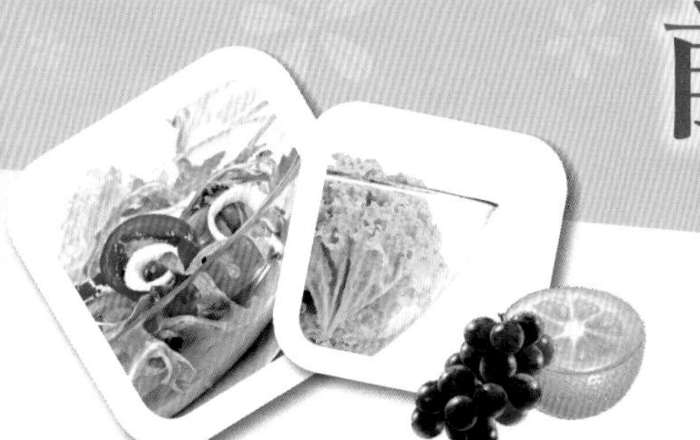

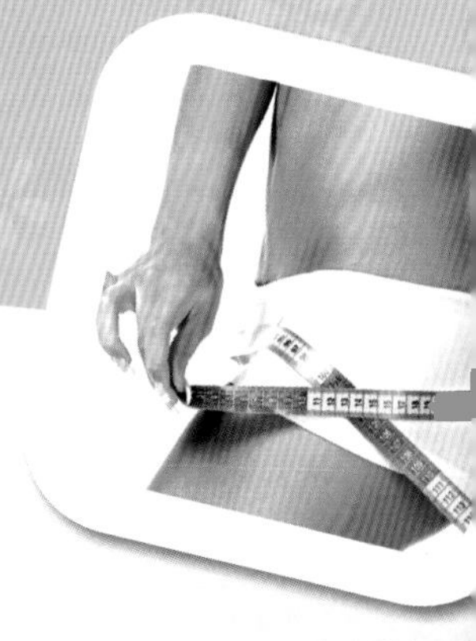

別讓「三高」蠶食你的健康

科技與工業的快速發展，改變人類的生活型態與飲食習慣，許多人開始追求色、香、味俱全又精緻的飲食，而社會形態的改變則帶給人們高度的工作壓力，在心裡承受過多負擔，又沒時間運動的情況下，導致罹患高血壓、心臟病、糖尿病、中風的人口越來越多。

除了遺傳因素之外，很多人平日大口吃肉、大口喝酒，不知不覺中吃進過多油脂，飲食控制不當加上生活作息紊亂、缺乏運動或運動不當而引發肥胖問題，影響身形事小，不過，因為肥胖而衍生的高血壓、高血糖、高血脂（俗稱「三高」）相關併發症可能會造成另一波潛藏的健康危機一代謝症候群！

所謂的「代謝症候群」泛指肥胖、高血壓、高血糖與高血脂等代謝異常因子所引發的各種疾病症狀，由此可見，「三高」與國人的十大死因息息相關！

根據衛生署最新的資料顯示，國人十大主要死因依序為(1)惡性腫瘤 (2)心臟疾病 (3)腦血管疾病 (4)肺炎 (5)糖尿病 (6)意外事故 (7)慢性下呼吸道疾病 (8)慢性肝病及肝硬化 (9)自殺 (10) 腎

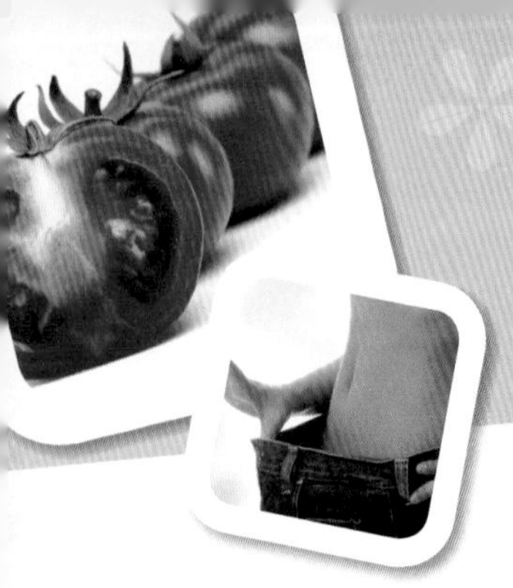

前言

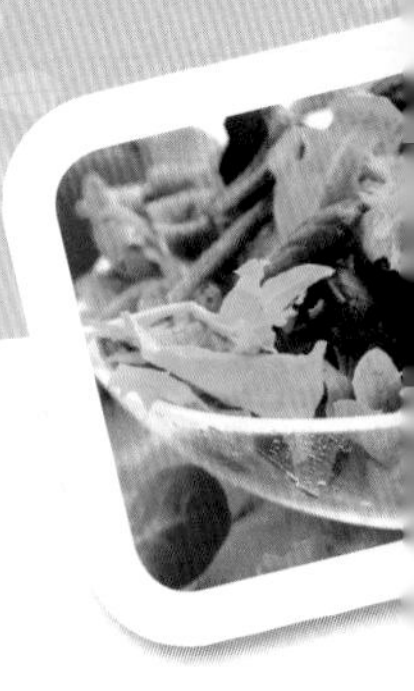

炎、腎徵症候群及腎性病變。

依年齡結構區分，六十五歲以上的老年人口主要死因依序為(1)惡性腫瘤(2)心臟疾病(3)腦血管疾病(4)肺炎(5)糖尿病(6)慢性下呼吸道疾病(7)腎炎、腎徵症候群及腎性病變(8)高血壓性疾病(9)敗血症(10)意外事故。

筆者發現，生活型態（多坐少動）、飲食習慣（大魚大肉）的改變所引發的健康問題不再只有老年人必須面對，越來越多二十至五十歲族群因血壓偏高、血糖偏高與膽固醇過高而提早面對高血壓、糖尿病、中風等問題，如果沒有從生活習慣、飲食與運動著手，遠離「三高」致病原，健康狀態遲早會亮起紅燈。

如何保有健康的身體，遠離「三高」致病因子？筆者將從高血壓、高血脂、高血糖的成因、疾病種類與影響為出發，找出避免「三高」纏身的健康飲食指南、運動與養生方法，此外，本書也將針對罹患「三高」病症或正遭受「三高」疾病危害的患者及其家人提供全方位的照護指南，邀請專業醫師、護理師、營養師與健檢中心提供保健、護理資訊，讓國人遠離「三高」威脅，以事前小心預防與事後妥善處理的積極態度面對「三高」問題與相關疾病，建立正確的保健觀念，進而提升生活品質與生命價值。

編者　謹識

目錄

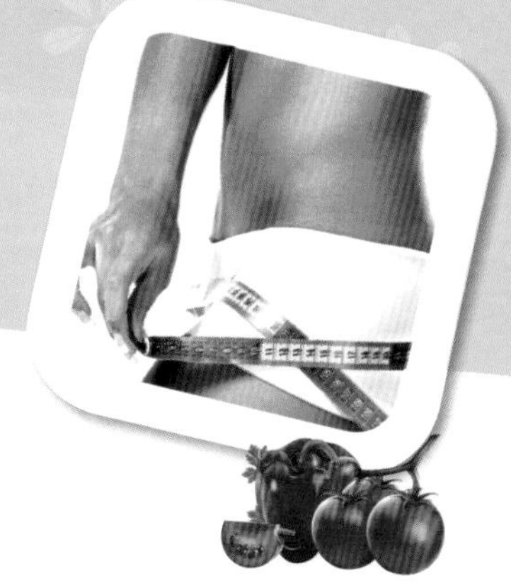

前言

PART 1 三高知多少

第一高 無聲殺手高血壓

❶ 高血壓的定義 012
❷ 高血壓的種類 014
❸ 高血壓的預防 016
❹ 高血壓的藥物治療 031
❺ 高血壓與其併發病 035

第二高 沉默殺手高血糖

❶ 高血糖的定義 051
❷ 糖尿病的成因與症狀 052
❸ 糖尿病的種類 053
❹ 糖尿病的飲食控制 055
❺ 糖尿病與肥胖 059
❻ 糖尿病慢性合併症 063

第三高 隱形殺手高血脂

❶ 高血脂的定義 080
❷ 高血脂的成因與症狀 083
❸ 高血脂與生活飲食習慣 086
❹ 高血脂的預防 086
❺ 高血脂的藥物治療 097
❻ 高血脂與其併發症 098

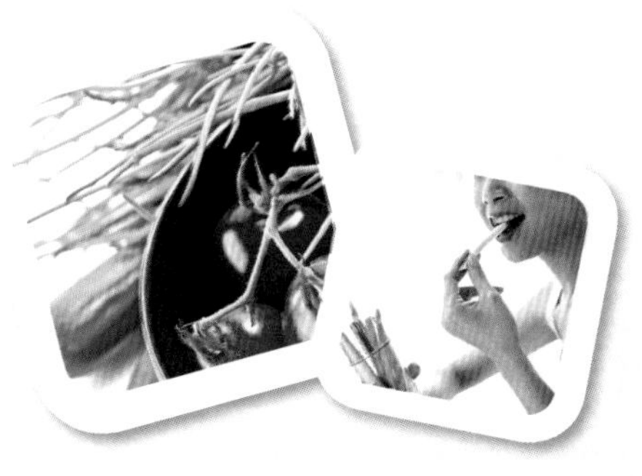

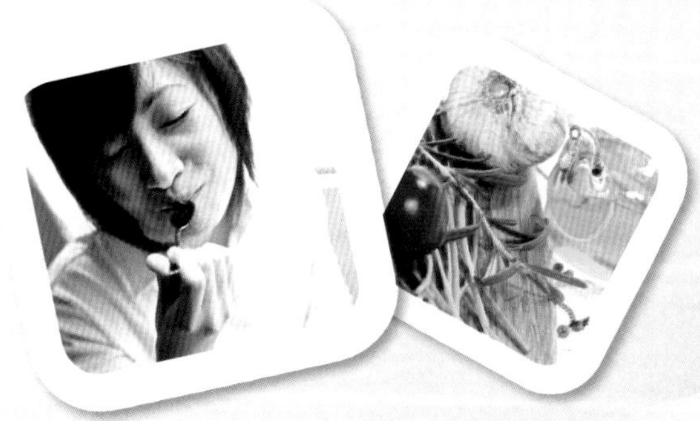

CONTENTS

目錄

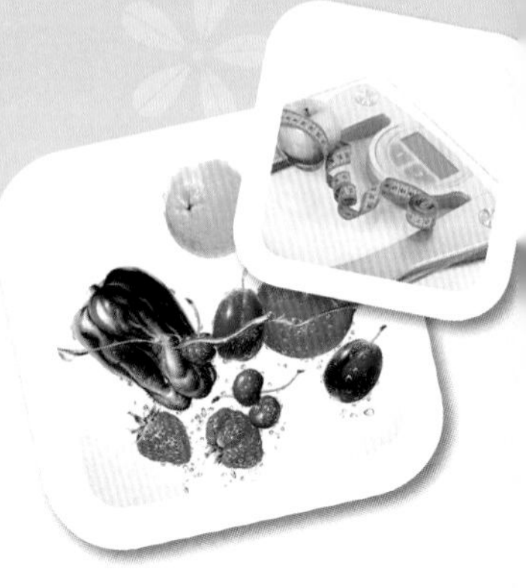

PART 2 三高食療好滋味

第一味　精選抗壓食材

❶抗壓蔬果

1.洋蔥 Onion 110
2.香菇 Shiitake Mushrooms 111
3.胡蘿蔔 Carrot 112
4.白蘿蔔 Chinese Radish 113
5.薑 Ginger 114
6.海帶 Kelp 115
7.蘋果 Apple 116
8.香蕉 Banana 117
9.奇異果 Kiwifruit 118
10.番茄 Tomoto 119
11.芭樂 Guava 120
12.柿子 Persimmon 121
13.李子 Plum 122
14.鳳梨 Pineapple 123

❷抗壓中草藥

1.夏枯草 Prunella 124
2.杜仲 Eucommia Cortex 125
3.魚腥草 Houttuynia 126
4.菊花 Chrysanthemum 127
5.葛根 Puerariae Radix 128
6.靈芝 Ganoderma Lucidum 129

❸抗壓推薦料理

1.青蒜炒洋蔥 Fried Onion With Garlic Sprouts 132
2.香菇白菜 Stewed Shiitake Mushrooms& Chinese Cabbage 133
3.豆皮海帶 Stewed Bean Curd Sheet & Seaweed 134
4.番茄炒雞蛋 Fried Tomato With Egg 135
5.蘿蔔雙喜 Stewed Carrot & Chinese Radish 136
6.海帶炒嫩薑 Ginger Fried Seaweed 137
7.黑胡椒洋蔥豬柳 Black-Pepper Flavored Pork 138

第二味　精選降糖食材

❶降糖蔬菜及穀物

1.苦瓜 Bitter Melon 139
2.空心菜 Water Spinach 140
3.菠菜 Spinach 141
4.山藥 Yam 142
5.芋頭 Taros 143

CONTENTS

目錄

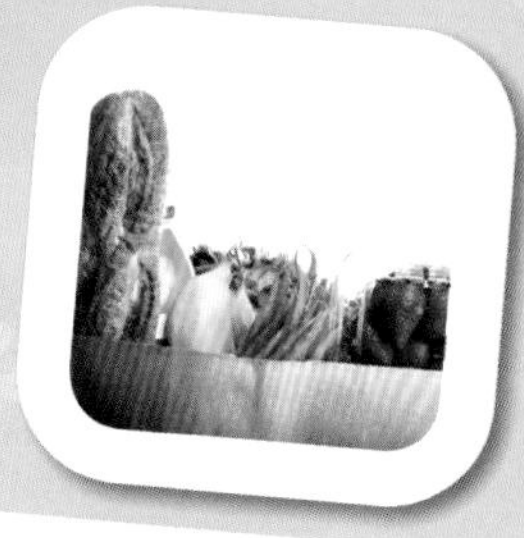

6.地瓜葉 Sweet Potato Vine 144
7.黑木耳 Jew 's Ear 145
8.牛蒡 Burdock 146
9.糙米 Brown Rice 147
10.綠豆 Mung Bean 148
11.南瓜 Pumpkin 149

❷降糖中草藥

1.枸杞 Boxthorn 150
2.桑葉 Mulberry Leaf 151
3.熟地黃 Rehmannia Radix 152
4.茯苓 Poria 153
5.薏仁 Job's Tears 154
6.黃耆 Astragalus Radix 155

❸降糖推薦料理

1.脆玉苦瓜 Stewed Bitter Melon 158
2.蒜炒菠菜 Fried Spinach With Garlic 159
3.椒鹽山藥 Yam With Spiced Salt 160
4.苦瓜炒肉絲 Fried Bitter Melon With Shredded Pork 161

第三味 精選減脂食材

❶減脂蔬果

1.大蒜 Garlic 162
2.玉米 Corn 163
3.地瓜 Sweet Potato 164
4.芹菜 Celery 165
5.四季豆 String Bean 166
6.草莓 Strawberry 167
7.木瓜 Papaya 168
8.梨子 Pear 169
9.酪梨 Avocado 170
10.棗子 Jujube 171
11.百香果 Passion Fruit 172
12.柚子 Pomelo 173
13.柳丁 Orange 174

❷減脂中草藥

1.大黃 Chinese Rhubarb 175
2.杏仁 Almond 176
3.何首烏 Polygonum Multiforum 177
4.淡竹葉 Lophatherum Gracile 178
5.仙楂 Hawthorn 179
6.酸棗仁 Ziziphus Jujube Seed 180

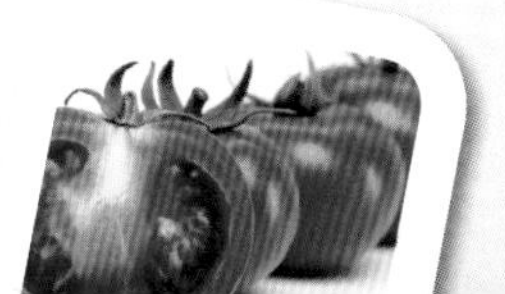

CONTENTS

目錄

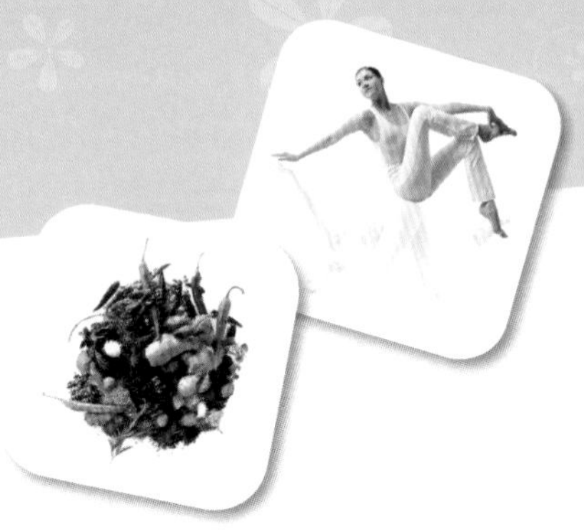

❸減脂推薦料理

1.香甜玉米 Boiled Sweet Corn 182

2.醋溜木耳 Black Fungus Mixed Vinegar 183

3.汆燙四季豆 Boiled String Bean 184

4.涼拌芹菜 Cold Mixed Celery 185

5.黃金玉米炒肉末 Corn Fried Minced Meat 186

6.木耳炒薑絲 Ginger Fried Fungus 187

7.酸辣湯 Hot & Sour Soup 188

PART3 防護三高有三套

第一套 保健運動

❶高血壓患者運動Tips 190

❷高血糖患者運動Tips 191

❸高血脂患者運動Tips 192

1.按摩頭面 193

2.甩手 195

3.按摩肚臍 196

4.伸展四肢 197

5.平舉運動 198

6.摩擦腳心 199

7.上犬式 200

8.牛面式 201

9.樹式 202

10.下犬式 203

11.半月式 204

12.椅子式 205

13.坐姿扭轉 206

14.坐式前彎 207

15.扭轉三角式 208

第二套 居家照護

❶居家照護指南 209

❷健保給付的居家照護範圍 212

❸居家照護要點 214

❹中風患者簡易居家照護 216

❺中風患者簡易居家復健 221

1.左側翻身 221

2.胸背扣擊法 222

CONTENTS

目錄

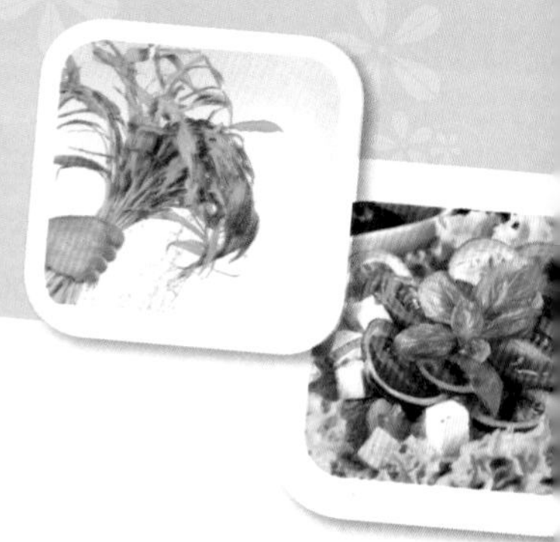

⑥ 被動關節運動 223
1.肘部伸曲運動 223
2.前臂旋轉運動 224
3.上肢側舉運動 225
4.上肢前舉運動 226
5.上肢內彎運動 227
6.下肢外展內收運動 228
7.髖關節、膝關節屈伸 229
8.足背屈運動 230
⑦ 肌力訓練 231
1.抬臂運動 231
2.坐姿平衡訓練 232

第三套 健康檢查

① 早期發現及早治療 234
② 誰該做健康檢查？ 235
③ 如何挑選健檢中心？ 236
④ 如何解讀健檢數據？ 237
⑤ 健康檢查項目 252
1.身高體重測量 252
2.血壓檢查 253
3.抽血檢查 254
4.視力檢測 254
5.聽力檢測 255
6.口腔檢查 256
7.胸部X光檢查 256
8.腹部X光檢查 257
9.心電圖檢測 258
10.肺機能檢測 258
11.乳房檢查 259
12.子宮頸抹片檢查 259
13.腹部超音波 259
14.骨質密度檢測 260
⑥ 適合心臟病的健檢診斷項目 261
⑦ 適合腦中風的健檢診斷項目 262
⑧ 適合糖尿病的健檢診斷項目 263

附錄

① 三高Q&A 266
② 嚴選 TOP10 減脂降糖抗壓食材 276
③ 全台健檢中心大搜密 282

CONTENTS

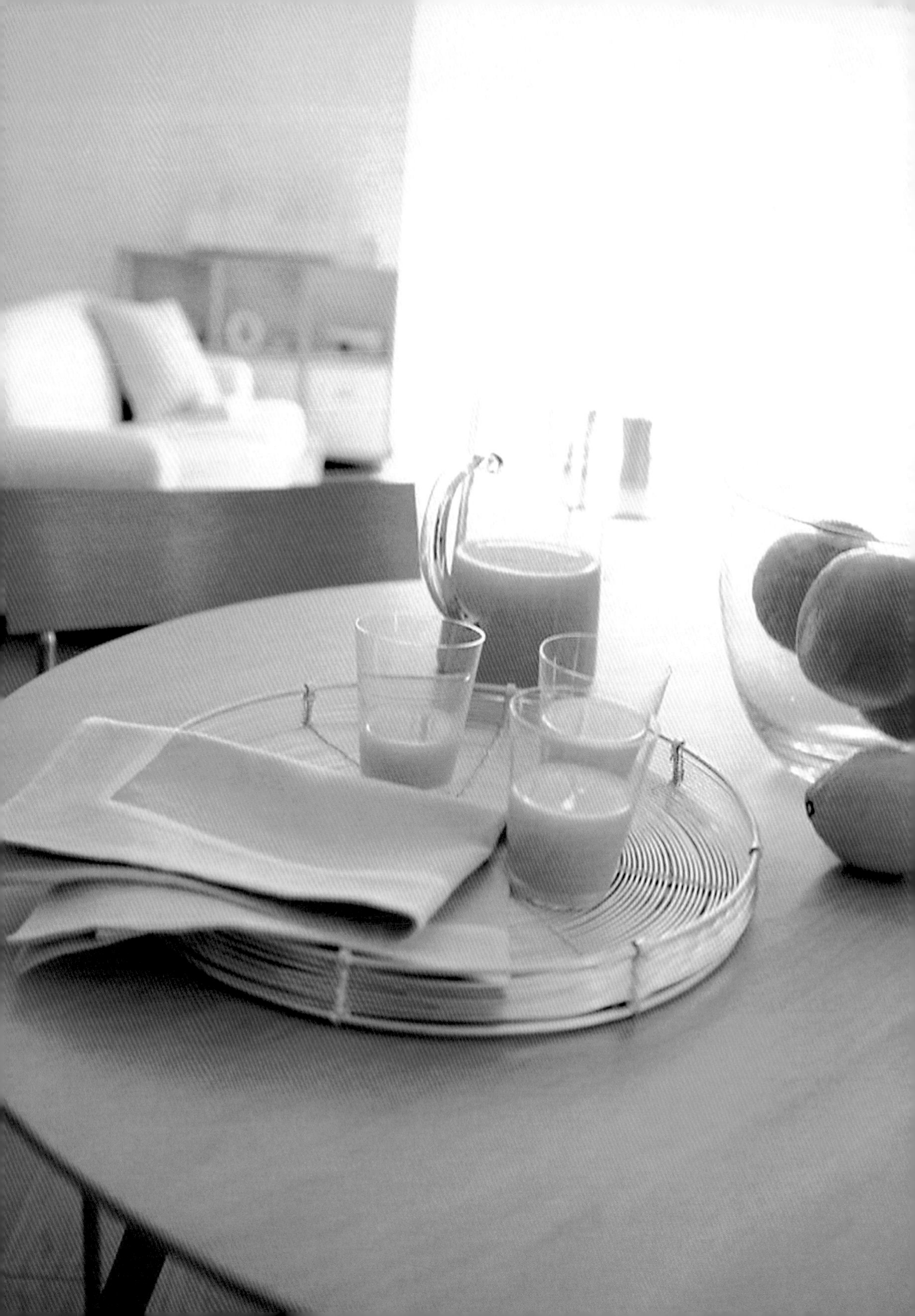

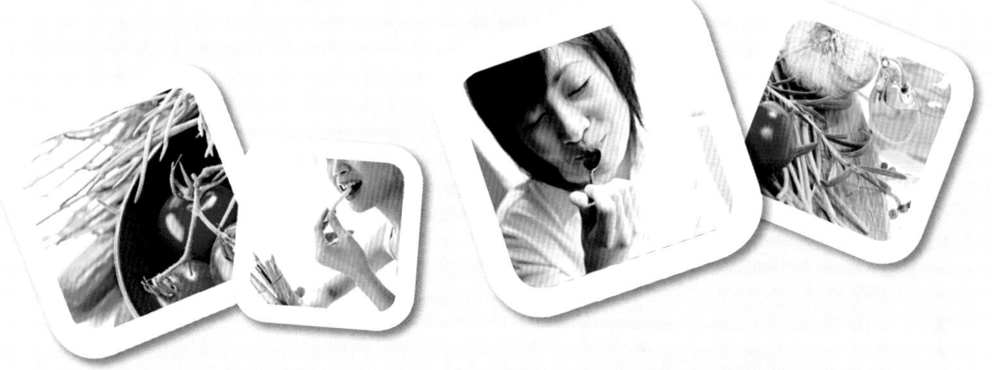

PART 1 三高知多少

Say Goodbye To Disease

測驗看看，三高是否潛藏在你的體內？

測驗選項	定義範圍
1. 血壓	≧130/85 mm/Hg
2. 空腹血糖	男人＜40 mg/dl 女人＜50 mg/dl
3. 腹部肥胖	男人≧90cm 女人≧80cm
4. 高密度膽固醇	160～179 mg/d1
5. 三酸甘油脂	≧150 mg/d1

各位親愛的讀者，如果在表格中測驗下來的您的測驗選項有3個或3個以上，就要注意自己可能為高血壓、高血糖、高血脂的患者之一。

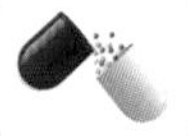

第一高 無聲殺手高血壓

高血壓之所以被稱為「無聲殺手」，主要是因為察覺不易，若是血壓上升，又令人猝不及防，在極短的時間內可能就會沒命！除了遺傳因素，飲食習慣、種族、居住地區、生活壓力等，或許都會引起過高的血壓。而根據衛生署資料顯示，高血壓患者中風的機率是正常人的6倍，如果不使用藥物控制血壓，高血壓患者中風的機率將是正常人的21倍！

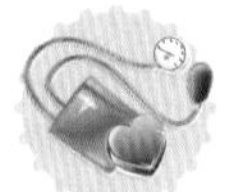

高血壓的定義

心臟將血液送出，讓血液在體內循環一周，然後再流回心臟，循環一次的時間僅需10～20秒，要在這麼短暫的時間內完成體內循環，可以知道它的速度很快，更能夠了解心臟力道有多麼強勁！而血液經由心臟強大的收縮力量送出後，以很快的速度流入血管，當血管被血液衝擊，血管壁受到血液壓迫動脈所造成的力量，便稱為「血壓」。

人體的血壓可分為舒張壓和收縮壓，舒張壓又叫作「心舒壓」，是指心臟將所有的血液送至大動脈後的左心室，一邊膨脹，一邊從左心房獲得新鮮的血液；此時，出口的大動脈瓣封閉，血液無法進入大動脈中，造成血壓逐漸下降，而左心室再次收縮前，也就是心臟擴張至最大，血壓降至最低的階段，因此被稱為舒張壓。

收縮壓則又稱為「心縮壓」，是指心臟的左心室收縮，把血液送入大動脈時，所測得的最大血壓值。根據世界衛生組織的定義，血

人體血壓標準

分類	收縮壓(mm/Hg)	舒張壓(mm/Hg)
正常血壓	<130	<85
正常但偏高之血壓	130～139	85～89
輕度高血壓	140～159	90～99
中度高血壓	160～179	100～109
重度高血壓	180～209	110～119
極嚴重	≧210	≧120

資料來源：行政院衛生署

壓的正常值為收縮壓130 mm/Hg以下，舒張壓85 mm/Hg以下，這個數值為正常血壓。當收縮壓介於140~159 mm/Hg，而且舒張壓90~99 mm/Hg為輕度高血壓；當收縮壓介於160~179 mm/Hg，而且舒張壓是100~109 mm/Hg就是中度高血壓患者；當收縮壓介於180~209 mm/Hg，而且舒張壓為110~119 mm/Hg，就是重度高血壓患者，以此類推，再往上的數據就是極嚴重的高血壓患者，千萬不要到了那時候才到醫院就醫，通常都為時已晚。

為了使測量數據更為正確，量血壓前三十分鐘切忌抽菸或飲用含咖啡因的飲料，測量前必須安靜地休息五分鐘。測量血壓時，受測者應該坐在有靠背的椅子上，手臂支撐在與心臟同高的位置，測量血壓的儀器最好使用水銀血壓計、校正過的無液或電子血壓計。測量第一次後，請先休息兩分鐘再測量第二次，並求取兩次血壓結果的平均值。假如前兩次的數值差異大於5 mm/Hg，就必須多測量幾次，以求血壓數據的正確性。

一般來說，在測量血壓時，量右手血壓比較適宜，因為正常人右手血壓比左手還高約5～10 mm/Hg。在醫學上，如果要追蹤血壓，就應該量血壓較高的手臂。建議高血壓病患可以隨身攜帶簡易的血壓測量計，有助於認識高血壓，以及改善治療的配合度，來確認一整天的血壓都控制得宜。

血壓若達140／90 mm/Hg以上，應該注意飲食、戒菸、戒酒，最好經常運動並且接受進一步檢查；當血壓高達160／100 mm/Hg以上，更應該接受進一步檢查及藥物治療。若持續地發生高血壓的症狀卻疏於後續檢查或治療，將會引發心臟病、腦中風、腎衰竭等疾病。

高血壓的發生率、流行程度與經濟發展和社會環境成正比，越是文明、高度開發的國家，高血壓患者也越多；反之，在未開發國家或開發中地區，罹患高血壓的病人相對較少。此外，從高血壓家族的研究中已證實，高血壓具有家族遺傳性，而且機率高達50%！

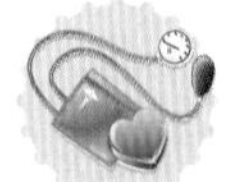

高血壓的種類

高血壓可分為原發性高血壓及續發性高血壓，10%左右的患者屬於內分泌、血管疾病、腎臟病造成的續發性高血壓，只要將引發異常的疾病治癒或控制後，高血壓就有痊癒的可能性；而90%以上的高血壓患者則是屬於原因不明的原發性高血壓，需要長期非藥物或藥物的控制。

續發性高血壓主要是由腎臟病所造成，但也可能因為主動脈狹窄、荷爾蒙分泌過多等相關病症而引發高血壓；此外，交感神經興奮劑、含動情激素的避孕藥、類固醇等藥物也可能導致續發性高血壓。續發性高血壓是因為內臟和神經系統等病變而導致血壓上升，先決條件是治好成為原因的疾病，屬於統計數字上較少的高血壓。例如：腎性高血壓、心血管性高血壓、內分泌性高血壓、中毒性高血壓、腦神經性高血壓。大多數的高血壓患者都是屬於原發性高血壓，和遺傳性體質、生活環境、精神壓力似乎都有關係，目前通稱的高血壓就是指原發性高血壓。近兩百年來，醫界人士仍然無法確定原發性高血壓的病因為何，有人認為**攝取過多的鹽分**容易導致高血壓的發生。事實上，不盡然是如此，體質對食鹽敏感的人才會引起高血壓，但是這些對食鹽具有高敏感度的族群卻無法檢測出來。

健康速報

攝取大量的鹽分為什麼會導致高血壓？

當我們攝取鹽分後，鹽分會溶解在血液中，一旦攝取過量，細胞外血液、體液的鹽分濃度就會提升，這時，細胞為了讓鉀含量與血液平衡，就會設法讓血液的鹽分濃度變淡。人體經由補充水分來稀釋血液濃度，稀釋血液就會使血液量增加，導致大量的血液充滿血管內，容易擠壓血管壁，引起血壓升高。

不過，根據研究得知，原發性高血壓的發生確實與家族史、年齡、**攝取過多鹽分**和油脂、肥胖、營養過剩、抽菸、缺乏運動、壓力等有密切關係，只要將這些容易引起原發性高血壓的關鍵因素及早排除，就能有效降低高血壓的發生機率。

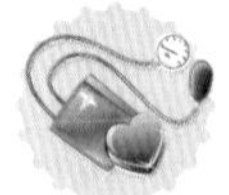

高血壓的預防

一旦患有高血壓，就如同糖尿病一樣無法治癒，所以越早發現症狀，越能讓病情保持穩定。大部分的高血壓患者是在40歲以後才出現的，當然也有未滿30歲就患有高血壓的人。最初的症狀通常是持續性地發作2～3小時到1～2天的病徵，這時的症狀有「頭痛」、「目眩」、「耳鳴」、「頭昏眼花」等由腦血管障礙引起的腦神經症狀，但是過了不久，身體狀況就會慢慢好轉，血壓也開始回復正常；因此如果不是在症狀出現時測量血壓，就無法發現自己的疾病，這也是所謂高血壓的初始階段。暫時性的血壓增高將會由短間隔經常性發作，逐漸變成持續高血壓的狀態。

早期發現的第一步，通常會著眼於遺傳性因素，父母或祖父母其中有人罹患高血壓，或是因為腦中風或心臟病亡故的親屬，40歲前應該定期健康檢查，並且注意生活習慣。

一般來說，男女的血壓都會隨著年齡的增長，造成動脈硬化、血管失去彈性，變得比較脆硬。年輕時因為血管富有彈性，所以血液經由心臟搏出，大動脈就會在瞬間膨脹來降低壓力，使血液流至末端。但是隨著年紀漸長，血管不再有彈性，同時無法使血液和緩，因此由心臟輸出的血流強度會以原來的狀態傳達到血管末端，所以收縮壓會隨著年齡上升，而不會往下降低。

和男性比起來，女性的血壓通常比較低，實際原因並不清楚，有許多說法可以解釋，像是荷爾蒙說、精神壓力說(女性在家裡所承受的壓力較小)、體格說(通常個子越小，血壓越低，例如：老鼠的收縮壓為60 mm/Hg，長頸鹿約為300 mm/Hg)。但是女性到了50歲前後，血壓就會漸漸上升，縮小男女間的差距，所以目前被大眾所認同的說法為女性荷爾蒙說。

過了40歲後，因為血壓沒有升高就自認安心的女性，在接近更年期時仍然需要注意；尤其是父母親等近親有高血壓的人，更應該在更年期就注意自己的生活態度。對血壓正常或高血壓患者而言，改變飲食內容可達到降低血壓的功效，正常情況下只要兩週的時間，就可達到降血壓效果，效用可持續六週以上。

收縮壓介於130～139 mm/Hg、舒張壓為85～89 mm/Hg的族群雖未達高血壓程度，卻是高血壓的潛在危險群，必須透過體重控制、改變飲食及生活習慣等方式，才能預防心血管疾病。各位讀者趕快測測自己的血壓吧，若是舒張壓高於120 mm/Hg以上的讀者，一定要趕緊就醫。

衛生署國民健康局局長林秀娟指出，包括體重過重、攝食過多鈉鹽量、有吸菸習慣、飲酒過度以及運動量不足、心理壓力等，都是促使血壓升高的危險因子，危險因子越多，越容易得到高血壓。

測量血壓

預防高血壓，應該養成「人人量血壓，時時知血壓」的習慣，建議至少每個月量一次血壓，要注意的是，好好地測量一次勝過胡亂測量多次。尤其是家族中有高血壓病史者，一定要隨時注意血壓變化，應該至少每隔兩個星期測量一次，在早上起床空腹且心情放鬆時測量；如果近親患有高血壓，必須定期接受健康檢查以及測量血

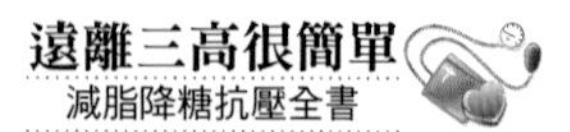

壓，40歲以上中、老年人檢查頻率應該更頻繁。

血壓會隨著心情、動作、壓力時常在變動，那什麼時候測量的血壓值能做為基準，也就是所謂的基礎血壓。它的意思是身體活動最少，只耗損呼吸所需的能量；同時在有能量耗損的狀態下，也可以維持基礎代謝狀態的血壓；由此可知，最小的代謝量就是最小的血壓量，所以早上剛起床時，平躺狀態測得的血壓為基礎血壓。由於治療的基準是以基礎血壓為目標，因此，隨時測量血壓或日常血壓越接近基礎血壓越好。

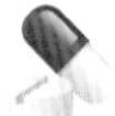

飲食控制

長期控制體重是預防高血壓的重要方法之一。高血壓患者飲食應該注意以下幾大原則：

1. 早晨喝一杯**300c.c**的白開水，因為水可以運轉身體的新陳代謝，減少飢餓感，增加胃結腸反射動作，促進排便。

2. 起床後不要馬上吃早餐，若是毫無節制地將食物塞進胃中，對高血壓患者來說不是一件好事，所以起床後到用餐時間，應該有一段讓胃部準備進食的時間。

3. 維持吃八分飽的習慣，因為降壓劑的吸收效率在胃內殘渣較少時，比充滿食物的時候還要來得好。

4. 盡量減少攝取高膽固醇含量食物，例如：蛋黃、海鮮、動物內臟（腦、心、肝、腎）、魚卵等。

5. 減少肉類的攝取，如豬肉、牛肉等，改以大豆製品和魚類來代替。

6. 多攝取植物性食品，如：五穀雜糧、蔬菜等。

7. 脂肪攝取量每日不超過**50**公克，最好以植物油取代動物油。

適合炒菜用途的植物油包含：花生油、大豆油、橄欖油等。

8. 少吃油炸、油煎或油酥食物。烹調食物禁用油炸方式，一定要多利用清蒸、水煮、清燉、滷、涼拌等不加油的烹調方法。

9. 減少食用醣類食物，禁食純糖食品或飲料，可選用含澱粉質、纖維質高的五穀類食品，例如：地瓜、馬鈴薯、未加工的豆類等。

10. 禁食過鹹食物及鹽漬食品、臘味、罐頭等含鹽量高的食品。烹調時可多採用醋、蔥、薑、蒜、香料、檸檬汁、低鈉鹽等調味品取代，增加食物風味。

11. 以含脂肪量少的脫脂奶、蛋白、魚肉、去皮雞肉、瘦豬肉及牛肉等作為蛋白質攝取來源。

12. 為了平衡食物中的鹽分（即鈉含量），平日應該多食用各類蔬菜、水果、海藻等含鉀食品，一方面增加水分攝取，另一方面能吸收蔬果中的各類營養成分。

13. 不要吃得過飽，飯後應有一段輕鬆悠閒時間，避免飯後立即工作或運動。

14. 盡量避免菸、酒、茶、咖啡等刺激性物質。

下表為高血壓患者可以經常服用的食物，不過一定要酌量控制。

酌量控制食材

類別	食物
奶類	各種奶類或奶製品，最好以低脂奶類代替全脂奶類，每天限飲兩杯。
蛋豆魚肉類	1.新鮮肉、魚、蛋類。 2.新鮮豆類及其製品(例如：豆腐、豆漿、豆乾等)。
五穀根莖類	自製米、麵食。
油脂類	植物油，例如：大豆油、玉米油等。
蔬菜類	1.新鮮蔬菜。 2.自製蔬菜汁，無需加鹽調味。
水果類	1.新鮮水果。 2.自製果汁。
其他	1.代糖、白醋、五香料、杏仁露等。 2.辣椒、胡椒、咖哩粉等刺激品宜減少食用。 3.茶。

資料來源：行政院衛生署

高血壓患者一定要先了解自己的體質，並且調查自己的父母親是不是屬於高血壓患者。以減鹽或是過度攝取食鹽的實驗來檢測自己是否為對食鹽敏感的體質，不過前面這兩種實驗方法一定要在醫生的協助下測試。根據研究顯示，過多的鈉含量將會導致血壓上升，但是過度減鹽的結果，卻會產生別的疾病。

持續嚴厲的減鹽飲食二、三年後，首先出現的症狀是全身倦怠感、食慾不振等症狀將會持續進行。食鹽的功能是在體內成為鈉離子，調整細胞中滲透壓的平衡。它能夠和水一起調整人體的均衡，如果過度實行減鹽飲食，細胞機能也會因此停滯而陷入可能致死的狀態。

以下列出高血壓患者應該避免服用的高鹽、高糖、高油脂以及加工類的食品，這些加工食物會增加人體的鉛含量，必須忌食。

嚴禁食材

類別	食物
奶類	乳酪
蛋豆魚肉類	1. 醃製、滷製、燻製的食品，如火腿、香腸、燻雞、滷味、豆腐乳、魚肉鬆等。 2. 罐製食品，如：肉醬、沙丁魚、鮪魚等。 3. 速食品，如：炸雞、漢堡、各式肉丸、魚丸等。
五穀根莖類	1. 麵包、蛋糕及甜鹹餅乾、奶酥等。 2. 油麵、麵線、速食麵、速食米粉、速食冬粉等。
油脂類	奶油、瑪琪琳、沙拉醬、蛋黃醬等。
蔬菜類	1. 醃製蔬菜，如：榨菜、酸菜、醬菜。 2. 加鹽的冷凍蔬菜，如：豌豆莢、青豆仁等。 3. 各種加鹽的加工蔬菜汁及蔬菜罐頭。
水果類	1. 乾果類，如：蜜餞、脫水水果等。 2. 各類加鹽的罐頭水果及加工果汁。
其他	1. 味精、辣椒醬、沙茶醬、甜麵醬、蠔油、烏醋、番茄醬等。 2. 牛肉精。 3. 炸洋芋片、爆米花、米果。 4. 運動飲料。

資料來源：行政院衛生署

此外，對於罹患高血壓的中老年人來說，用力解便容易引發心臟病猝發或腦中風，嚴重威脅生命。中老年人、長期臥病在床或行動不便、小腸有變性神經質的人，都是最容易產生便祕的族群。預防便祕最好的方法是養成每天定時大便的習慣，不論是早餐前或是早餐後，盡可能有一定的規律，並且經常運動，多吃水果、蔬菜，食物內含膳食纖維越多越好。提供給患者五種排便的注意事項。

1. 每天最好喝足八大杯水(約2500c.c)，促進體內代謝速度，並且能間接排除體內有害物質。
2. 上廁所盡量保持身體溫暖，可利用附加溫器的坐式馬桶。
3. 避免用力排便(摒氣用力會使血壓急速上升)，排不出來就當作是飯後的休息，要有耐心。
4. 催促排便所做的腹部按摩需要特別注意，輕撫的程度即可。
5. 患者可以做糞便的診斷，觀察便血和糞便的狀態；即使和高血壓沒有直接的關係，不過對發現痔瘡或消化器官的疾病很有幫助。

健康速報

食物中的隱性鹽分

麵或麵包必須使用大量的鹽分，才能發揮麵粉的黏性，一片吐司就含有0.7～0.8克的食鹽；義大利麵在製造時並不使用鹽分，可是在燙麵時會吸收不少的鹽分；魚丸、魚粿等製品在做成魚漿時也必須添加鹽分。

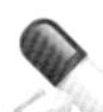

DASH，高血壓防治飲食計畫

為了解綜合性飲食控制對高血壓的防治效果，美國國家心肺及血液研究中心從1994年到1996年間，完成了四百九十五位成年測試者參與的「高血壓防治飲食對策研究計畫（DASH）」，DASH計畫全名為「Dietary Approaches to Stop Hypertension」，並且於1997年發表「高血壓防治飲食對策研究計畫」的結論，研究結果顯示，當受測者遵守特殊的飲食計畫，減少飽和脂肪、膽固醇與總脂肪的攝取，並加重水果、蔬菜和低脂乳製品的比例時，血壓值明顯降低。

「DASH飲食法」中包含全穀類、核果類、魚和雞肉，富含水果、蔬菜及低脂乳類飲食，並且減少攝取脂肪、紅肉、甜食及含糖飲料。

「DASH飲食法」設計了三種飲食計畫：第一種計畫是和美國人平日的飲食生活相近；第二種也是如此，不過增加了蔬菜水果的份量；第三種就是所謂的「DASH飲食法」。三種計畫的每日鈉攝取量皆為3000毫克，而且沒有任何一項計畫是完全素食，或是使用特殊食材。

結果顯示， 第二種計畫（增加蔬果量）和「DASH飲食法」（國內譯為得蔬飲食），有顯著的降低血壓效果，不過「DASH飲食法」還是比第二種計畫的功效好。尤其針對原先就患有高血壓的患者，其效果最為顯著。

只要遵循「DASH飲食法」比例，兩週內血壓開始明顯下降，八週後，可以少吃一顆降血壓藥物，幅度甚至與用藥效果差不多，沒有高血壓的人採用「DASH飲食法」，也能預防高血壓。

「DASH飲食法」的特色之一，是將核果類食物包含在飲食計畫中。早期，核果類因為富含油脂，醫生建議避免食用，但是依據

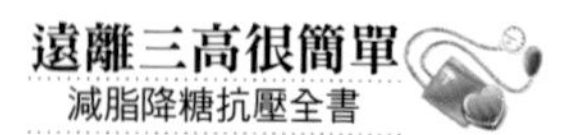

「DASH飲食法」則建議高血壓患者每週吃4～5份芝麻、杏仁、核桃等堅果類食物。核果類食物可以降低8％～12％的低密度脂蛋白膽固醇，流行病學研究也發現，常吃核果類食物能夠降低30％～50％罹患冠心病的風險。除了核果類，「DASH飲食法」建議同時多攝取鈣、鎂、鉀等礦物質，不過腎臟病患應該特別注意鉀的攝取量，絕對不可以攝取過量的鉀，由於許多堅果類含有鉀成分，因此腎臟病患在選擇堅果類食物前，一定要先諮詢醫師與營養師的意見。

以下建議想嘗試「DASH飲食法」，卻又不知該從何著手的人一些主要的飲食原則，其實只要平時多注意、控制自己吃進去的食物，就可以輕鬆達到降低血壓的效果。

1. 五穀類

五穀類食物除了可以提供人體所需能量，也可以補充纖維，每天攝取五穀類食物份量為兩碗飯或半碗飯，或是搭配一片全麥土司、半碗麵、一碗乾穀類早餐。

2. 油脂類

油脂類食物可以提供人體所需能量及必需脂肪酸，每天攝取油脂類的份量為2～3匙，盡量選擇植物油，像是橄欖油、紅花油、芥子油、軟性植物牛油。

3. 奶類（低脂或脫脂）

奶類食物可以提供人體所需要的鈣質與蛋白質，每天攝取奶類食物的份量為牛奶240毫升、乳酪240毫升、起司45公克，建議患者選擇脫脂牛奶、低脂牛奶、低脂乳酪、低脂起司替代。

4. 蔬菜類

每天攝取蔬菜類食物量約2～3碗，選擇番茄、紅蘿蔔、菠菜、地瓜、花椰菜等富含鉀、鎂以及膳食纖維含量高的蔬菜為主。

5. 糖類及甜品

每週攝取糖類食物份量為5份以下，每1份份量約為砂糖1湯匙、果醬1湯匙、甜飲品或咖哩240毫升，而甜品要選擇低脂甜食。

6. 核果類及豆類

每天攝取核果類及豆類食物份量為1/3杯或果仁45公克、堅果或核果2湯匙，堅果類像是杏仁、開心果、花生、葵瓜子、紅腰豆；一天最好吃一塊豆腐，因為豆腐可以提供人體所需的鎂、鉀、蛋白質及膳食纖維。

7. 水果

每天攝取水果類食物量為3～4份，以蘋果、香蕉、柳橙、葡萄柚、梨子等富含鉀、鎂以及纖維的季節水果為主。糖尿病、腎臟疾病患者，選擇水果應該要更謹慎，以免吃錯水果，反而加重病情。

8. 肉類及魚類

每天攝取肉類及魚類的食物量必須少於2份，且以家禽肉或魚肉為主，例如白肉、魚肉、去皮雞肉，烹煮時要去皮、少油。

「DASH飲食法」除了強調要用好油、吃堅果、喝低脂奶、多白肉、少紅肉、蔬果多一倍外，還建議吃雜糧根莖類，且一天總熱量不宜超過1800大卡（視患者狀況而定，1800大卡是個平均值）、鹽分攝取不超過5公克、不碰內臟、蝦頭、蛋黃等卵黃類及醃製、油炸食物。

為了方便遵循「DASH飲食法」的型態，可以依照個人每天熱量需求參考底下的飲食計畫，充分攝取八大類食物。值得注意的是，腎臟病人因為對鉀的攝取有所限制，而「DASH飲食法」強調高鉀，因此腎臟患者採用「DASH飲食法」前應該洽詢醫師或營養師的意見。

「DASH飲食」計畫

每天熱量需求	1600大卡	2000大卡
適用對象舉例	大部分時間坐著唸書、談話，部分時間看電視、聽音樂，每天約1小時的休閒步行活動	大部分時間坐著工作、談話，部分時間因乘車、做家事而站著，因工作或通勤每天約2小時的步行活動
五穀根莖類（主食類）	每天6份	每天6-8份
蔬菜類	每天3-4份	每天4-5份
水果類	每天4份	每天4-5份
低脂/脫脂乳品類	每天2-3份	每天2-3份
肉、魚類	每天2-4.5兩(熟)	每天≦4.5兩(熟)
堅果、種子、豆類	每週3份	每週4-5份
油脂類	每天2份	每天2-3份
甜食類(無吃甜食習慣者應維持)	0份	每週≦5份

資料來源：統一企業網站

DASH營養素攝取量

熱量	1800大卡
脂質	27%大卡＝486大卡
飽和脂肪	6%大卡＝108大卡
鈣	1120毫克
鎂	450毫克
鉀	4400毫克
膳食纖維	27克

資料來源：中研院生物醫學研究所、董氏基金會

註：脂質含在熱量**1800**大卡中，飽和脂肪攝取量含在脂質中。

控制體重

體重過重會讓身體進行體內循環時需要更多的血，心臟也必須工作得更辛苦，長期下來，使得血液不斷衝擊血管壁，導致血壓上升。因此，控制脂肪攝取，特別是飽和脂肪，有助於減輕重量，並且幫助降低膽固醇。肥胖是造成心血管疾病的重要原因之一，超過理想體重一公斤，就必須多出兩公里長的血管供給氧氣及養分，肥胖者的心臟負擔自然會增加，血壓就會上升。

研究顯示，肥胖者比體型較瘦者得到高血壓的機率高出6倍，肥胖者中有40％罹患高血壓、糖尿病、高血脂症、高尿酸血症、脂肪肝等疾病，目前肥胖已經成為僅次於抽菸的致死因素。根據美國弗明罕研究資料顯示，如果身體質量指數(BMI)超過25 kg/㎡，女性的

平均餘命減少3.3年，男性則減少3.1年；若是身體質量指數(BMI)超過30 kg/㎡，女性的平均餘命減少7.1年，男性將會減少5.8年。

無論性別，高血壓常常發生在肥胖者的身上，因此建議30歲以上的民眾，一定要開始注意三高(高血壓、高血糖、高血脂)的相關檢查，同時注意自己的腰圍，若是男性腰圍超過90公分(35.5吋)、女性超過80公分(31.5吋)，而血壓超過130/85 mm/Hg的民眾要好好檢查自己的身體。更不用說是體重過重或肥胖者當然要隨時掌控自己的體重，預防高血壓及相關併發症。

壓力控管

情緒問題、壓力過大也會造成高血壓，再加上壓力感使人的腎上腺素高漲，引起身體血糖上升與心跳加速，來應付變化不定的事件，所以現代人時常處於焦慮之中。因此，最好避免過度勞累、保持精神愉快、維持輕鬆的心情，凡事不急躁，心平氣和就是預防高血壓的方法之一。

養成運動習慣

運動能夠消除壓力、強健心臟機能、全身血液循環、避免肥胖，也可以降低血壓，經常保有運動習慣、體重較輕或較瘦與體能較佳的人，通常血壓比較低。有運動習慣的人和沒有運動習慣者相比，血壓值的差距為4～5 mm/Hg；常運動的高血壓患者，血壓也會比缺乏運動的高血壓患者低。人在處於壓力之下或感到緊張時，血管會收縮，血壓也會因此上升，透過運動可以排除緊張與壓力，鎮定心靈，自然可以讓血壓下降。

想要達到健康目的，應該要固定保持一週三次的運動習慣、每次持續二十分鐘。因此最好找自己喜歡的運動，將運動視為享受，才能避免一開始興致很高，不久後就找藉口停止運動的情況。

高血壓患者應該避免強度過高或負荷太重的運動，如：伏地挺身、舉重、短距離快跑等，而且在從事運動之前，一定要先接受醫師檢查，清楚自己的體能和安全運動量後，再由醫師針對病患的病情和體能狀況建議適合從事的運動項目與內容。

若是患有高血壓的人不是續發型高血壓，而且收縮壓低於180 mm/Hg，舒張壓低於90 mm/Hg，運動對於具備這兩項條件的患者的身體非常有益。根據研究顯示，五百二十二名中老年女性進行三個月的運動訓練，測定訓練前與後的血壓。其中四十四名高血壓患者經過訓練後，有43%的患者降為正常血壓，32%患者的血壓接近界限區域，由此可見，運動對於高血壓患者是有幫助的。

探討運動為什麼能夠降低血壓呢？

1. 消除精神壓力

運動可以使集中在腦部勞動者大腦中的血液導向肌肉，使腦內感覺到某種程度空虛的輕鬆感，達到暫時性的精神轉換。同時，流向肌肉面的血流，因為運動產生的體溫上升，皮膚表面血管擴張以調解體溫；所以說運動可以暫時促進末梢血液循環，讓血壓下降。

2. 微血管的增加

中度以上的運動，全身需要的養分和氧氣比安靜時來得多，輸送的血液也必須大量輸送，如果定期做運動，身體就能夠適應。也就是說，使體內微血管因為運動變得活潑，就能夠更有效率地輸送血液到全身。所以運動後全身感覺變得比較好，就是因為微血管急速增加的緣故。

3. 血管的改善

血管內壁經年累月黏附著膽固醇和中性脂肪，如果一直不斷地囤積膽固醇，血流量就會減少，動脈將會開始硬化。假使能藉由運動獲得更快速的血流，可以將長期累積在血管壁的囤積物排掉，血管內的掃除工作交由運動是最適合的。

4. 消耗熱量

運動會消耗能量，換言之就是消耗儲藏的熱量，也就是去除體內多餘的脂肪，因為大多數的情形是，肥胖會導致高血壓的產生，只要憑著運動，血管都能獲得改善。

健康速報

70%的正常人在經過運動訓練後發現，運動訓練後血壓會降低，訓練前後差異為4～21 mm/Hg；而研究指出約75%的高血壓患者運動前後的血壓比較，血壓會因為運動訓練而下降，變動幅度在4~33 mm/Hg左右。

注意保暖

冬天一定要注重保暖，因為即使是健康的人，突然走到寒冷的室外，血壓都會升高，而高血壓患者，由於末梢血管的收縮比較大，所以血壓上升可能高達正常人的數倍。探討血壓上升的原因，是因為寒冷的氣溫會刺激交感神經，促使腎上腺素分泌，體溫無法發散，造成末梢的最小動脈收縮，導致血壓上升。再加上冬天比夏天的排汗量少，身體能夠排泄的鈉也相對減少，於是血壓上升。

同時要避免用太冷或太熱的水洗澡或浸浴；而中老年人必須特別注意，夜間如廁及清晨起床時要做好保暖措施，避免因為冷熱溫差過大，造成血管急遽收縮。

戒除菸、酒、熬夜惡習

想要改善高血壓症狀，關鍵就在於調整生活作息，作息時間一定要規律、充足的睡眠與休息、避免熬夜、不要日夜顛倒、少吃宵夜、避免抽菸、喝酒。因為平均每抽一支菸要經過十分鐘後，才能恢復未抽菸時的血壓；而每天喝酒的人必須停止飲酒半年，血壓才會恢復正常。

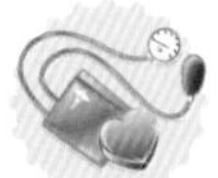

高血壓的藥物治療

治療高血壓，一般以舒張壓為參考依據。當舒張壓高於130 mm/Hg，最好立即住院治療；舒張壓為115～129 mm/Hg時，需要立刻治療；舒張壓為100～114 mm/Hg時，需要就醫觀察。至於舒張壓在90～99 mm/Hg時，若病患為40歲以下或收縮壓超過160 mm/Hg，並且有目標臟器損傷、其他血管硬化危險因素、具備高血壓及早期血管硬化家族病史，或是懷孕時血壓高達140/85 mm/Hg以上，就必須接受治療。

高血壓的藥物治療必須考慮藥效、安全、方便及不影響生活品質。高血壓多半不會自行消失，卻有可能隨著年紀、身體狀況起伏，因此，筆者不建議患者自行停藥，如果隨意停藥，可能產生突發性反彈的超高血壓外，也有可能出現併發症。此外，血壓用藥超過六、七種，每一種都有不同的作用，建議高血壓患者要定期追縱，由醫師慢慢調整適合需求的血壓藥種類與劑量。

一般而言，重症高血壓是指舒張壓在120 mm/Hg以上，需要立刻治療；中度則為舒張壓介於100～109 mm/Hg之間，需要進一步檢測是否為續發性高血壓。若短期內的非藥物治療、運動、戒菸等方法都無法改善高血壓症狀，就必須考慮用藥物治療。

健康速報

高血壓的處置包括血壓程度的評估、血壓評估的目標、高血壓評估的步驟、高血壓的治療。血壓程度的評估要注意血壓的測定、年齡問題等；血壓評估的目標決定高血壓程度，並且鑑定目標器官的損傷程度及探討高血壓的成因，尋找造成動脈硬化的危險因子等；高血壓評估的步驟則包括病史、健康檢查及實驗診斷學檢查。

在已知的高血壓患者中，只有一半左右的人知道自己罹患高血壓，這些知道自己患有高血壓的病人當中，有一半能夠繼續接受治療，治療的結果約有一半的患者能夠有效控制高血壓的症狀，也就是說，獲得有效治療的高血壓患者只有約1/8。有時，因為病人不夠合作，沒有控制鹽分的攝取量，或是抗高血壓藥劑的選擇不當、劑量不足，再加上病人服用的其他藥物有抗頡作用（又稱為排斥作用），例如：擬交感神經劑、避孕藥、副腎激素等藥物，將會導致高血壓治療無法達到預期的成果。

治療高血壓的藥物大致上可分為六大類：利尿劑、貝他阻斷劑、阿發阻斷劑、鈣離子阻斷劑、血管張力素轉化抑制劑與血管張力素受體阻斷劑。

1. 利尿劑

使用利尿劑必須定期監測血清中鉀離子的濃度，此類藥物的作用為排除身體多餘的水分及鹽分，以達到降低血壓的效果，無論是單獨使用或是合併血管張力素轉化抑制劑使用，對糖尿病合併高血壓患者同樣具備顯著的療效。糖尿病患者經常出現腎臟功能不良的情況，因此，主要作用在腎小管的利尿劑最常被使用，保鉀型利尿劑比較少會被使用，除非患者有肝硬化、嚴重腹水等現象。

2. 貝他阻斷劑

貝他阻斷劑的作用為抑制交感神經所造成的血管收縮，藉此降低血壓，一般使用於每分鐘心跳超過八十四下的病患身上，可延緩心跳次數、減少心臟負擔；若使用於每分鐘心跳小於八十四下的患者，效果不佳，而且容易造成血糖升高，不易控制同樣患有糖尿病的高血壓患者病情。

3. 阿發阻斷劑

經阻斷交感神經作用而降低血壓，用處不大，但有助男性攝護腺肥大患者改善排尿困難。

4. 鈣離子阻斷劑

這種藥物藉由阻斷鈣離子對血管的收縮作用，而達到降低血壓的目的，但是對於保護腎臟及心臟血管的作用並不一致，效果不如血管張力素轉化抑制劑或血管張力素受體阻斷劑來得好，不過降壓效果極佳。一般情況下，若使用利尿劑合併血管張力素轉化抑制劑或血管張力素受體阻斷劑，卻仍然無法降低血壓時，可以使用鈣離子阻斷劑。

5. 血管張力素轉化抑制劑

這類藥物主要是運用抑制血管張力素來造成血管收縮，並且達到降低血壓的目的，臨床實驗證明，使用血管張力素轉化抑制劑一類的降壓藥物，可以改善蛋白尿及延緩糖尿病發生腎臟病變的機會，也可以明顯降低罹患急性心肌梗塞、腦中風的機率，並且讓心血管疾病的死亡率下降。臨床醫師通常以血管張力素轉化抑制劑為第一線使用藥物，不過使用此類藥物可能會引起血鉀升高、心律不整，所以必須定期偵測血清鉀離子的濃度。

6. 血管張力素受體阻斷劑

這種藥物藉由抑制血管張力素達到收縮血管的作用，進而降低血壓，有點類似血管張力素轉化抑制劑，特點是不易引起鉀離子異常及咳嗽現象。上市時間較晚，尚需時間觀察臨床證據。不過有臨床證據顯示，這一款藥物可以明顯降低急性心肌梗塞及腦中風的發生率，同時降低心臟血管疾病的死亡率，臨床上，可以取代血管張力素轉化抑制劑，也能夠運用於無法忍受血管張力素轉化抑制劑副作用的患者身上，並且可以合併使用利尿劑。

降壓劑是一種持續控制血壓，也能使血壓維持低於標準的藥物，高血壓患者應該長期吃藥，千萬不要因為身體的感覺良好就擅自停藥；用藥後若發生任何副作用，都應該立即告知醫師。

降壓劑的副作用

降壓劑的選擇需要考慮血壓程度、病人狀況、降壓劑藥效及價格，大部分的降壓藥劑都有副作用，有些人在服用後明顯感到不適，有些人卻不自覺。服用血管收縮素轉化抑制劑的病人可能發生乾咳的副作用，鈣離子阻斷劑則經常出現腳水腫、面部紅潮等副作用，其他阻斷劑的副作用是心跳變慢。每個人因為體質大不相同，對藥品副作用的適應能力及投藥效果不盡相同，所以，若是發生服藥後，血壓沒有下降或感到身體不適，應立即將訊息轉達醫師，並遵照醫師指示服藥，如此才能達到治療高血壓的目的，不僅能夠控制血壓，還可以減少合併症的發生，間接提高患者的生活品質。

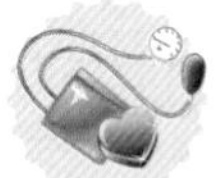

高血壓與其併發病

人體需要維持一定的血壓來幫助血液運送，當人類處於運動、緊張、生氣狀態時，血壓也會升高來因應可能增加的養分及代謝需求；若持續維持在較高的血壓，久而久之，動脈血管為了適應高血壓環境，便會產生變化與增厚，形成動脈硬化與狹窄的情況。

除了少數情況會在短時間內造成血壓突然飆高，甚至達到200 mm/Hg以上而有微血管破裂的危險外，高血壓通常是沒有任何症狀的，真正開始感到有症狀的多半是長期高血壓所造成的全身性動脈硬化併發症，例如：腦中風、心肌梗塞、腎衰竭等。測量血壓時，只要收縮壓超過180 mm/Hg，舒張壓高達100 mm/Hg以上，就很有可能引起併發症。

人體的血壓時刻都在變動，白天清醒時的血壓與晚上睡覺時的血壓完全不同，不管是健康或是有輕度高血壓的人，日夜血壓都存在高低差距。一般來說，晚上的平均血壓比白天低10%是正常的，若血壓日夜差幾乎相同，則容易引起心臟病、中風等疾病，必須格外小心。高血壓病人發生中風的機率是正常人的7倍，造成心臟衰竭的機率是正常人的5倍，導致冠狀動脈疾病的機率則是正常人的3倍，發生末稍血管病變的機率則是正常人的2倍。

高血壓患者在罹患初期時，通常不知道自己有高血壓，直到測量血壓或者因為某些症狀發生，而測量血壓時才發現症狀。持續性的高血壓狀況必須趕緊治療，如果血壓長期偏高將會造成嚴重的併發症，導致大腦、眼部、心臟、腎臟等器官的損害，輕者可能半身不遂、器官功能喪失，重者則會危害生命，不可不慎。

高血壓容易引起併發症

未經治療的高血壓患者，會因為動脈加速硬化而縮短壽命，中度高血壓若不加以治療，55％以上的病患在五年後會發生心血管疾病，年齡越大，併發症越多。未經治療的輕度高血壓患者，在七至十年後，有1％的死亡率，29％可能發生血管硬化的相關併發症（主要為冠狀動脈疾病）的機率，53％可能發生高血壓併發症，例如：左心室肥大、視網膜病變、腦血管障礙、腎衰竭或心衰竭。所有症狀中，最早出現的是左心室肥大，因此，高血壓病人應該定期做心電圖檢測，倘若已經出現左心室肥大，復原的機率很小。而在相關併發症患者中，約有12％血壓會持續上升，即使是輕度高血壓，不積極治療也會造成器官損傷，所以高血壓病患一定要隨時注意各種可能引發的疾病與發病徵兆。

高血壓的病期

根據世界衛生組織的分類：高血壓的第一期完全沒有症狀；第二期，至少有一個以上的臟器障礙出現，如左心室肥大、網膜動脈出現局部性狹窄、蛋白尿等；第三期，除了出現第二期臟器障礙外，還可能出現心臟衰竭、腦出血、高血壓性腦症、眼底網膜出血、乳頭水腫，甚至會出現狹心症、心肌梗塞、腦血栓、大動脈瘤勃起、頸動脈閉塞、腎不全等現象，也可以列為此時期的症狀，但是仍然以前面列舉的病症為主。

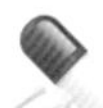

高血壓與腦中風

何謂腦中風？

腦中風在醫學上的正式名稱為「腦血管疾患」。腦中風病人通常都是在很短時間內突然發生劇烈的局部性神經機能障礙，換句話說，腦中風就是突發性的腦內出血或缺血，可能造成短暫或永久性局部腦損傷與局部性神經障礙症狀。大腦內部任何的血管病變，例如：血管壁破裂、血栓、血管硬化或是堵塞等，都會因為病變而導致血管缺乏足夠的血液和氧氣、養分，使病變血管分布的腦組織缺氧、缺血，導致腦部功能失常或壞死，進而產生各種病症。

腦中風常見症狀

腦中風患者常見症狀包括經常性的頭痛或頭暈、臉部肌肉歪斜、身體半邊麻痺、手腳無力、視力障礙、口齒不清，吞嚥困難、肢體動作不協調、神智混亂、行動不便、步伐不穩、排泄小解失禁等，可分為三大類型：腦梗塞、腦出血、蜘蛛膜下腔出血。

腦梗塞的分類

腦梗塞的主要原因是腦血管因長期控制不良的高血壓、高血糖或是高血脂，導致血管壁受損，甚至硬化增厚，逐漸狹窄而阻塞血管，形成腦血栓。一旦供應腦部血液運輸的血管阻塞，就會造成腦細胞缺氧，而腦部缺氧約五到十分鐘就可能造成永久性的腦細胞壞死，導致中風的症狀出現，像是一側肢體無力、無法言語等，甚至會有意識障礙、昏迷、死亡的情況發生。腦梗塞又可以分為大動脈粥狀硬化梗塞、心因性腦梗塞、小洞腦梗塞。

1. 大動脈粥狀硬化梗塞

屬於嚴重的腦內或頸動脈硬化狹窄，長期的動脈粥狀硬化導致動脈管腔越來越狹窄，管壁上的粥狀硬化斑產生栓子（在醫學上，把人體血液循環出現的，並隨著血液流動的某些異物，稱為栓子）後阻塞腦動脈，因而引發中風。大動脈粥狀硬化梗塞的發生與高血壓、高血糖與高血脂等危險因子息息相關，容易併發心肌梗塞、狹心症等其他動脈疾病。

2. 心因性腦梗塞

心因性腦梗塞主要是由於心臟內產生血栓，阻塞腦部血管而導致中風。心臟內血栓形成的原因除了先天與後天病變外，心臟無法順利送出血流導致血液沉積於心臟房室內，也可能會形成血栓。常見的心因性腦梗塞為心房顫動，即心律不整，其他如心肌梗塞、心瓣膜疾病等也可能造成心因性腦梗塞。

3. 小洞腦梗塞

腦部深處的細小動脈阻塞後可能導致小洞腦梗塞，血壓長期居高不下、血壓控制不良等因素容易使小動脈管壁肥厚，血流無法順利通過而引起梗塞。小洞腦梗塞常出現的症狀為半邊感覺障礙或半邊痲痺。

健康速報

腦中風並非只發生在老年人身上，各種年齡層都可能發生。年輕型中風族群年齡甚至小於45歲，發生原因可能為頸動脈剝離、血液凝固異常等因素。

腦梗塞的症狀

腦梗塞最容易發生在夜間睡眠期，有人一直到早上睡醒後才發現自己半身不遂，但是通常不會有意識障礙。腦梗塞所引起的症狀，是根據受影響的部位而定，可以有多樣化的表現，例如：雙側面部、上肢或半身偏癱、感覺減退、視覺、聽覺障礙，還可能伴有失語症、半盲症、吞嚥困難、失尿等症狀，假如患者失去意識，發病後短期內可能會死亡。

目前還有一種腦梗塞名為無症狀性腦梗塞，又被稱作小洞性腦梗塞，也就是指病患的大腦內已經發生中風的病變，不過沒有症狀或症狀不明顯，而讓人察覺不出來，這些腦梗塞的部位多半位於大腦掌管視覺、語言、運動區域以外的部位，所以臨床上病人不會有明顯的視力倒退或肢體癱瘓的症狀產生，但是大腦卻已受到腦梗塞損傷，由於毫無預警和前兆，很有可能造成患者失智、失能。

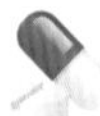

腦出血

腦出血，俗稱腦部爆血管，是最危險的中風。爆血管後，血液會流到附近的腦組織，由於突然失去血液供應，腦細胞會因得不到氧氣而死亡，腦出血也會令大腦壓力增加、大腦組織腫脹。腦出血的發病年齡大約介於50～60歲，死亡率高於腦梗塞，後遺症相當多。根據統計，70％的腦出血與高血壓相關，長期血壓控制不良、血液凝固異常等都可能會造成腦出血。

腦出血對病人身體影響難以估計，關鍵在於腦部哪個區域受損。

如果是腦出血的大腦位置是在言語，病患可能出現表達障礙；若腦出血影響到腦袋控制呼吸的部分，病人有可能要利用呼吸器協助呼吸才能生存。如果受影響的區域負責控制面部肌肉，病人就會有面部肌肉癱瘓的問題。一般而言，腦出血量越多，死亡率越高，即使血量不多，也可能因而破壞心跳中樞與呼吸而引發生命危險。

腦出血的症狀

腦出血的症狀包括頭痛、嘔吐、意識障礙、神經學上缺陷及深度昏睡，血壓很高，若是呈現深度昏睡，腦脊髓液內帶有血液，病人通常在意識尚未恢復下死亡。從發病到死亡可能歷經數小時至數天，即使存活下來，會留下相當嚴重的腦中風後遺症。

某些罹患高血壓性腦出血，而且經過藥物治療或手術治療的病人，剛開始病情會逐漸改善，然後又會慢慢退化，或是在治療完成後沒有明顯地改善，如有這類情況發生，應該注意是否併發**水腦症**，尤其是正常腦壓下的**水腦症**。腦部因治療後出現出血現象，可能併發腦脊液吸收不良而導致腦脊液的淤積，由於這類**水腦症**的病情變化相當緩慢，病症輕微而不明顯，容易被忽略或被認為是腦部退化、萎縮。

健康速報

水腦症

嚴重的水腦症患者會出現逐漸退化的精神智能障礙、步伐不穩、大小便控制不良甚至失禁。如果已經有類似病徵，應提高警覺，立即就醫，並依照醫生指示做電腦斷層掃描，治療上，大多施行腦室腹腔分流手術，只要及早發現與治療，都會有很好的療效。

蜘蛛膜下腔出血

蜘蛛膜下腔出血占腦中風5%，常是大腦內部動脈瘤破裂所致。動脈瘤分布在腦內的動脈分叉處，若是先天動脈管壁結構缺陷，血壓和血流的沖刷使得動脈瘤血管壁變更薄弱，動脈瘤會越變越大，變得容易破裂出血。流出的血液將會引發腦膜刺激症狀，會有不尋常的劇烈頭痛、頸部痛和僵硬、噁心、嘔吐、甚至意識昏迷的情況產生。一旦蜘蛛膜下腔出血，死亡率大約為40~50%。

高血壓與主動脈剝離

何謂主動脈剝離？

所謂的主動脈剝離是指在主動脈壁上存有血腫，大多發生於升主動脈近端或左鎖骨下動脈開口遠端處。

這是一種複雜而致死率很高的心血管疾病，它是起因於主動脈血管壁的中層受損後(如高血壓或結締組織缺陷)，再加上血管壁內膜破裂，血流經由內膜的裂孔，進入血管壁中，將血管內膜和中層撕開，而血流可以在此撕裂開的空間中流動，形成所謂的「假腔」。

由於「假腔」的形成，導致主動脈的管腔一分為二，而「假腔」往往會壓迫所謂的「真腔」，可能會造成身體各處的血液供應不足，形成肢體或腦部的缺血現象，又由於「假腔」的外圍並不是完整的血管壁結構，因此較為脆弱，容易破裂造成大量出血或心包填塞死亡。因此緊急與積極的治療是避免死亡的唯一方式。

主動脈剝離常見的症狀與原因

主動脈剝離發生原因可能是由於慢性且長期的高血壓刺激，造成動脈管壁的囊狀壞死，一旦血壓異常升高且動脈瘤壁相對脆弱的時候，動脈瘤就可能破裂；另外一個原因可能是支配管壁的血管出血，使得血液存在管壁中。主動脈剝離後若完全不經任何治療，大約有25％的病患會在一天之內死亡，50％的病患於一週內死亡，75％的病患於一個月內死亡，90％以上的病患則會在一年內死亡。

主動脈剝離屬於相當嚴重的高血壓併發症，必須特別提高警覺，因此，高血壓患者若突然有胸痛或兩肩胛骨間產生如刀割一般的疼痛感時，極有可能是發生主動脈剝離症狀，死亡率極高，絕對不能輕忽。臨床上，病人只要意識仍然清楚，都會有劇烈的疼痛感，如撕裂刀刺一般，而且一開始就會感到疼痛，在前胸發生的劇烈疼痛與撕裂感主要為升主動脈剝離，兩肩胛骨間的劇烈疼痛主要為降主動脈剝離。

主動脈剝離的發生可能會造成周圍血管、神經發生異常現象，假如因為動脈壓迫，可能會造成右手脈搏減弱或消失，嚴重者甚至會造成腦中風、意識障礙；若是在降主動脈處，可能造成左側胸膜積水，如果由心包膜方向撕裂，可能會導致心包膜出血。

在治療上，除非只有降主動脈剝離而且沒有合併症，才能使用內科療法治療，否則病患幾乎都需要接受外科手術治療。

高血壓與心臟衰竭

何謂心臟衰竭？

心臟衰竭是指心臟無法提供足夠的血液到全身各組織，也就是心臟的血液輸出量無法維持身體代謝，屬於常見的老年疾病，罹病率與死亡率都很高，根據醫學統計，心臟衰竭五年內的死亡率約為50%。高血壓、冠狀動脈心臟病為常見病因，其他如心肌症、限制性心包膜炎等也是心臟衰竭常見的原因。

對於心臟衰竭的治療，當務之急就是要找出發生的根本原因，以及為何加重的因素，例如：高血壓、冠狀動脈心臟病、心肌症、瓣膜性心臟病等原因，必須一一鑑別診斷，才能對症治療，在面對逐漸高齡化的社會，心臟衰竭已經不再是老年人的病症，而是常見的疾病，不過對於心臟衰竭的藥物治療而言，不應該只是著重於短期症狀的改善而已，反而應該從正確使用藥物來延長生命、降低死亡率以及改善罹患疾病者的生活品質為長期努力目標。

心臟衰竭常見症狀

心臟衰竭的症狀包括疲勞、手腳冰冷、呼吸困難、第三心音、吸氣囉音、氣喘、頸靜脈怒張、下肢水腫、肝腫大等，嚴重時可能導致休克、肋膜積水、腹水、腎功能與肝功能受損。

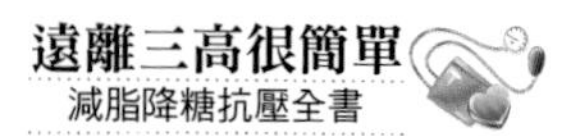

血壓升高會大大增加心臟負擔，當左心室收縮壓增加時，會引起心臟肌肉肥大，最後造成心室壁厚度增加，此時，動脈系統變得狹窄緊縮，血壓若持續上升，阻力加大，心臟就很難將血液打入動脈；如果左心室輸出血液的速度無法趕上血液由右心室流回肺部的速度，會使得心室衰弱，導致嚴重的心臟衰竭，因此，左心室衰竭就成為未接受高血壓治療患者最常見的併發症之一。

如果高血壓患者同時罹患冠狀動脈粥瘤病變，通常在心肌梗塞發作時便會出現心臟衰竭。高血壓性心臟衰竭的病人如果只有左心室肥大問題時，並不會產生明顯的不適症狀，一旦病人覺得呼吸困難或需要費力呼吸，就是左心室衰竭的主要症狀。

這時，病人通常會在上坡或疾走時感到上氣不接下氣，但是多數人都以為是年齡大或身體缺乏鍛鍊而少有警覺；陣發性呼吸困難是病人從睡夢中醒來，或者做某些輕便活動時產生嚴重的窒息感，屬於一種突然發作的症狀；急性左心室衰竭也會出現如氣喘發作時的哮喘聲，或從肺部咳出鮮紅色血液，這種狀態若持續進行，就會出現鬱血性心肌梗塞導致心臟衰竭，接著會有下腿部水腫、肋膜積水、腹水以及因為肝臟鬱血所引起的上腹部不適。

高血壓與腎臟衰竭

何謂腎臟衰竭？

當腎臟功能無法正常運作時，會導致廢物（毒素）和水分的堆積，此時即稱之為腎臟衰竭，又可分為急性腎臟衰竭和慢性腎臟衰竭。急性腎臟衰竭可能發生在失血過多、嚴重腎臟感染或其他各種腎臟疾病時，此時，腎臟會突然失去正常功能，一般在治療後即可恢復正常。慢性腎臟衰竭指腎臟組織損壞超過數月或數年之久，剛開始多未能察覺，直到腎臟受損超過70％以上才被發覺。即使經由血液檢測或尿液檢測發現也已經無法治療，不過運用飲食及藥物控制可以減緩發展成為末期腎臟病的速度。

腎臟衰竭的原因

腎臟是一個充滿血管的器官，體內的代謝廢物每天都需要透過血液運送至腎臟，經過特殊過濾處理，把有用物質再吸收，無用或有害廢物，尤其是蛋白質代謝廢物隨著小便排出體外。若是將高血壓患者的病史拉長，他們全身的血管將會慢慢硬化，腎臟那些密密麻麻的血管也不例外，如果沒有得到及時、正確的治療，會破壞腎臟血管，導致腎臟血液供應不足而引起腎臟功能的損壞，腎動脈如果硬化，血流就會發生障礙而導致局部缺血，甚至讓腎動脈的分支完全被阻塞，造成腎臟功能的減退。當其功能完全喪失時，代謝廢物無法排出體外，患者在數星期或數月未接受治療情況下，可能引發無法補救的腎衰竭、尿毒症，而引起**慢性腎衰竭**的原因有好幾種，若是能將這些因素控制得當，可以讓腎衰竭速度減緩。

對高血壓患者而言，有效控制血壓就可以有效降低高血壓併發症的發生率，尤其是高血壓腎臟病的發生更應多加預防。相反地，如果腎臟本身就不健康，像是罹患腎動脈狹窄、多發性囊腫或先天性發育不全等，容易引起高血壓；急性或慢性腎臟炎症若經久不治，腎臟容易發生纖維性病變，壓迫腎臟血管或導致腎小球嚴重障礙，久而久之也會導致高血壓，所以若不治療高血壓病症，很容易會使得腎臟功能惡化，造成不可收拾的後果。

健康速報

引起慢性腎衰竭的原因

1. 腎絲球腎炎
2. 糖尿病
3. 高血壓
4. 多囊腎
5. 腎盂腎炎
6. 服用止痛劑過量所引起的腎損傷
7. 因尿液逆流所引起的腎損傷
8. 痛風

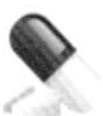

腎素與高血壓

腎臟所分泌的腎素，又稱為「腎升壓素」，是一種會使血壓升高的分泌物，影響腎素分泌的原因包括人在緊張或遭受壓力時，會刺激交感神經增加腎素的分泌；或是腎臟的血液流量減少時，也會使腎素分泌增加；而尿小管含鈉量減少、前列腺素分泌增加時，都會刺激腎素分泌。

與腎臟相關的高血壓，一部分是腎素升高所引起的，例如：腎動脈或主動脈狹窄、腎臟血管量減少、腎素分泌增加等因素，就會造成「高腎素高血壓」。不過高血壓不見得都是高腎素所引起的，如果腎臟有排尿障礙、機能降低或者吃太鹹、吃太多、水分積留太多、血量大增、腎素沒有增高……等情況，也會造成高血壓產生，這一類高血壓就稱為「低腎素高血壓」。

「高腎素高血壓」以控制腎素為主，而「低腎素高血壓」則需要嚴格控制鹽分及水分的攝取，才能達到較好的治療效果。根據醫學研究，雖然有高腎素、低腎素的區別，但實際上，許多病例是兩者並存，不只是單純屬於哪一類，所以在治療過程，有時降腎素與降血壓的藥可能會同時使用。

當人體發生**惡性高血壓**時，腎臟會呈現異常變化，約有3/4的病患腎臟小動脈會出現纖維性壞死，一旦進入惡性階段，許多臨床症狀便開始出現，早晨睡醒後的頭痛是最常見的，頭痛症狀和當時的血壓有密切關係，除了頭痛，還可能同時帶有噁心、嘔吐、夜尿、體重減輕及無呼吸感覺，**惡性高血壓**病患的死亡原因以腎臟衰竭、心臟衰竭及腦出血最為常見。

健康速報

惡性高血壓

高血壓病人多數呈緩慢的臨床過程，在適當的降壓藥物維持與適宜的飲食控制下，病人可以和正常人一樣安穩地生活。但是部分高血壓病人從發病開始，血壓就會急劇上升，引起一系列神經血管加壓效應，繼而出現心臟、大腦、腎臟等重要臟器的功能嚴重損害。表現為劇烈的頭痛、乳頭水腫或出血，心臟功能不全或尿毒症等。若不及時治療，多數病人在六個月內死亡。這種臨床過程稱為惡性高血壓。

高血壓與糖尿病

何謂糖尿病？

糖尿病屬於一種慢性代謝異常疾病，主要受到遺傳、環境、化學毒素及微生物影響，造成體內胰臟分泌胰島素不足或身體對胰島素產生抗拒，使得血液中的葡萄糖不易或是完全無法被細胞所利用，甚至無法控制血糖平衡，而造成血糖過高、尿中有糖的現象，同時也會引起蛋白質和脂肪代謝異常。

心血管疾病是導致糖尿病患者死亡的首要原因。糖尿病與高血壓之間關係密切，在1993年，英國調查三千六百四十八名剛被診斷糖尿病患者中，有近四成同時患有高血壓；另外，根據2005年糖尿病衛教學會的調查顯示，糖尿病患者中約有67％同時罹患高血壓。相反地，高血壓患者同樣容易併發糖尿病，機率約比一般人高出2至3倍。糖尿病患者容易併發高血壓的原因可能與肥胖、高胰島素血液濃度及胰島素阻抗性，造成交感神經活性增加關係密切。

高血壓與糖尿病的關係

糖尿病與高血壓關係密切，糖尿病所造成的高血壓患者會有較高的收縮壓與舒張壓差異值，也容易罹患高血壓性心臟病。在治療高血壓的過程中，如果單純檢測血壓，不檢測血糖，將忽略糖尿病對健康的損害；相反地，只測量血糖，不測量血壓，將會加劇高血壓的危險。

因為高血壓會加速糖尿病患者的血管病變，增加中風、腎病變、眼睛病變、心臟血管疾病、周邊血管疾病及下肢截肢的機率，因此，糖尿病患者的血壓必須降至130/80 mm/Hg以下才能保護腎臟功能，降低心血管疾病的發生率。同時屬於高血壓、糖尿病的患者，唯有共同檢測，共同調整治療，才能將血壓與血糖控制在理想範圍。

此外，生活型態的改善對高血壓的控制有極大的功效，例如：不吸菸、睡眠充足、紓解壓力、節制飲酒、維持適當體重，持續性的運動習慣等，飲食低鈉、低油、高纖、少調味品，並且多吃蔬果。

高血壓與視網膜剝離

何謂視網膜剝離？

如果將眼球當作照相機，視網膜好比照相機的底片；視網膜位於視神經的最前端，接受影像後將之傳達到腦部。視網膜分為內、外兩層，如果兩層之間有積水產生，兩層視網膜就會分開，稱之為視網膜剝離。如果視網膜剝離，則視網膜細胞將會失去營養的供應，視力功能將減退，甚至造成失明的嚴重後果。

視網膜剝離的症狀

高血壓與眼睛關係極為密切，很多人有視力減退或頭痛等症狀出現，詳細檢查後，發現原因出在高血壓。高血壓患者比一般人更容易產生眼部動脈栓塞、眼部靜脈阻塞或視網膜剝離等症狀。

正常人眼睛的網膜小動脈帶有透明性，血管內可以看到血液，如果動脈內壓力繼續上升，血管壁就會變得肥厚，血管便開始對光線起反射作用，如果高血壓患者年齡介於20～35歲之間、血壓波動很大、又有蛋白尿現象產生，眼部容易發生變化，主要的變化像是：動脈靜脈交叉處變化、細動脈管壁局收縮、細動脈管壁全般性收縮。次要變化為：管壁透明度減低、管壁反射變化、徑路彎曲及管壁側出現鞘化現象。若是當視網膜血管循環受影響而發生缺血、缺氧的情形時，可能發生小血管瘤、出血、綿樣滲出液、乾燥滲出液、視神經乳頭水腫等症狀。

當舒張壓超過120 mm/Hg的時候，小動脈便會滲出液體，產生水腫現象，水腫的情況會蔓延到周圍網膜，並且造成出血，此時，病人視力會變得模糊，如果升高的血壓沒有在數小時內下降，視網膜的小動脈可能會出血，對視力造成永久性的損害。

控制高血壓 遠離併發症

相信各位讀者看到現在，可以知道高血壓如果沒有獲得適當的控制與處理，長期下來將會出現許多併發症，例如眼睛病變、腦中風、冠狀動脈心臟病、心絞痛、心臟衰竭、腎臟病變、腎臟衰竭等，以上都是非常嚴重的病症，絕對不能大意！高血壓是導致成人中風及死亡的主要病因之一，由於長期處於高血壓的狀態下，造成血管壁容易發生動脈硬化，進而造成器官損傷，久而久之，全身血管及心臟的併發症也就由此而生。由前面的資料可以發現，許多慢性疾病都與高血壓脫不了關係，情況嚴重者可能導致死亡，而這些併發症大多會在中年過後出現，發生率會隨著年齡漸長而增加。

高血壓在經過良好的治療與妥善控制後，大腦的自覺症狀將會減輕，心臟腫大的程度會減小，尿蛋白、眼睛的病變也會獲得改善，換句話說，當高血壓獲得控制後，相關併發症也會跟著減少，死亡率也就跟著降低。

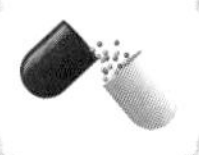

第二高 沉默殺手高血糖

根據臺灣衛生署國民健康局「健康行為危險因子監測」調查結果顯示：一年約有兩萬五千人罹患糖尿病，而洗腎個案中約有45%是因為沒有做好糖尿病的飲食控制。正因為早期的糖尿病沒有明顯的症狀，直到許多慢性併發症出現時，才被醫生診斷出來，所以高血糖也被稱為「沉默殺手」。

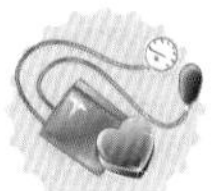

高血糖的定義

人體的新陳代謝中，大腦消耗最多的就是葡萄糖與氧氣，如果大腦缺乏葡萄糖，血糖就會升高；血糖升高後，身體會產生胰島素阻抗以保護身體細胞。較高的血糖值代表較高的代謝率，這時體溫較高，容易口渴，身體為了適應血糖偏高的生存環境便演化出耐糖細胞的代謝方法；耐糖細胞會對大腦要求身體分泌胰島素抵抗，以阻止大量葡萄糖進入細胞壁內，造成細胞死亡。

當人體血糖處在偏高的情況下，身體中抵抗葡萄糖的耐糖細胞就會越來越多，由於這些耐糖細胞的代謝功能比較差，因此，耐糖細胞越多，體力越差；體力越差，就會讓人誤以為自己營養不良、吃太少，結果開始加大食量，想要升高血糖以維持體力，長期下來產生惡性循環─吃多、喝多、尿多。

正常情況下，人體會將吃進去的澱粉類食物轉變成葡萄糖，充當身體的燃料，而胰島素是由胰臟所製造的一種荷爾蒙，它能讓葡萄糖進入細胞內提供熱能。糖尿病患者因為胰臟不能產生足夠的胰島素，導致葡萄糖無法充分進入細胞內，所攝取的醣類無法被利用，血糖濃度就會升高而形成糖尿病。若胰島素分泌極少，體內脂肪會被消耗殆盡，形成酮體（是脂肪酸在肝臟代謝的產物，包含兩種有機酸和丙酮），造成酮酸中毒；若血糖很高但沒有酮體，則稱為「高血糖高滲透壓非酮性昏迷」，後面將會詳盡地介紹。

一般而言，高血糖難以根治，只要持續有肝炎、營養過剩或長時間過度疲勞、緊張，就會造成大腦缺糖，進而使血糖升高，導致耐糖細胞的產生。三多是高血糖的共通現象，這些現象代表器官代謝率太高，使器官處於過度勞累的狀態，容易造成器官衰竭。治療高血糖，目標不是放在血糖值的高低，而是注重身體器官的健康狀態，唯有配合飲食、適當的休息、運動與長期調理，才能防止血糖的數值持續上升。

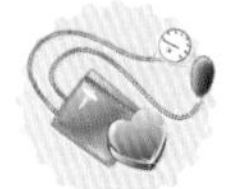

糖尿病的成因與症狀

根據研究，糖尿病的發生與遺傳體質有相當程度的關連性，而肥胖、情緒、壓力、懷孕、藥物、營養失調等，都可能導致糖尿病的發生。

糖尿病的遺傳性相當高，所以家族中若近親患有糖尿病就必須特別注意，此外，40歲以上的中、老年人，由於代謝功能下降，每一百人當中約有十人可能罹患糖尿病；而根據研究統計，糖尿病初發病例中約有60％屬於肥胖者，由此可知，體型肥胖者也容易罹患糖尿病。

通常，糖尿病的發病初期並沒有明顯、容易察覺的症狀，多數人不會發現，只是覺得有些不舒服而已，往往是經由醫師檢查後，才得知自己罹患疾病。而在血糖逐漸升高後，糖尿病患者才有小便次數增加、口渴、飢餓、疲勞、體重減輕或傷口無法癒合等症狀出現。

糖尿病典型症狀就是三多：吃多、喝多、尿多；若出現口乾而且伴隨小便增多的現象，表示身體裡的血糖水平可能上升了。人體會利用小便將身體內不需要的多餘物質排出體外，因此，一旦血糖過高，尿量便會增多，就是為了將體內多餘水分與糖分一起藉由尿液排出體外，而人體在排除糖分的同時，也會失去水分，此時便會感到口乾舌燥，想要增加飲水量。

若有皮膚傷口不易癒合或出現泌尿道感染、經常感到疲倦無力、大量進食仍無法被身體吸收利用、視力模糊不清等現象，都可能是糖尿病徵兆。不過，少數的糖尿病患者雖然血糖出現水平上升，卻不會產生上述症狀。

健康速報

糖尿病高危險群

平日飲食若攝取過多熱量，也會導致血糖數值經常性偏高；生活壓力過大、長時間處在身心俱疲狀態的人及飲酒過量的人，都是糖尿病高危險群。

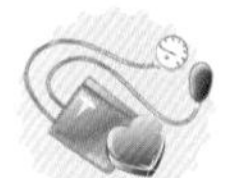

糖尿病的種類

多數的糖尿病患者於中年後發病，不過仍有少數發生在孩童或青少年身上。在過去，糖尿病可分為胰島素依賴型和非胰島素依賴型兩種，胰島素依賴型也稱做「幼年型糖尿病」，病人通常不胖，少有糖尿病家族史，發病急遽，症狀包括多喝、多尿、多吃、體重減輕等，若沒有立即接受胰島素治療，可能會產生酮酸中毒現象；非胰島素依賴型又稱為「成年型糖尿病」，病人通常肥胖、有糖尿病家族史，發病症狀輕微或沒有發病症狀，可以透過飲食或口服降糖劑來控制血糖，這類病人即使沒有接受胰島素治療也不會發生酮酸中毒現象。

在1997年，美國糖尿病學會將被免疫系統破壞的貝他細胞（胰島素所含成分）導致胰島素的缺乏所形成的糖尿病，歸類為「第一型」；而胰島素接受體減少，造成作用不足及胰島素分泌延遲，則歸類為「第二型」。此種分類法強調糖尿病的進展可以從血糖正常、血糖偏高至糖尿病循序漸進，有助於未來糖尿病的早期預防。

「第一型」與「第二型」糖尿病可由臨床特徵、胰島素分泌量、人類白血球組織抗原及自體抗體來區別。「第一型」糖尿病中以自體免疫型占大多數，自體免疫型病人有可能因為病毒感染或不慎攝取到有毒物質，破壞身體免疫力，導致體內免疫系統產生對抗貝他細胞的自體免疫，而無法分泌胰島素。由於「第一型」糖尿病的病患因自己體內無法分泌胰島素，所以這類型病患的血糖常起伏不定，若是血糖控制不當，可能在發病五年後出現血管併發症。「第一型」糖尿病患者在糖尿病族群中約占1～3%，患者發病年齡多在20歲以前，其治療方式主要是每天注射胰島素，補充身體的不足，其實只要按時施打胰島素，患者仍然可以順利成長。

「第二型」糖尿病患者則是因為肥胖及缺乏運動，導致體內胰島素作用降低，胰島素分泌量減少，而使血糖上升。「第二型」糖尿病患者可以靠飲食、運動、減重與服用降糖劑來提升體內胰島素作用及刺激體內胰島素分泌，不過隨著疾病的進展與胰島素分泌機能的退化，「第二型」糖尿病的患者到了治療晚期，仍然需要注射胰島素來控制血糖，所以現在已經沒有人在用非胰島素依賴型糖尿病的名稱了。

「第一型」糖尿病主要是貝他細胞被自體免疫破壞，而「第二型」糖尿病主要是胰島素接受體減少，胰島素阻抗所致。瞭解兩者的區別及致病原因，將有助於藥物治療、未來免疫與基因療法和糖尿病的預防。

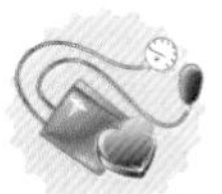

糖尿病的飲食控制

對糖尿病患者而言，飲食控制永遠是治療中最重要的一環，不論病情輕重與治療的方式為何，都應該搭配飲食控制。輕微的糖尿病患者不需要透過藥物，只要施以適當的飲食調整再配合運動，就可以有效控制病情，直到無法控制病情時才投以藥物治療。

若能將空腹血糖控制在80～120 mg/dl，飯後兩小時血糖控制在100～140 mg/dl，是比較理想的數值。正常人在進食後約十分鐘，血糖便會開始升高，進食後一小時血糖值達到最高峰，經過二到三個小時，就會自動恢復到餐前水準；若是糖尿病患者，餐後血糖值會比正常人高。血糖值過高會增加糖尿病患者罹患其他併發症的機率，例如：心血管疾病、頸動脈內膜厚度增加、視網膜病變、老年人認知功能變差、心肌血容量降低等症狀。

糖尿病是無法根治的，但是可以藉由飲食、運動和藥物配合控制而減緩相關症狀。飲食方面，可以考慮食用能夠降低**升糖指數（GI值）**的食物，採用糙米、燕麥或全麥食品為主食，搭配蔬菜、蘋果、橘子、草莓等。

健康速報

升糖指數（GI值）

升糖指數（GI值）是以食用純葡萄糖（pure glucose）100公克後，2小時內的血糖增加值為基準（GI值=100），其他食物則以食用後2小時內血糖增加值與食用純葡萄糖的血糖增加值相比較。升糖指數越高的食物，食用後越容易使血糖升高，促使胰島素分泌增加。

糖尿病患者在飲食的選擇上，並非選擇單一或特定幾種低GI值的食物，應當要不同種類均衡攝取，總熱量的分配比例要適當適量，醣類應占50％～55％、蛋白質為10％～18％、脂肪為30％～35％，老年人、糖尿病患者及腎臟功能不佳者，蛋白質的熱量比例應盡量控制在10％以內，並且記住；千萬不要超過一天總熱量限制，任何食物都需要攝取，才能維持營養。

在得知病情後，糖尿病患者可以依照自己的營養需求、生活型態和飲食喜好與營養師規劃出適合的飲食計畫。挑選食物時，盡量避免攝取高熱量食物，例如：油炸類、油煎類、油炒類和油酥類食物，油脂過多的肥肉也要限制食用，例如：蛋黃、甲殼類海產、動物內臟的高膽固醇食物；當然還有富含精緻糖類的食品，因為吸收快容易使血糖明顯攀高，最好避免食用。而市售的罐裝飲料、盒裝飲料、汽水、加工過的蜜餞、糖果、煉乳、蜂蜜、各式精緻甜點、加糖罐頭、加工或醃製食物等都應該避免，而高鹽的食物，例如：醬菜、泡菜等醃漬食物、沙茶醬、芝麻醬、豆瓣醬、麻油、辣油等含有高鹽高油，最好不要食用。

盡量多選用富含纖維質的食物，例如：未加工的豆類、水果、蔬菜、全穀類等，烹調食物時採取簡單、清淡的手法，以燉、烤、燒、清蒸、水煮、涼拌等烹飪方式為宜。

此外，養成定時用餐的習慣也很重要，每天所攝取的食物要定量，遵守與營養師共同協商的一日飲食攝取量。如果擔心每天吃相同的食物會吃膩，可能心情不佳而出現抗拒治療的現象，食物代換表就能夠派得上用場了。

食物代換表將所有食物分成六大類，包括奶類、五穀根莖類、肉、魚、蛋類、豆類及其製品、蔬菜類、水果類、油脂類等，同一大類食物每份含有相似的主要營養素及熱量，彼此可互相替換。

行政院衛生署所提供的食物代換表可以換算食物份量與數量，適合估算、判斷一天飲食量，民眾可以尋求營養師、醫師的專業建議，根據食物代換表每天替換同質量營養，如此一來，每天攝取的熱量、蛋白質、脂肪、醣類便可以自行控管。糖尿病患者若能建立個人專屬的食物代換表，既不會被嚴格限制飲食，又能滿足個人口腹之欲，飲食內容豐富，同時兼具控制血糖的功效。

要特別提醒的是，糖類的代換是較為複雜的課題，想要代換糖類食物，一定要先建立好正確觀念，否則還是建議避免吃含糖食物為上策。因為糖類在體內的代謝快，容易讓體內血糖快速上升，過量攝取除了會造成體重增加外，對血糖的控制也將產生不良影響。糖尿病患者若能學會糖類的代換，酌量攝取含糖食物，藉由均衡飲食—少油、少糖、少鹽、高纖，才能獲得身體所需的各種營養素。

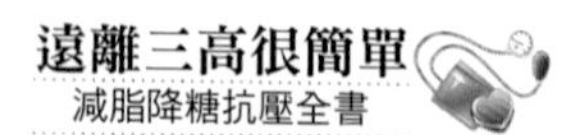

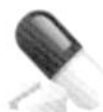

糖尿病的外食考量

現代人大部分都在外用餐，不過外食通常都比較油膩，不利於飲食控制。提供給糖尿病患幾種外食的考量。

1. 牢記自己可以食用的食物份量，並且熟悉食物代換表。

2. 注意藥物作用時間和吃飯時間的配合。

3. 每次進食，食物一定要在嘴裡咀嚼超過二十下，拉長消化時間。

4. 嚴格施行定時定量的習慣。

5. 就算喜歡吃到飽的餐廳，也要自我約束，不要經常前往。

麵店

避免食用勾芡濃湯與羹湯，將高湯改成清湯，白麵比油麵和意麵都來得健康，炒麵的口味比較重，用油量也高，盡量少點選。如果點乾麵或陽春麵，可以搭配一樣海帶或青菜，甚至是小魚乾，達到均衡營養的效果。

快餐店

市售的便當通常都含有過量的蛋豆魚肉類，蔬菜和水果量都很不足，加上主菜都是高油脂的爌肉、炸物，導致便當的油脂量倍增。購買時請選擇沒有淋上醬汁為主，若是輕度勞動者或無工作者，飯量應該減少1/3～1/2，而肉類以半個手掌一份為標準，油炸物一定要去皮，脂肪也要先剔除後再食用，同時要另外補充水果、蔬菜及奶製品。

速食店

不論是哪一間速食店，都不適合糖尿病患者食用，因為速食的脂肪、蛋白質過高，又缺乏蔬菜類，食品幾乎都是經過油炸，蔬菜水果量嚴重不足，如果一定要食用，建議吃烤的漢堡，飲料要選擇無糖或代糖飲料。比薩的營養成分比較均衡，不過要留心油脂和蛋白質過量，建議糖尿病患者可以選擇薄餅比薩，不但可以食用美味的比薩，熱量還能夠減少1/10。

麵包店

盡量挑選全麥或是五穀雜糧製成的吐司和麵包，並且多選擇包有生菜水果或奶蛋類，比較適合糖尿病患者。一定要避免食用淋有果醬和奶油的高油高糖食物。

便利商店或是超級市場

目前許多外食族都是在便利商店購買熟食和飲料，其實只要多注意挑選食品的原則，也能很健康地在便利商店用餐。

飲料的部分幾乎都含有糖分，所以不適合糖尿病患者飲用，盡量選擇水、無糖茶、無糖豆漿等。乳製品則是建議選擇脫脂、低脂牛奶、優格，千萬不要飲用果汁牛奶、調味牛奶，因為通常其含糖成分比較高。

購買熟食便當，一定要注意標示在外盒的營養成分，包含主食、青菜、肉的份量。飯糰、三明治的熱量比較低，可以當作早餐或點心食用，若選用肉包或菜包，一個包子的碳水化合物幾乎等於八分滿的飯，而關東煮也是目前許多人充當午餐的食物，如果想要吃關東煮，盡量選擇白蘿蔔、玉米或白菜捲，不要選擇豬血糕或者鈉含量高的黑輪、竹輪、魚板等食物。

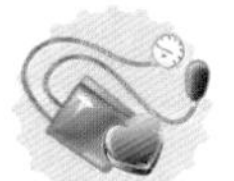

糖尿病與肥胖

糖尿病患者是心血管疾病的高危險群，即使不曾發生過心肌梗塞，糖尿病患者的存活率跟發生過一次心肌梗塞的非糖尿病患者相當；如果是糖尿病加上肥胖，心血管疾病的發生率將會更高。當身體質量BMI指數超過35 kg/㎡時，相對危險性是40倍，而肥胖者會發生糖尿病的危險高達10倍；因此，大多數新陳代謝科醫師建議肥胖的糖尿病患者將體重減至理想體重，讓身體質量指數保持低於24 kg/㎡，才能改善血糖、降低心血管疾病的發生率。肥胖是以體脂肪堆積增加為特色的一種慢性疾病，身體肥胖程度的評估以身體質量指數（Body Mass Index, BMI）為準。

身體質量指數的計算公式為：體重（公斤）/ 身高^2（公尺平方）

亞太地區的身體質量指數標準

體重過輕	<18.5
健康體重	18.5~22.9
體重過重	23.0~24.9
第一度肥胖	25.0~29.9
第二度肥胖	30.0~34.9
第三度肥胖	≧35

單位：**kg/m^2**（公斤/公尺平方）

衛生署統計資料顯示，臺灣每十位成人中就有五位是體重過重或肥胖者，與世界先進國家的比例不相上下。肥胖是源自於一段時間的慢性熱量失衡所致，長時間的高熱量飲食、低體能活動及少運動的生活型態，都是造成肥胖的重要因素。過度肥胖會導致「第二型」糖尿病、血脂異常、胰島素阻拒性、高血壓、冠心症、癌症等疾病的罹患率、致殘率及死亡率的增加，換句話說，肥胖是威脅人體健康的頭號殺手。

健康減重

合理的減重目標是六個月內減輕原來體重的10％，比較健康的減重方式應該以減輕體重的5％～15％為目標，這樣的減重比例對健康較為有益，肥胖患者如果適度減少原有體重的5％～10％，可以改善葡萄糖耐量、降低空腹血糖、減輕高胰島素血症、改善血脂肪與降低血壓、避免心血管疾病及癌症的發生。

減重者選擇食物時，應該均衡攝取六大類食物，並增加穀類、麥類、纖維素、蔬菜、蒟蒻、洋菜、仙草、愛玉、白木耳及水果的攝取量；此外，攝取新鮮水果比喝果汁還要健康，以低脂乳品及肉類取代全脂或高脂食品，盡量別額外攝取零食與點心，若真的在非正餐時間感到飢餓，可選擇體積大、纖維含量高、熱量低的食物。值得注意的是每公克脂肪在體內代謝後可產生9大卡的熱量，而每公克醣類、蛋白質只產生4大卡熱量，所以應該少吃高脂肪、高熱量及熱量濃縮型食物。

熱量限制必須因應每個人的遺傳因素、飲食習慣、體能活動、併發症之有無、過去經驗與先前對節食的接受度等因素，最好徵詢專業營養師的意見，飲食份量應著重於三餐平均分配、定時定量，每餐維持八分飽程度。除了多攝取蔬菜，也應該避免攝取過於精緻的食物。

 健康運動

高血糖患者最好能養成運動習慣，每日至少做30分鐘的運動，或是每週至少做150分鐘的中度有氧運動，適度運動可以有效提高人體對胰島素的敏感度，控制血糖及血脂肪，降低罹患心血管疾病的風險。體能活動的好處不僅在於增加熱量的消耗與減重，還可以降低體脂肪、腹部脂肪、增加瘦肉組織、減低節食所造成的基礎代謝率下降、控制血壓、促進葡萄糖耐受性、減低血中胰島素的上升及改善血脂值等。建議每週做五天運動，每次30分鐘以上，可從低衝擊性的散步開始，逐漸增加運動強度；健走、慢跑、游泳、騎腳踏車、有氧舞蹈、打乒乓球、跑步機等，都是不錯的運動項目，可視自己的體能狀況選擇適合的運動內容。若一次運動時間無法達到30分鐘，可以分段執行，最終時間合計仍需超過30分鐘以上，才能產生運動效果。

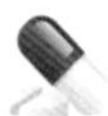 改變生活型態

適當地改變生活型態就能控制體重、維持良好的血糖值。千萬不要期望減重能夠馬上看到成效，若目標定得太遠大，容易產生失落感，反而會降低減重效果。建議肥胖的糖尿病病人以維持現有體重為首要目標，至少讓體重不再上升，而已經成功減重的糖尿病病患更應該保持現有的體重。

糖尿病衛教學會日前自美國引進的「不慌糖168新生活運動（Diabetes Control For Life, DCFL）」，是根據醫生和糖尿病患者研究所設計，幫助糖尿病患改變行為與生活習慣，預防糖尿病的發生。此計畫提供一套免費結合營養飲食、運動和生活改善的全方位完整控制血糖方案，整個計畫為期二十四週，以「一週改變一個生

活習慣」為原則，教導病患按時服藥，以及如何透過食物來控制血糖，避免病況惡化。病患可以重複運用計畫內建議，經過二十四個星期的課程後，逐步達成改變飲食、日常活動和生活模式的目標。

加入DCFL網站(https://www.dcfl.com.tw/index.htm)會員後，可透過網站上的二十四週健康日誌，每天記錄自己的血糖、血壓、BMI等各項數值，藉由曲線圖及人像的呈現，讓你更清楚自己的健康狀態。

此外，網站也會不時貼心叮嚀糖尿病患者有關飲食與運動的注意事項，更有多篇由醫師與營養師所撰寫的文章，提供糖尿病患者參考。在飲食方面，也有專業營養師特別設計的食譜，讓患者可以控制熱量，達到改善體重與維持血糖值穩定的效果。

在運動方面，「自我管理」欄提供糖尿病患者在運動前後，以及運動時應當注意的事項，例如：在運動前半小時，應先測量血糖值，運動開始前再測量一次血糖，確定血糖穩定後，再進行運動；若血糖值過低，可以先吃些小點心，等到血糖穩定後，再開始運動。健身中，若是時間會超過一個多小時的運動，每半小時應檢查一次血糖值；若是過低，應再補充含碳水化合物的點心或新鮮水果。當運動結束後，最好再次測量血糖值，才能確保身體的良好狀況。

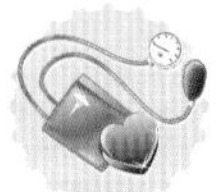

糖尿病慢性合併症

由於醫療技術的進步與環境衛生的改善，國人平均壽命逐年延長，相對地，老年人口也逐年增加，因此，近二十年來，臺灣十大死因中，慢性疾病逐漸取代過去的急性傳染病。在十大死亡原因中，糖尿病自民國76年以來一直占居第五位。糖尿病是一種新陳代

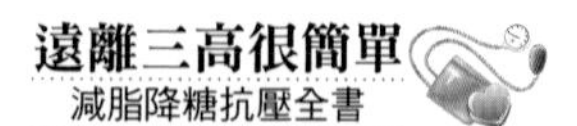

謝異常的疾病，也是慢性終身疾病，其可怕之處在於發病初期沒有明顯的不適症狀，使患者忽視血糖控制，長期血糖控制不良，有可能導致血管病變，引起種種併發症，例如：眼睛視力障礙、腎臟病變、神經病變、血管病變等。這些血管病變與動脈硬化的成因密切相關，尤其是糖尿病患者合併其他危險因子，像是高血壓與高血脂等，危險性更大。

糖尿病是造成眼睛失明的主要疾病之一，常見問題有視網膜病變、白內障、青光眼等。腎臟病變方面，常見的臨床症狀有水腫、蛋白尿、血壓上升，如果控制不好，腎臟功能衰竭後，將會造成尿毒症，未來只能靠洗腎或腎臟移植來維持生命。

神經病變又分為「末梢神經病變」和「自主神經病變」兩種。「末梢神經病變」通常發生在四肢，尤其是下肢，初期幾乎沒有症狀，之後會伴隨著疼痛感、刺麻感或感覺遲鈍，導致受傷機會大增；「自主神經病變」常伴隨噁心、嘔吐、腹瀉、便祕、失禁、出汗量增加、姿態性低血壓及性功能障礙等。

糖尿病是心血管疾病的危險因素，糖尿病患者罹患心血管疾病的機會比正常人高出2～4倍，而大腦、心臟及足部等部位的動脈硬化症狀則可能導致腦中風，嚴重的心肌梗塞及足部病變，最後甚至需要截肢。高血糖的環境會使血液中的**白蛋白**在血管壁的滲透性增加，慢慢導致血管基底膜增厚，也因為血液濃稠度增加以及血小板功能異常，造成血管阻塞，難以傳送養分以及促進新陳代謝，進而影響到全身的器官。

糖尿病併發症的預防方法為控制血糖、血壓、血脂肪，每年至少檢查眼睛一次，嚴加預防尿道感染，定期偵測「尿液微量**白蛋白**」，因為正常的尿液應該是驗不出**白蛋白**的，因此若檢驗出現陽性，就是腎臟病的先兆。導致末期腎臟病的諸多因素中，糖尿病就是其中一個主要原因。每半年至一年抽血檢查腎臟功能，還要注意正確的足部保護及運動，預防足部受傷。

健康速報

什麼是白蛋白？

白蛋白是血液中蛋白含量最多的蛋白質（還有球蛋白、纖維蛋白）。白蛋白主要的功能是維持血液的膠體滲透壓，白蛋白在血管中可以鎖住水分，幫助血液在血管中保持一定的流量，不過，若體內白蛋白的含量過低，血液中的水分就會因此流失。

糖尿病與腎臟病變

糖尿病患者約有20%～40%會發生糖尿病腎臟病變，糖尿病腎臟病變同時也是最常見的洗腎（透析治療）原因之一。糖尿病腎臟病變的病程可以分為五期。第一期的患者腎臟功能很正常，由於長時間血糖過高而造成的利尿效果，在第一期，若能將血糖控制得當，將不會有後續的病變產生。當糖尿病發病後二至三年間，將會到達第二期，尿中出現微蛋白，不過並不影響腎臟的功能。但是當微蛋白尿出現之後，腎臟功能其實已經開始逐漸下降。第三期則是在糖尿病發七至十五年內，尿液的白蛋白排出量增加，此時還有機會靠著控制血糖、血壓和飲食恢復正常。

腎臟病變的第四期也稱為蛋白尿期，在糖尿病發十到三十年之間發生，尿液中的白蛋白量已經超出正常人的10倍，已經不太可能回復正常的白蛋白排出量，只能延緩惡化速度。大約二、三十後，這些患者進入腎臟病變第五期，將會演變至必須靠洗腎來維持生命的末期腎臟衰竭，所以糖尿病患者千萬不能大意，一定要定期接受腎臟病變的檢查，同時控制血糖和血壓，降低腎臟病變的機率。

糖尿病與腦中風

糖尿病被認為是一種代謝症候群，經常伴隨高血壓、肥胖及三酸甘油脂過高等問題，根據顯微鏡觀察也證實，高血糖會對血管造成發炎反應、內皮細胞功能受損、血小板容易凝集、胰島素阻抗等影響，這些因素將導致動脈血管硬化、血管狹窄、血流阻力增加、血流量減少、循環不良，最後損害器官。

糖尿病患者發生中風的機率高於正常人好幾倍，血糖濃度持續高漲將會導致心血管、腦血管和周邊動脈血管加速硬化，患有糖尿病的時間越長，動脈硬化與器官損傷程度就越嚴重。因此，經常口渴、喝很多水、排尿量大增、食量大的人必須注意自己的血糖值；中年過後肥胖、腰圍過大者、有家族糖尿病病史者或經常感覺手腳麻痺的人需要提高警覺，定期做檢查，早期發現糖尿病，才能即時治療，進而預防中風及其他心血管疾病的發生。

腦中風可以分為「出血性腦中風」以及「缺血性腦中風」，糖尿病會增加「缺血性腦中風」發生的機率，如小洞梗塞及大血管栓塞，而對於「出血性中風」的發生影響較小。

「出血性腦中風」俗稱腦溢血，為腦血管破裂而導致，除了血管供應的腦組織壞死，有時血塊還會壓迫到正常的腦組織或引起腦壓升高，例如：腦出血、硬腦膜下出血、蜘蛛網膜下腔出血、腦室出血等，而最容易導致「出血性腦中風」的病症就是高血壓和腦血管瘤破裂。

「缺血性腦中風」可分為腦梗塞、腦栓塞與短暫性腦缺血。

如果是由腦內的血管硬化所造成，就稱為腦梗塞；如果是其他器官血塊流到腦部造成阻塞，則稱為腦栓塞。

造成腦梗塞或短暫性腦缺血的原因，大部分是由於腦血管阻塞導致血管過於狹窄，使血管分布的局部腦組織缺血或缺氧；當細胞缺血、缺氧到某一個程度，便會造成不可逆的細胞凋亡和永久性的神經缺陷。例如：動脈硬化症、心律不整（心房纖維顫動）和心臟瓣膜疾病等。

短暫性腦缺血通常會造成短暫的視力喪失、肢體半癱或麻痺、失憶、失語等症狀，稱為「一過性發作」，這些症狀每次發作的時間從數秒鐘至十二小時之久不等，通常在二十四小時內就會自行消失，而且沒有後遺症。「一過性缺血性發作」（簡稱TIA）往往是腦血栓的前兆，千萬不能掉以輕心。

腦中風症狀的輕重及復原情況通常和病變、阻塞的腦血管大小有關。血管的阻塞又細分為小血管阻塞、分支血管阻塞和主幹大血管狹窄、阻塞三種，這三種血管阻塞都很有可能產生急性半邊肢體癱瘓等症狀，而分支血管或主幹大血管阻塞時，會同時伴隨其他症狀。隨著不同的腦部血管阻斷位置，中風有多種表現症狀，通常都是突發性的，比較常見的像是肢體無力或麻痺、臉部歪斜、無法言語等。例如：視野缺損、言語障礙或另一側肢體失用症、神智不清、小便失禁，而小血管阻塞所引起的無症狀腦梗塞（小洞性腦梗塞）則不會產生這些症狀，無症狀腦梗塞之所以又稱為小洞性腦梗塞，是因為它是由人體的小血管或微血管阻塞導致的腦梗塞。患者的健康將會漸進式地惡化，像是反應越來越慢、行動逐漸僵硬、口齒不清。

醫學上，中風的檢測項目包括電腦斷層掃描、多功能頸部和顱內超音波、核磁共振影像、單光子核醫攝影等，適時使用精密的設備和儀器，有助鑑別中風程度，瞭解病情發展。

糖尿病的中風治療上必須兼顧高血糖的控制和大腦損傷的修補，控制血糖可以有效降低微小血管的併發症。

建議先以飲食控制、改變生活型態來治療，但是若升高的血糖無法控制時，再用口服降血糖藥物或是注射胰島素來急速降低血糖；此外，水分的攝取要足夠，但不能過量，以免加重腦梗塞後周圍神經組織產生水腫現象。

未發生心血管疾病的糖尿病患者，可以使用阿斯匹靈做為初次預防措施，不過最好還是請醫師根據患者年齡、性別及血壓等狀況仔細評估，再考慮是否使用阿斯匹靈。已發生「缺血性腦中風」的病患可使用低劑量的阿斯匹靈來預防。至於曾經發生「出血性腦中風」或中風型態不明的糖尿病患者，使用此藥物須謹慎評估，因為這類藥物有可能會增加「出血性腦中風」的發生率。

糖尿病與心血管疾病

「缺血性心臟病」是指心臟肌肉因為冠狀動脈狹窄、血管硬化及彎曲，造成血液循環不足所導致的疾病，也稱為「狹心症」。年齡越大，罹患「狹心症」的機率也越大。根據統計，美國每年超過五十萬人死於心血管疾病，其中，1/4的人為無預警的發作後，在短時間內死亡；近三十年來，因為心臟疾病的治療有長足的進步，死亡率下降達30%之多，但中年以上的人口中，心血管疾病仍高居死亡原因的第一位。

近年來，由於國人飲食習慣西方化及工業化的結果，「狹心症」病人有越來越多的趨勢，發病率高居國人心臟血管疾病第三位，僅次於高血壓及腦中風。「狹心症」又稱為「冠狀動脈心臟病」，通常是在抽菸、運動、緊張、飽食前或寒冷天氣裡，心臟需要更多血液供應時發作，病人會有突發性的胸悶痛和壓迫感，這種疼痛有時會延續到下巴或左手臂內側，休息或服用硝酸甘油藥片後，上述症狀很快就會消失。

經實驗證明，糖尿病患者中約有55%的人罹患「冠狀動脈心臟病」，而全世界及臺灣大規模的流行病學研究均顯示，因為糖尿病會增加冠狀動脈氧化壓力以及胰島素阻抗，所以得到「冠狀動脈心臟病」的機會相對大增，男性糖尿病患者罹患「冠狀動脈心臟病」的比率高於常人2倍，女性則高於常人4倍。由於糖尿病與肥胖高度相關，因此，控制體重及增加體能活動是預防糖尿病及代謝不良症候群最重要的保健之道。

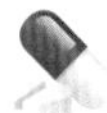

高血糖將會引發的症狀

當體內缺乏胰島素時，會造成體內血糖過高的症狀產生。若胰島素分泌量少，造成體內的脂肪被消耗，將會形成酮體，導致「高血糖脂酮酸血症」。假如血糖很高，不過沒有酮體產生，就稱為「高血糖高滲透壓非酮體性昏迷」。

若「第一型」糖尿病病患未按時施打胰島素，三餐沒有定量、定時，也可能引發酮酸中毒，造成「高血糖酮酸血症」，其病患初期症狀包括越來越喘、肚子不舒服，其主要的原因是因為胰島素不足導致身體產生酮酸，而酮酸過多使得血液變酸，引起病人呼吸加速。

「高血糖酮酸血症」患者的血糖會高於300 mg/dl，血液和尿液可以檢測出酮酸，人體的血液氣體分析酸鹼度偏酸，這時要先讓患者保暖、休息，並且多攝取水分，再緊急送醫。

在新陳代謝科病房經常可以看見平常身體硬朗、健康、工作勤奮的人，忽然覺得疲勞或喝下大量甜品後，有越來越渴的感覺；有一天突然昏倒，送醫檢查後才發現血糖過高，這類症狀即為「高血糖高滲透壓非酮體性昏迷」。

「高血糖高滲透壓非酮體性昏迷」是一種糖尿病急性併發症，病人不一定有糖尿病病史，起因在於血糖太高，造成身體水分大量流失。此外，中風、心肌梗塞、急性胰臟炎、酗酒、身體受傷及老年人服用類固醇、利尿劑等藥物，都是造成「高血糖高滲透壓非酮體性昏迷」的危險因子。

「高血糖高滲透壓非酮體性昏迷」患者的血糖可能會超過600 mg/dl，而且血液滲透壓也非常高，通常血液滲透壓超過320 mOsm/kg（公斤溶液中所含溶質的毫莫耳數），病人一般會流失6～12公升的水分，也會產生脫水現象，因此，治療的第一要務為補充水分和維持生命徵象。補充水分的方式依病人的血壓而定，補充量和速度則須依據病人的個人體重、心肺和腎臟功能狀況來決定。

「高血糖高滲透壓非酮體性昏迷」的病人發病時，鈉、鉀、鈣、磷等電解質都會流失，因此，治療「高血糖高滲透壓非酮體性昏迷」時，須同時監測和補充電解質。而「高血糖高滲透壓非酮體性昏迷」的預防方法是，平時控制好血糖，並適當補充水分，也要遵守飲食計畫，並且按時回醫院複診，假如有異常口渴的狀況發生應該和醫師討論。

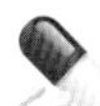

糖尿病眼睛病變

無論是「第一型」或「第二型」糖尿病，都有可能發生眼睛病變，糖尿病所引起的眼睛病變包括：糖尿病**視網膜**病變、白內障及青光眼，嚴重時甚至會失明，而早期的**視網膜**病變不一定會有臨床症狀，因此，糖尿病患者至少每年做一次眼部檢查，才能確保眼睛的健康。

糖尿病控制不當或發病時間越長，越容易發生糖尿病**視網膜**病變。糖尿病導致**視網膜**發生病變的原因可能是網膜血管自我調控功能被破壞、網膜血管內血流改變血管與網膜間屏障崩潰。

糖尿病視網膜病變分為兩期：

1. 非增生性視網膜病變（**NPDR**），約有半數糖尿病患在一生中會發生某種程度的糖尿病視網膜病變，網膜內微血管群會阻塞封閉，

健康速報

視網膜是什麼？

視網膜是位於眼球底部，由多層細胞組成的薄膜。如果把眼球比喻成一台相機，視網膜就像是傳統相機的底片或是數位相機的感光元件。由前方的光學系統傳來的影像會在視網膜上成像，最後經由視神經傳到腦部形成視覺。

造成網膜缺血。由於供應視網膜的血管通透性增加或阻塞的嚴重性，又分為輕度、中度、重度和極重度。

2. 增生性視網膜病變（**PDR**），小血管阻塞後會誘發新生血管增生，而新生血管會拉扯視網膜，造成視網膜剝離、玻璃體出血或青光眼。另一方面，網膜血管裡的內皮細胞會出現變性，造成不正常滲漏或出血。

值得注意的是，糖尿病視網膜病變初期完全沒有症狀，當症狀出現時，視網膜病變已經到達某種程度。

增生期病患的另一個棘手問題是青光眼。眼睛在長期缺血的情況下，虹膜會出現新生血管造成房角閉鎖，眼睛的微血管一旦阻塞就不會恢復，時間一久會引起異常血管和纖維組織增生，增生的血管及纖維組織將阻塞**房水**排出的路徑，使眼壓升高而形成青光眼。青光眼除了會使視神經萎縮，甚至引起劇痛。

除了視網膜病變，糖尿病患者發生白內障和青光眼的機會也比一般人高。糖尿病患者的白內障可分為「真性糖尿病性白內障」和「糖尿病性老年性白內障」兩大類，主要症狀為視力衰退，眼前彷

健康速報

房水是什麼？

眼球內部存在著一種清澈液體，稱為「房水」，在眼球內不斷流動，維持眼球恆定壓力。當「房水」的排出管道逐漸被阻塞，就會造成眼壓升高，造成所謂的青光眼。

彿有一層霧，揉眼後也無法消除，感覺陽光、燈光特別刺眼；治療方式以手術為主，但很容易發生眼底出血、術後感染或癒合不佳等現象。

糖尿病視網膜病變的分期

分期	診斷	臨床表現
早期	輕度非增生性視網膜病變	視網膜微動脈瘤和點狀出血 棉絮狀斑、硬性滲出物
中期	中度非增生性視網膜病變 重度非增生性視網膜病變 極重度非增生性視網膜病變	視網膜內微血管異常、微血管喪失、視網膜缺血、棉絮狀斑、廣泛性視網膜內出血和微動脈瘤
晚期	增生性視網膜病變	視神經盤、視網膜、虹膜新生血管、新生血管性青光眼、視網膜前和玻璃體出血、視網膜牽引、裂孔、剝離

資料來源：馬偕醫院

唯有良好的血糖控制，才可以延緩及減輕視網膜病變的發生，糖尿病患者須做視網膜檢查，若無病變，每半年追蹤一次即可。若不幸已出現視網膜病變，則須做血管螢光攝影檢查來判斷自己屬於那一期病變，是否需要做雷射或冷凍治療來防止視力喪失。統計顯示，雷射治療可以減少60％失明的機會，雷射無法到達的區域或玻璃體混濁時可用冷凍療法代替。然而，不論是雷射或冷凍治療都會產生副作用，例如：色覺下降，夜間視覺及周邊視覺減弱，嚴重時甚至會出現玻璃體出血和視網膜剝離，治療前最好先徵詢醫師的建議與說明。

眼部檢查時間表

視網膜病變分期	檢查頻率
無視網膜病變	1次/年
輕度非增生性視網膜病變	1次/年
中度非增生性視網膜病變/黃斑部水腫	1次/6~12個月
重度至極重度非增生性視網膜病變/臨床上顯著的黃斑部水腫	1次/3~4個月
增生性視網膜病變但無高危險特徵	1次/2~4個月
增生性視網膜病變具高危險性特徵	依患者病情而定

資料來源：馬偕醫院

末梢血管病變

研究指出，約有5％～15％的糖尿病患者，在一生中會遭受到截肢的命運，而約有1/3至1/2的非外傷性下肢截肢病人罹患糖尿病。導致糖尿病病人下肢截肢的原因，有一半是因為末梢血管病變所引起。末梢血管病變是指供應下肢血液循環的血管，產生病理變化，導致血管狹窄甚至完全阻塞。

周邊動脈硬化以老人較常見，尤其好發於高血壓、糖尿病及肥胖症病患，根據統計，美國70歲以上的老年人，約有1％患有因動脈硬化症所導致的間歇性跛行。通常在動脈硬化初期是沒有症狀的，當動脈狹窄程度超過70％以上，就會出現循環不良的症狀，多數病人會併發血栓或繼發性栓塞；糖尿病所造成的動脈阻塞多發生在周邊小動脈，尤其是下肢，導致患者必須截肢。

末梢血管病變患者在行走時，足部可能會有疼痛感，稍作休息就會慢慢消失；隨著末梢血管病變越來越嚴重，行走時足部疼痛的次數會越來越頻繁，甚至在平地行走也會發生；情況更嚴重時，連未走動時也會產生疼痛。此外，由於足部血液供應不夠，足部肌肉會逐漸萎縮，病人也會覺得足部冰冷的程度加劇。

健康速報

下肢動脈血流不足的表徵：

糖尿病足部檢查時會發現，病人足背動脈及脛後動脈脈搏變弱或根本摸不到脈搏、足部潰瘍、腳趾甲變厚、皮膚光亮冰冷、腿部毛髮脫落、腿上舉時膚色變蒼白，腿下垂時會有發青發紫或者泛紅等現象。

末梢血管病變依其嚴重程度可分為輕度、中度及重度三期。輕度病人常有末端動脈狹窄所造成的手足發冷、麻感；中度時，因為合併有末端動脈片狀栓塞，會出現趾甲與皮膚缺氧性變化；重度患者的肢端動脈會形成廣泛栓塞，進而導致手指或腳趾潰爛。

糖尿病患者是罹患末梢血管病變的高危險族群，研究顯示，臺灣糖尿病病人中，約有10％罹患末梢血管病變，且好發於65歲以上老年人，不過沒有明顯性別差異。造成末梢血管病變的原因與病人血壓升高、血糖及血脂代謝控制不良等因素有關，如果病人有吸菸習慣，會加重末梢血管病變的惡化，因為末梢血管病變是全身動脈病變的部分表現，有末梢血管病變的病人極容易發生腦中風及心肌梗塞等疾病。

在研究中也發現，末梢血管病變與高尿酸血症及尿液微量白蛋白之排泄速率有關，這表示末梢血管病變與糖尿病的腎臟病變有密切關係。臺灣大型流行病學研究資料分析結果發現，糖尿病患者的下肢截肢率與病人身高成正比，是臨床上值得注意的高危險因素。若是糖尿病患者做好足部護理，將能夠減少44％～85％的下肢截肢率。

末梢血管病變的預防，必須在糖尿病發生初期或更早之前就開始。不要吸菸，並且控制血壓與血脂及血糖、飲食均衡、規律運動、降低生活中不必要的壓力等，這些都有助於防治末梢血管病變。

健康速報

足部護理重點：

1. 不抽菸。
2. 不使用電熱毯或熱水袋取暖。
3. 常用鏡子檢查腳，特別是腳趾縫之間。
4. 未測水溫，不可逕行踏入浴缸。
5. 使用溫水洗腳，洗澡後用乳液塗抹足部。
6. 不可光腳走路，鞋子須透氣舒適，塑膠鞋、太緊或太鬆的鞋子皆不適合。
7. 定期檢查鞋子是否有缺陷或異物，準備兩雙以上的鞋子交替換穿。
8. 不要自行用角質腐蝕劑處理厚繭或雞眼，必要時請醫師檢查足部。

當末梢血管病變時，必須謹慎預防其對足部可能造成的傷害，包括潰瘍、感染及隨之而來的下肢截肢。總之，糖尿病是心血管疾病的元凶之一，若合併以上所述疾病，重則有生命危險，輕則影響生活起居，不只病人自身不舒服，也會帶給家人及社會很大的負擔。

國人常用食物的升糖指數(GI)對照表

食物種類	GI值 以白麵包(GI=100)做為GI食物對照參考指標
五穀根莖類	低於100的食物種類： 全麥早餐穀(43±3) 義大利麵(60±4) 通心粉(67±3) 芋頭(79±2) 燕麥片粥(83±5) 玉米脆片(90±15) 白米飯(91±9) 即食麥片粥(94±1) 高於100的食物種類： 薯條(107±6) 糯米飯(132±9)
蔬菜類	低於100的食物種類： 菜豆(39±6) 扁豆(41±1) 大豌豆莢(56±12) 胡蘿蔔(68±23)
豆類	低於100的食物種類： 黃豆(25±4)

水果類	低於100的食物種類： 櫻桃(32) 葡萄柚(36) 梨子(47) 蘋果(52±3) 柳橙(60±5) 芒果(73±8) 香蕉(74±5) 奇異果(75±8) 木瓜(84±2) 鳳梨(84±11)
	高於100的食物種類： 西瓜(103)
乳製品類	低於100的食物種類： 全脂牛奶(38±6) 優格(51) 布丁(62±5) 豆奶(63) 冰淇淋(87±10)
烘培食品類	低於100的食物種類： 蛋糕(蛋糕粉)(54～60) 海綿蛋糕(66) 鬆餅(77±8)
零食點心類	低於100的食物種類： 花生(21±12) 腰果(31) 巧克力(61±4) 洋芋片(77±4)

	高於100的食物種類： 爆米花(103±24)
碳酸飲料類	低於100的食物種類： 可口可樂(83±7) 芬達汽水(97)

資料來源：衛生署國健局

糖尿病患者可以依照上面列表查詢自己平時是否吃進過多的高GI值食物，根據國外研究指出，吃較多的高GI的食物（例如：精緻的澱粉類食物，白飯、糯米飯、白吐司或白麵包等），會加速血糖上升，容易引起飢餓感而誘發食慾，增加進食量，並促進食物代謝，大量產生脂肪，增加人體血液或細胞中脂肪的堆積，尤其對於糖尿病人血糖控制或想要減重者都較為不利，對一般民眾來說，也會影響血糖的穩定性及增加「三高」症候群、心血管疾病發生的風險；相反的，攝取低GI值的食物（例如：含纖維豐富的全穀類食物及蔬菜等），餐後血糖上升的速度較為緩慢，而這些食物大多富含纖維質，對於血糖、血脂與體重的控制，及減少罹患「三高」症候群、心臟病等慢性疾病風險都有很大幫助。

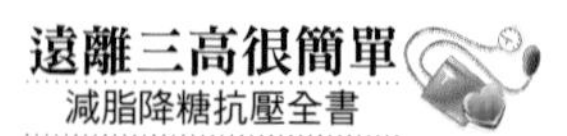

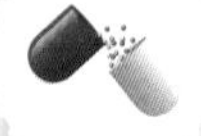

第三高 隱形殺手高血脂

高血脂是造成動脈硬化和心臟病的危險因子之一，每100人中，大約有1人可能有血脂過高的異常狀態，由於高血脂的症狀無聲無息，但是卻會造成比癌症還更嚴重的情況，所以被稱為「隱形殺手」，高血脂可以透過健康的生活習慣預防或延後發生，因此，目前預防與檢查將成為偵測高血脂的重要依據。

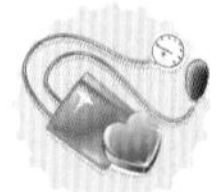

高血脂的定義

高血脂顧名思義指的是血脂含量過高，超過正常濃度。血脂是血清中脂肪類物質的總稱，包括膽固醇、磷脂質、游離脂肪酸和三酸甘油脂，膽固醇又分為總膽固醇，高密度脂蛋白膽固醇（又稱為好的膽固醇），及低密度脂蛋白膽固醇（又稱為壞的膽固醇）。這些都是人體中主要的脂肪成分，也是構成身體細胞結構、產生人體能量和製造身體內許多重要物質的原料，例如：荷爾蒙、維生素D、膽汁合成等，而脂肪的密度和種類決定其對身體代謝的影響。

血脂屬於脂溶性物質，隨著血液循環輸送到身體各個部位，必須先和特殊蛋白質結合成脂蛋白，才可以成為水溶性複合物溶於血漿中。血液中的脂蛋白共有四種，分別攜帶幾種不同脂肪，其中，最主要的兩種是高密度脂蛋白（HDL）和低密度脂蛋白（LDL）。

高密度脂蛋白（HDL）是在肝臟和小腸中形成，主要以磷脂質為主，外加少量膽固醇，可以移除血液中過多的游離脂蛋白，將其帶回肝臟進一步加工分解，防止脂肪囤積在血管壁上，是影響高血脂症治療的重要參考依據；低密度脂蛋白（LDL）的體積較小，容易滲入血管壁中，含有許多膽固醇，是造成膽固醇在血管壁上堆積的原因之一，一旦過多的血脂堆積在血管壁上，可能就會導致動脈粥狀硬化、血栓、心肌梗塞、腦中風、末梢血管阻塞、腹部主動脈瘤等心血管疾病。這也就是為什麼高密度脂蛋白膽固醇（HDL-C）被稱為「好的膽固醇」，而「壞的膽固醇」指的就是低密度脂蛋白膽固醇（LDL-C）。

所謂的血脂肪異常就是指這些脂蛋白出現問題，而造成濃度異常的血脂成分，通常是血液中的總膽固醇、三酸甘油脂、低密度脂蛋白膽固醇偏高或是高密度脂蛋白膽固醇偏低。血管壁上若累積太多膽固醇，罹患心臟疾病和中風的機率將會大增，人體內膽固醇只要增加1%，發生心臟病的機率就會增加2%。

至於高血脂症的分類中，只有膽固醇增高稱為「高膽固醇血症」，三酸甘油脂增高則稱為「高三酸甘油脂血症」，若兩者同時升高則稱為「混合型高血脂症」。

中華民國血脂異常分類之建議

分類	血脂濃度(mg/dl)
高膽固醇血症	總膽固醇（TC）≧200
高三酸甘油脂血症	三酸甘油脂（TG）≧200且合併高密度脂蛋白膽固醇比值（TC/HDL-C）≧5 或高密度脂蛋白膽固醇（HDL-C）<40
混合型高血脂症	總膽固醇（TC）≧200 且三酸甘油脂（TG）≧200

下表為成人的血脂肪分類表，先請讀者對照自己的血脂數值，在P.83頁會更深入探究。

成人的血脂肪分類表

總膽固醇（TCHO）	
<200 mg/dl	理想範圍
200-239 mg/dl	偏高範圍邊緣
≧240 mg/dl	高危險範圍
三酸甘油脂（TG）	
<150 mg/dl	理想範圍
150-199 mg/dl	偏高範圍邊緣
200-499 mg/dl	偏高危險範圍
≧500 mg/dl	高危險範圍
低密度脂蛋白膽固醇（LDL-C）	
<100 mg/dl	理想範圍
100-129 mg/dl	接近理想範圍
130-159 mg/dl	偏高範圍邊緣
160-189 mg/dl	偏高危險範圍
≧190 mg/dl	高危險範圍
高密度脂蛋白膽固醇（HDL-C）	
<40 mg/dl	高風險
≧60 mg/dl	低風險

單位：**mg/dl** 為毫克／分升

資料來源：行政院衛生署

一般來說，成人的血脂肪中，總膽固醇（TCHO）的正常濃度應該在200 mg/dl以下，介於200-239 mg/dl為偏高的範圍邊緣，而超過240 mg/dl為高危險範圍。三酸甘油脂（TG）若低於150 mg/dl為理想範圍，介於150-199 mg/dl為偏高的範圍邊緣，介於200-499 mg/dl為偏高危險範圍，若是數值大於或等於500 mg/dl，則屬於高危險範圍，你該好好改善自己的飲食習慣了。

正常的低密度脂蛋白膽固醇（LDL-C）為小於100 mg/dl，介於100-129 mg/dl則是接近理想範圍，數值在130-159 mg/dl是偏高的範圍邊緣，而160-189 mg/dl處於偏高的危險範圍，假如數值大於或等於190 mg/dl的人就要注意了，你已經在高危險範圍內。若是以高密度脂蛋白膽固醇（HDL-C）來分類，小於40 mg/dl為心臟血管疾病高風險族群，而數值在60 mg/dl以上，則風險較低。

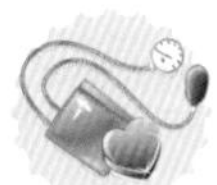

高血脂症的成因與症狀

高血脂症可以分為原發性和續發性兩種。原發性高血脂症指的是不明原因的血脂肪過高，主要是體質和遺傳因素造成的。導致脂蛋白代謝異常的原因是由遺傳基因所控制，而遺傳因子將會影響膽固醇的產生及代謝能力，因此，若是屬於家族遺傳性高血脂症者，風險就會相對提高。血液中膽固醇過高的成人是罹患冠狀動脈心臟病的高危險群，研究顯示，心肌梗塞患者，其子女血中的膽固醇，會比一般正常人高4倍，所以家族中若有高血脂病史者，應該做血脂肪檢測。

續發性高血脂症則是三種因素產生：

1. 由身體其他疾病所引起，有些疾病會使得脂肪代謝異常，而引發高血脂的症狀，例如：糖尿病、肥胖、**庫欣氏症候群**、腎病症候群、慢性腎衰竭、甲狀腺功能低下等，可能都會引起血脂肪異常。

2. 藥物的使用，長期使用某些藥物也會使血脂肪升高，例如：利尿劑、口服避孕藥、類固醇、乙型神經阻斷劑等，也可能引發高血脂症。

3. 不當的飲食，喜愛食用高脂肪、高膽固醇的食物，愛喝酒的人也比較容易會有高血脂的情況產生。

健康速報

庫欣氏症候群

醫源性的庫欣氏症候群是因為血液中腎上腺皮質荷爾蒙過高所造成的，大部分是醫療因素所引起的，有些病患因為自行購買含有類固醇的成藥，使得體內的荷爾蒙長期處在高漲狀態，而所謂的庫欣氏症候群則是由於腦下垂體與腎上腺腫瘤造成分泌過多的荷爾蒙所致，以上這兩種都會使得血脂異常。

此外，隨著年歲漸增，血液中膽固醇的濃度也會有所改變，大約在50歲時膽固醇濃度最高。一般而言，男性罹患高血脂症的風險大於女性，發生率約為9：3，之所以會有這麼大的差異是因為女性荷爾蒙對心臟血管有一種保護作用，可以減少低密度脂蛋白膽固醇和增加高密度脂蛋白膽固醇的濃度，但是在更年期(50歲)過後，由於女性荷爾蒙的改變，膽固醇濃度會上升；而在停經後，卵巢功能下降會降低女性荷爾蒙的分泌，增高心臟血管疾病的發生率。直到70歲以後，女性心臟血管疾病的發生率就會趕上男性，兩者的發生機率相當。

因此更年期之後的女性要更加保養自己的身體，筆者在這裡提供五種方法給不知道該從開始保健的女性。

1. 改掉吃宵夜、甜食、點心的習慣。維持三餐正常的好習慣，才不會在不該吃東西的時間嘴饞。

2. 每一餐維持七分飽。通常女性們吃飽飯，就會直接坐在位子上休息或者工作，導致腰圍直線上升，吃七分飽的程度剛剛好。

3. 每天喝足夠的水。更年期後，新陳代謝已經不如以往，多喝水能夠加速身體的排泄，每天大約喝1500~2000c.c的水。

4. 每天限飲兩杯咖啡。更年期後的女性，鈣質流失速度很快，所以要限制咖啡量，避免骨質疏鬆，同時要補充高鈣食品，像是乳製品、豆製品、小魚乾等，但是一定要注意油脂量。

5. 烹飪方式的改變。選用健康的油，不過要盡量少用煎炒油炸的方式，改以水煮清蒸或是烤的方式替代。

血脂肪異常初期並不會出現明顯症狀，因此很容易被忽略。原發性高血脂症患者可能在孩童時期就發病，出現心絞痛、心肌梗塞、主動脈狹窄等症狀，手背、手肘、膝關節和臀部表皮也可能會有黃色瘤或黃斑瘤等症狀產生。而其他病症所引起的續發性高血脂症，可能依據不同的臨床類型而產生不同病徵，例如：黃色瘤、肥胖、老年環、陣發腹痛、糖尿病、胰臟炎等。如果沒有提高警覺而疏於治療的話，日積月累之下，動脈粥狀硬化、動脈狹窄阻塞等病症將會找上門來，進而影響人體器官的血液供應。

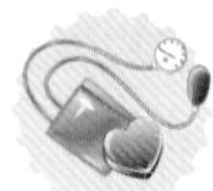

高血脂與生活飲食習慣

攝取過多熱量和脂肪（脂肪超過總攝取熱量的40％、飽和脂肪酸超過總熱量的10％、總膽固醇一天超過240 mg/dl）也是造成高血脂症的原因之一。雖然血液中的膽固醇大多是由肝臟所製造，但一些食物也是提供人體內膽固醇的來源，像肉類、乳製品、海產類及膽固醇含量極高的內臟（腦、肝、腰子等）、蛋黃等，因此，本身為肉食主義者必須要特別注意。

一些不好的生活習慣，例如：飲酒過量、運動量過少或抽菸等，也可能引起高血脂症。肥胖者血液中脂肪量較多，容易導致高三酸甘油脂症和高密度脂蛋白膽固醇偏低的現象。時常運動可以避免肥胖，也可以增加血液中高密度脂蛋白膽固醇的含量，並且降低血液中三酸甘油脂的濃度；反之，抽菸和飲酒都容易使膽固醇囤積在血管壁上，造成心血管疾病，由此得知，一定要從生活習慣開始改變，才能好好控管自己的血脂肪。

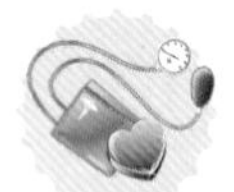

高血脂的預防

隨著飲食習慣的西化、生活習慣的改變，心臟血管疾病的發生率也不斷地攀升，多項研究資料顯示，血脂異常與心臟病的發生密切相關，筆者在前面有提到，只要降低1％的膽固醇濃度，便可以減少2％的心臟病罹患率。

根據行政院衛生署的死因統計顯示，前十大死因大部分都與高血脂相關，例如：心臟疾病（第二名）、腦血管疾病（第三名）、糖尿病（第五名），每年約有十幾萬人因為心臟血管疾病而喪命，由此可以看出預防高血脂的重要性。而「三高」（高血壓、高血糖、高血脂）更是危害健康的三大兇手。事實上，調查發現，民眾對於自己已經罹患「三高」疾病多渾然未覺，而45歲以上民眾，每公合血液中膽固醇含量高於240 mg/dl（正常數值為低於200 mg/dl）者大約占1/4。因此，如何預防高血脂症的產生便成為一項重要課題。

定期檢查與追蹤

定期抽血檢查（血中總膽固醇、三酸甘油脂、高密度脂蛋白膽固醇、低密度脂蛋白膽固醇）可以及早發現與治療高血脂症，尤其是高危險族群一定要更加注意，例如：有家族史、患有早期血管病變者或40歲以上中老年人。事實上，每三年一次的血脂濃度檢查可以早期發現，並且預防高血脂症的發生；20歲以上成人，則建議每隔五年檢查一次。只要膽固醇或三酸甘油脂的數值超過參考值，就應該要定期追蹤和檢查。如果低密度脂蛋白膽固醇大於160 mg/dl，便會增加罹患冠狀動脈心臟病的風險，需要特別注意。

若是本身有其他疾病，例如：糖尿病、高血壓患者，應該同時治療這些疾病，積極地合併藥物及非藥物治療，將血液中的脂肪控制在理想範圍內，並配合醫師的建議擬定治療計畫。

培養良好的生活習慣是預防高血脂症的最佳方式，健康的飲食控制、規律的運動計畫和保持理想體重，不抽菸、不飲酒過量都是控制血脂異常和避免併發症的好方法。

現今高血脂症的患病年齡越來越年輕化，即使是兒童也應該有預防高血脂症的觀念。更年期過後、早發性停經和因為疾病接受兩側卵巢切除的婦女，可以考慮補充女性荷爾蒙，除了可以避免骨質疏鬆症，對於心臟血管疾病的預防也有顯著效果。

健康速報

低密度脂蛋白（壞）膽固醇和高密度脂蛋白（好）膽固醇的比值：

光看總膽固醇的數值無法評估得到冠狀心臟病的機率，而是要看好膽固醇與壞膽固醇的比值。一般的比值約為3，比值愈低，發生冠狀心臟病的機率愈低。而好膽固醇的濃度愈高，愈可防治心臟病的發生。

總膽固醇與高密度脂蛋白（好）膽固醇的比值：

如果您的總膽固醇與高密度脂蛋白膽固醇的比值大於5時，得到冠狀心臟病的風險會大增。舉例來說當您的總膽固醇為220mg/dl，而高密度脂蛋白膽固醇為40mg/dl，兩者的比值為220/40=5.5，這個數值大於5，您可能要好好注意自己是否有高血脂的跡象了。

預防高血脂的飲食策略

預防高血脂，飲食熱量控制是關鍵。正常男性每天的熱量攝取以不超過1600大卡為原則，女性則以1400大卡為原則。

1. 定食、定量、勿暴飲暴食、飢飽無度。

2. 低鹽、低熱量、低動物脂肪、低膽固醇飲食，嚴格控制熱量、脂肪的攝取。

3. 改變烹調方式，避免食用過多油、煎、炸及不易消化的食物，以防身體發胖及血脂升高。

4. 多食用含鉀量豐富的食品。例如：香蕉、柚子、胡蘿蔔……等。

5. 忌食生冷、辛辣等具刺激性食物，濃茶、濃咖啡、烈酒等宜避免飲用。
6. 多使用清淡的料理手法，如：清蒸、水煮、涼拌、燒烤或清燉等，不但可以擁有多樣化的菜色選擇，也可以兼顧家人的健康。
7. 每週食用蛋黃量最好不超過三顆為宜。

減少攝取飽和性脂肪可以避免血液中膽固醇含量過高。飽和性脂肪酸主要存在於動物性脂肪中，例如：豬皮、雞皮、魚皮、肥肉、牛油等，可可、椰子也是飽和性脂肪來源之一，因此，烹煮食物最好避免使用奶油、牛油、豬油等動物性油脂。另外，多食用魚類或去皮家禽類肉品可以減少飽和性脂肪酸的攝取量，同時最好不要食用回鍋油，因為油的加熱過程會分解並產生過氧化物等物質，過氧化物對身體有害，將會增加罹患心臟病和癌症的風險。多使用不飽和性脂肪酸高的植物油，例如：葵花子油、花生油、菜籽油、橄欖油等，可以降低血液中膽固醇含量。

高纖食物除了可以刺激腸道蠕動、增加糞便量、促進排便順暢外，所含飽和性脂肪酸也很少。**高纖食物**同時會吸收水分、膽固醇和膽酸鹽，並且幫助排出膽酸、膽酸鹽和中性固醇類，減少身體對膽固醇的吸收，降低血脂。

海藻類食物因為含有許多藻酸、水溶性膳食纖維、鋅、藻類多醣體、黏蛋白等物質，有助於降低血脂肪。研究顯示，燕麥麩因含有易溶性纖維，可以有效減少膽固醇含量，每天食用一杯到一杯半的燕麥麩，有助於降低13%～19%的膽固醇含量。此外，也有研究發現，富含膳食纖維的薏仁也可以降低血液中膽固醇和三酸甘油脂的濃度。

健康速報

高纖食物

高纖食物包括糙米、燕麥、玉米、胚芽米、全麥麵包、薏仁等五穀根莖類，未加工過的豆類食品和各種蔬菜、水果。

2001年，美國國家膽固醇教育計畫之成人治療準則III（ATP III）建議多方面改善生活方式，以降低罹患冠心症的風險，此即為「治療性生活型態改變TLC（Therapeutic Lifestyle Changes: TLC）」。TLC的內容重點是藉由飲食控制、運動、維持理想體重、自我監測等，來達到控制血糖、血壓、血脂的目的。

根據天主教耕莘醫院新店總院新陳代謝內分泌科夏德霖醫師於行政院衛生署食品藥物管理局（Food and Drug Administration, FDA）消費者資訊網頁撰文所述，想要落實「治療性生活型態改變」，應當做到以下數點：

1. **控制脂肪總攝取量：**全脂奶、冰淇淋、瑪琪琳等一些不可見的脂肪要控制攝取量。
2. **聰明選擇適合的油脂：**

(1) 橄欖油、芝麻油及花生油等，有助於降低血中膽固醇，在攝取範圍內都可以選用，但較合用於涼拌或熟食拌油。

(2) 大豆沙拉油、玉米油、葵花油及魚油，應適量攝取，可用於煎、炒等烹調方式。

(3) 盡可能少用豬油、牛油、奶油及棕櫚油，但油炸食物可選用（不過對於高血脂患者，油炸食物需要嚴格限制）。

3. 少吃膽固醇含量高的食物：一般內臟類、卵黃類等，膽固醇含量過於豐富，應避免食用；建議蛋黃一週內不超過2～3顆。

4. 攝取多醣類食物：在攝取量容許範圍內，宜多攝取多醣類食物（一般所謂的澱粉或碳水化合物皆為此類。五穀根莖類食物，例如：地瓜、馬鈴薯、山藥、紅豆、綠豆、薏仁、蓮子、糯米、玉米等，及米飯、麵食、麥片、南瓜等），減少攝取單醣類食物（糖）。

治療性生活型態改變的飲食建議
（Therapeutic Lifestyle Changes，TLC Diet）

營養素	建議攝取量
總脂肪	占總熱量的25～35%
飽和脂肪酸	低於總熱量的7%
多元不飽和脂肪酸	最多占總熱量的10%
單元不飽和脂肪酸	最多占總熱量的20%
醣類	占總熱量的50～60%
纖維	每日攝取20～30公克
蛋白質	約占總熱量的15%
膽固醇	每日低於200毫克
總熱量	維持理想體重且預防體重增加

資料來源：**Executive Summary of the Third Report of the National Cholesterol Education Program (NCEP) Expert Panel on Detection, Evaluation, and Treatment of High Blood Cholesterol in Adults (Adult Treatment PanelIII). JAMA, 285 (19), 2486-2497, 2001.**

5. 常選用富含水溶性纖維質的食物：像是糙米、燕麥、大麥、豆類、蔬菜及水果等，可使低密度脂蛋白膽固醇下降，減少心血管疾病的發生率。
6. 選用適當的調味料：以液態調味品、辛香料取代膏狀、油狀醬料。
7. 不宜攝取過多的酒精：成年人每日酒精攝取建議不宜超過2份酒精當量（1份酒精當量相當於15g酒精）。
8. 適當調整生活型態：舉例來說，戒菸及養成運動習慣，可以減少對身體的傷害，並能降低心血管疾病的罹患率。

下表為高膽固醇血症 V.S 高三酸甘油脂症的飲食原則

高血脂族群飲食建議

高膽固醇血症的飲食原則

1. 各類食物攝取量依個人實際需要量攝取即可。
2. 控制油脂攝取量，少吃油炸、油煎或油酥的食物，及豬皮、雞皮、鴨皮、魚皮等。
3. 炒菜宜選用單元不飽和脂肪酸高者（花生油、菜子油、橄欖油等）；少用飽和脂肪酸含量高者（豬油、牛油、肥油、奶油等）。烹調宜多採用清蒸、水煮、涼拌、烤、燉、滷等方式。
4. 少吃膽固醇含量高的食物，例如：肝臟（腦、肝、腰子等）、蟹黃、蝦卵、魚卵等。
5. 若血中膽固醇過高，則每週以不超過攝取2～3個蛋黃為原則。
6. 經常食用富含纖維質的食物，例如：未加工的豆類、水果、蔬菜、全穀類。
7. 適當調整生活型態，例如：戒菸、運動及壓力調適。

高三酸甘油脂的飲食原則

1. 多採用多醣類食物，例如：五穀根莖類，同時要避免攝取精製的甜食、含有蔗糖或果糖的飲料、各式糖果或糕餅、水果罐頭等加糖製品，前面的精製甜品都是屬於單醣類食物。
2. 可多攝取富含w-3脂肪酸的魚類，例如：秋刀魚、鮭魚、日本鯖花魚、鰻魚（糯鰻、白鰻）、白鯧魚、牡蠣等。
3. 不宜飲酒。
4. 利用飲食控制體重可以明顯降低血液中三酸甘油脂濃度。
5. 魚油對於降低三酸甘油脂有用，不過對於降膽固醇則效果不好。

資料來源：馬偕醫院

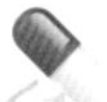

兒童與高血脂

小朋友胖嘟嘟的固然可愛，但若因為過度肥胖而危及身體健康，那可就太不值得了。孩子的飲食控制同樣必須留意，一旦幼兒飲食習慣不當，體重超出正常重量，體內的油脂細胞數量也會跟著增加而危害健康，而動脈粥狀硬化最早的證據是脂肪紋，假如脂肪紋在兒童時期就已經出現，父母一定要多留意孩子們的飲食習慣，並且改正，因為兒童的血清膽固醇濃度可能與早期粥狀動脈硬化的發生及嚴重程度有密切關係。所以，應該從小開始預防以及注意各種威脅健康的因素，在幼兒時期先建立起良好的飲食習慣，才能奠定未來完善的健康基礎。

◆美國心臟病學會對預防兒童期動脈粥狀硬化的飲食建議：

1. 必須年滿2歲以上。
2. 攝取足夠的營養。

3. 熱量必須足夠成長及日常活動所需。
4. 一天的脂肪含量需要小於30％的總熱量（10％飽和脂肪酸，10％多鏈不飽和脂肪酸，10％單鏈不飽和脂肪酸）。
5. 一天的膽固醇攝取量不能超過300 mg。
6. 一天的蛋白質攝取量占15％的總熱量。
7. 一天的醣類攝取量占55％的總熱量。
8. 餐桌上不供應食鹽。

◆美國小兒科學院對兒童飲食的建議：

1. 新生兒最好以母乳哺育，若是有困難，可在半年內以嬰兒奶粉哺育，從滿4～6個月起，開始增加副食品，例如：米粉、麥粉、蔬菜、水果等。
2. 滿週歲後，必須食用營養平衡的食物。
3. 早期診斷及治療肥胖症、高血壓症。
4. 保持理想體重及規律運動。
5. 減低食物中飽和脂肪、膽固醇及食鹽量。
6. 增加食物中多鏈不飽和脂肪。

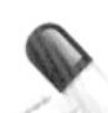 預防高血脂的運動項目

運動好處多，除了可以維持身材、避免體重過重，還有助於增進心肺功能、強健肌肉骨骼。肥胖者的血液中，往往含有較高的膽固醇量，而擁有良好運動習慣的人比較不會發胖，血液中的膽固醇含量也較低。此外，在運動時，由於腦內嗎啡的釋放，能使人感覺愉悅，產生積極樂觀的態度，有益身體健康。

運動中，須具備相關的保護措施和正確觀念，才不會造成運動傷

害。運動前要做好暖身運動，身體關節舒展後，才慢慢增加運動強度，運動結束後也必須要做緩和運動，千萬不要馬上停下來。運動時，要穿著運動服和適當的鞋襪，如有需要，可以增加其他的保護器具，例如：護腕、護膝等，而天氣太冷時，最好避免戶外活動。其他像是視力模糊、玻璃體出血、神經系統知覺損害和曾經患有高血壓、中風、心臟病、肝腎功能不佳者，應該接受醫師評估後，再選擇適合自己能力的運動種類和強度。每週應該要有至少三次的固定運動時間，每次的運動時間約20～30分鐘為宜；運動的心跳速率要達到相關年齡運動後產生最大心跳速率的70％～85％，但要衡量

相關年齡運動後最大心跳速率表

年齡	最高心跳（220－年齡）	預期心跳範圍（最高心跳的70%~85%）
20	200	140~170
25	195	137~166
30	190	133~162
35	185	130~157
40	180	126~153
45	175	123~149
50	170	119~145
55	165	116~140
60	160	112~136
65	155	109~132
70	150	106~128

資料來源：高雄縣衛生局工作指引手冊

自己的能力，千萬不可超過心臟所能負荷的程度。

舉例來說，心臟病患者的運動量要循序漸進，慢慢增加，還要搭配適度的休息；糖尿病患者不宜空腹運動或太過劇烈地運動，以免血糖過低引發危險，並且避免獨自運動，防止任何突發狀況，也不要打赤腳運動；而血脂異常患者最好避免快速站起的動作，因為這種快速由低處起立的動作會使腦部缺血的症狀更加嚴重，甚至導致缺血性腦中風。

健康速報

三高患者運動注意事項：

1. 運動強度慢慢增加，運動前後做暖身或緩和運動。
2. 避免單獨運動，最好隨身攜帶糖尿病識別證。
3. 運動時穿著適當的鞋襪和保護物，不要赤腳運動。
4. 隨身攜帶方糖、糖果或飲料，血糖過低時可食用。
5. 血糖控制不良(如：飯前血糖值超過 250mg/dl、低血糖發作)或生病時不宜運動。
6. 避免空腹運動。
7. 極端溫度下(高溫、極冷)或天候不良(雨天)時，不宜從事戶外運動。
8. 視力模糊、神經系統知覺損害或曾有高血壓、中風、心臟病、腎臟功能不佳者，不宜做劇烈運動。
9. 最好先接受醫師評估後再決定運動種類與強度。
10. 水分攝取量要充足。

高血脂症患者的血液黏稠度比一般人高，會造成血管較大的負擔，而且血壓也會較高，因此，運動期間要多注意水分的攝取，多喝水不但可以幫助身體代謝，也可以預防因為運動時血壓升高所造成的傷害。最好避免如拔河之類的運動，因為頓時停止閉氣運動會因為血液的心輸出量和周邊血管阻力的突然增加而使血壓突然上升。飯前、飯後一小時內也要避免劇烈運動，至少要等一至二小時後再運動。

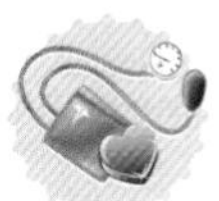

高血脂的藥物治療

在控制體重並接受飲食計畫3～6個月後，倘若血液中仍然存有偏高的膽固醇和三酸甘油脂濃度，可以搭配藥物治療。一旦服用降血脂藥物後，便不可隨意停藥，否則可能造成血液中膽固醇上升；當症狀開始改善後，須經由醫師檢驗和評估，再決定是否減少藥物使用量或繼續服用藥物。若使用同一種藥物治療2～3個月仍不見效果，應該馬上停藥，並嘗試其他藥物，有時需要使用兩種或多種藥物混合，才能達到較佳的療效。

用來治療高血脂症的藥物有：

1. 膽汁結合樹脂（**Bile sequestrant**）

與高纖食物有異曲同工之效，能夠在小腸中與膽酸結合，增加人體排泄膽酸，但可能產生腹脹、便祕等腸胃不適現象，甚至造成膽道阻塞。

2. 纖維酸鹽衍生物（**Fibric acid deribatives**）

它有助降低血液中三酸甘油脂濃度，但也可能會造成腹痛、腹瀉、噁心、嘔吐和肝功能指數上升等副作用，甚至引發肝膽疾病。

3. 菸鹼酸（Nicotinic acid）

屬於維生素B群的一種，大劑量時對於降低膽固醇、三酸甘油脂和低密度脂蛋白膽固醇濃度有很好的效果，但可能對心臟和肝臟有所影響，應該請教醫師後再行服用，不可任意服藥。

而菸鹼酸會造成其他的副作用有腸胃不適、高尿酸、痛風、紅疹等，膽結石患者長期服用可能會增加膽結石的機率，因此不適合使用菸鹼酸來降血脂。

4. HMG-CoA還原酵素抑制劑（HMG-CoA reductase inhibitors）

它是降膽固醇藥物中，效果最強的一種，這一類藥物適用於原發性高膽固醇血症患者，不僅能有效降低低密度脂蛋白膽固醇（且可以略微降低三酸甘油脂，並增加高密度脂蛋白膽固醇。並且能夠抑制幹細胞中膽固醇合成的速率，副作用較少，但是仍可能出現肝功能指數上升、頭痛、噁心、疲倦和肌肉酸痛等副作用。

5. 總膽固醇吸收抑制劑

它可以抑制食物與膽汁所含膽固醇之吸收，降低血液中低密度脂蛋白膽固醇，不過一般這種藥會和其他降血脂藥品一起服用。

高血脂與其併發症

高血脂也是造成心臟血管疾病的重要危險因子之一，膽固醇在血管壁上堆積，使血流變慢，甚至中斷，久而久之就會造成動脈硬化、中風、心肌梗塞等可能導致猝死的危險疾病，若是在心臟可能會引起冠心症，發生在腦部可能導致腦中風，在腎臟則會造成腎動脈硬化和腎功能衰竭，在下肢則會引起肢體壞死和潰瘍等。

此外，肝臟分泌的膽汁會流入膽囊內加以濃縮和儲存，當人體進食後，膽汁會流到小腸內幫助脂肪消化、吸收，一旦血液中膽固醇過高，膽汁中的膽固醇含量也會相對提高，極容易在膽囊中形成膽結石，下列筆者將介紹五種與高血脂相關的併發症。

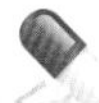

高血脂與脂肪肝

正常情況下，肝內脂肪占肝臟重量的5%，其中一半為中性脂肪（三酸甘油脂）與脂肪酸，其餘少量為膽固醇、磷脂質等；在某些病因下，肝內脂肪積聚超過肝重量的10%時即為脂肪肝，超過10%～25%為中度脂肪肝，超過20%～50%為重度脂肪肝。

一般人常誤以為脂肪肝是指肝臟被一層油所包裹，實際上，醫學對脂肪肝的定義是：肝細胞內的脂肪空泡。脂肪肝主要是因為三酸甘油脂代謝異常，使過多的脂肪顆粒堆積在肝細胞內，進而影響肝細胞功能，造成肝功能異常。肝臟是製造身體多數膽固醇的地方，肝臟也會處理食物消化後產生的脂肪，若攝取過多熱量使血液裡的脂肪增加，就可能堆積在肝臟內形成脂肪肝。

脂肪肝常見的形成原因是「營養過剩」，因此，飲食調控為治療脂肪肝的重點項目！根據患者理想體重標準，調整每日食物攝取限度及均衡營養素，循序漸進且持之以恆，即可減少肝臟內部脂肪。

高血脂與動脈粥狀硬化

動脈粥狀硬化是由於遺傳因素、血管動力學上的障礙，如：血管彎曲造成的亂流、血管內承受的壓力等，或是糖尿病、高血壓、高血脂症、抽菸、毒素、飲食等危險因子，使內皮細胞受到傷害而啟動人體免疫系統所產生的一種發炎性疾病，與高血脂症的病理機轉密切相關。

動脈粥狀硬化症狀主要出現在中晚年，可以毫無症狀而存在數十年之久，但也可能在孩童時期便出現病徵。其初期症狀—脂肪紋（Fatty Streaks）在3～5歲時便會發生，之後逐步形成纖維斑塊、血管內膜潰瘍、血栓和鈣化等病症，動脈粥狀硬化最常發生於心、腦、腎、下肢和小腸等部位。

實驗發現，嬰兒若缺乏排出低密度脂蛋白的專一接受器，出生後便會罹患高血脂症，甚至在孩童時期就有冠狀動脈疾病和早期死亡的危險；動物實驗中也發現，血液膽固醇過高的猴子會發生許多血管病變，例如：動脈內脂肪痕、纖維塊等。

動脈粥狀硬化的危險率和低密度脂蛋白膽固醇（壞膽固醇）的含量成正比，低密度脂蛋白膽固醇濃度越高，罹患動脈粥狀硬化的機率就越高，但高密度脂蛋白膽固醇（好膽固醇）越多則風險也跟著下降。流行病學調查冠狀動脈疾病發生率的結果顯示，人們會因為居住地飲食習慣的不同，而有相異程度的冠狀動脈疾病發生率，飲食較為清淡者，冠狀動脈硬化的發生機率較低，反之較高。

高血脂與高血壓性血管疾病

高血壓的定義為舒張壓大於90 mm/Hg和收縮壓大於140 mm/Hg，是造成冠狀動脈心臟病和腦血管疾病的危險因子。

冠狀動脈心臟病泛指因冠狀動脈供血無法滿足心肌新陳代謝所需的血量而發生心肌缺血或梗塞的疾病，臨床上以心絞痛及心肌梗塞為最常見之冠狀動脈疾病。一般人缺乏運動又攝取過多的高膽固醇動物性脂肪，常導致冠狀動脈發生粥狀硬化，引發心肌缺氧、心絞痛（狹心症）、心肌梗塞等症狀。冠狀動脈心臟病是國內最普遍的慢性疾病之一，發病率僅次於高血壓及腦中風，高居國人心臟血管疾病第三位。

一般而言，有家族病史、高血壓、高膽固醇、抽菸、高密度脂蛋白膽固醇過低、肥胖、缺少運動、糖尿病患者，比較容易罹患冠狀動脈硬化；年紀越大也有越高的罹病風險，男性比女性更容易產生冠狀動脈硬化。

高血壓會造成血管結構的改變，並對血管產生傷害，一旦發生主動脈剝離或腦血管出血就會導致生命危險。高血壓也和小動脈血管疾病有關，會使小動脈管壁增厚，造成管腔變得狹窄，進一步引發遠端組織缺血，若同時伴隨冠狀動脈粥狀硬化，更會增加缺血機率。

高血脂與心絞痛

心臟是維持人體血液循環最重要的器官，可以說是身體內的幫浦，負責打出血液傳送到身體各部位器官，提供氧氣和養分，並將身體內各處產生的廢物和二氧化碳帶到肺部、腎臟排出體外。心臟本身的氧氣和養分由冠狀動脈所提供，如果冠狀動脈發生硬化、狹窄、血管痙攣或血栓，便可能產生供血不足的現象；心臟肌肉得不到充足的氧氣和養分，將會造成缺血性心臟病。心絞痛即是缺血性心臟病的明顯症狀，主要是由於心肌缺血後產生的代謝物刺激心臟神經所產生的症狀，常發生於天氣寒冷或運動、緊張、抽菸、吃飽飯後。

心絞痛是一種表示心臟冠狀動脈狹窄的警訊，在無法提供充分氧氣的情況下，極容易演變成心肌梗塞。

心絞痛的類型分別有「穩定型心絞痛」，屬於運動引起的陣發性胸痛或不適；另一種為「不穩定型心絞痛」，心絞痛發作的頻率、持續時間和疼痛強度隨時間增強，在休息、運動，甚至睡眠時都可能發生；第三種「變異型心絞痛」主要發生在休息時，持續時間較長，疼痛感較強。

典型的心絞痛特徵是在胸骨後或心前區有壓迫感、緊縮感、窒息感或燒灼感，疼痛感會放射到後背、左肩或咽、頸、下巴等部位。疼痛持續時間短暫，通常不超過三分鐘，平均約持續30秒或20～30分鐘，在舌下含硝酸甘油藥片或休息便可獲得紓解。

健康速報

發生心絞痛時，一般在休息或服用硝酸甘油藥片後，症狀便會消失，然而，如果是嚴重的冠狀動脈硬化，則可能造成冠狀動脈血流完全被堵塞，心肌因長時間得不到血流供應氧氣和養分，而產生心肌壞死，這時就稱為「心肌梗塞」。

此外，膽固醇積聚會使動脈血管逐漸變小，造成冠狀動脈硬化，一旦情況繼續惡化，就會出現心絞痛，明顯症狀有手臂及胸口緊痛，或是脖子、背部及手指感到不適；常有人誤認為是消化不良或疲勞等因素所引起的疼痛，但其實並非如此。如有以上症狀，且患有高血壓者，應立即就醫，這些症狀是警告訊號，一定要提早檢查及治療。

運動心電圖可以檢測出心絞痛，讓病人在運動前先做一次心電圖檢測，運動後再做一張心電圖看看，比較兩者的變化即可知道心肌缺血的現象；24小時心電圖也可以診斷缺血性心臟疾病。壓力檢查包含運動心電圖、心臟核子掃描及壓力性心臟超音波等，一旦檢查出缺氧，就會進行心導管冠狀動脈攝影檢查，必要時會以氣球擴張或置放血管支架等方式治療；無法內科治療時，才會考慮進行冠狀動脈繞道手術。

大部分心絞痛病患都不需要動手術，通常會以藥物治療減輕症狀或防止惡化，常用藥物有下列幾種：

1. 阿斯匹靈（Aspirin）：自從阿斯匹靈被發現具有抑制血小板的功能後，在預防及治療冠狀動脈心臟病的功效上，一直深受醫界矚目，它能預防動脈硬化，保護心臟，避免血液凝固及血栓的發生。

2. 硝酸甘油藥片（Nitroglycerin）：將硝酸甘油藥片置放於舌頭底下，能迅速被吸收，並且解除因為心絞痛引起的不適，使血管擴張，增加心臟肌肉的血液供應，對舒緩或消除心絞痛的症　，非常有效。

3. 冠狀動脈血管擴張劑（Isordil）：此類藥物能擴張血管，增加冠狀動脈血流，進而降低血壓，同時也能讓血液順利流通至心臟、腎臟和腦部，此種藥物常用於血壓高的心絞痛患者。醫生通常會較少的劑量開始，然後慢慢加量至病人適合的程度為止。

4. 乙型交感神經阻斷劑（Propranolol、Carvedilol、Bisoprplol）：乙型交感神經阻斷劑可以使心跳緩慢，減低心臟對氧氣的需要，同時減少心臟負荷，降低心絞痛的發生機率。對於某些病人可能引發哮喘或呼吸困難、血液循環惡化與呼吸不適和水腫，因此，沒有醫生的診斷，不要隨意服用。

5. 鈣離子阻斷劑（Diltiazem）：鈣離子阻斷劑通常會用在防止心臟的血管痙攣，並減少心肌對氧氣的需要性，能夠降低心絞痛的發生率。不過用藥時，應該要注意低血壓或心跳過慢的情況，而頭痛、便祕或腹瀉，心臟衰竭的患者應該小心使用。

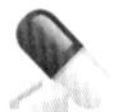

高血脂與心肌梗塞

急性心肌梗塞的症狀與心絞痛類似，但在程度上較為嚴重，持續的時間也較長。心肌梗塞的主要症狀有：比心絞痛更劇烈的胸痛、噁心、嘔吐、暈倒、無故喘氣、全身冒汗且面色灰白等，約有1/4的病人會在心肌梗塞後，產生致死性心律不整而猝死；此外，也會導致一些併發症，例如：心律不整、鬱血性心衰竭、心因性休克、心室破裂等。

造成急性心肌梗塞最主要的原因是因為冠狀動脈內壁粥狀硬化所產生的斑塊破裂，使得血栓形成，而迅速將血管塞住，嚴重時甚至會引發低血壓或休克、心臟衰竭致死。

當心肌梗塞發生時，也可以從心電圖上觀察到異常現象。心肌梗塞初期，心電圖就會有所變化，醫師可以藉此判斷病人所罹患的心肌梗塞是屬於急性或慢性，並且確定心肌梗塞的位置，進而做出適當的治療。當患者出現面色蒼白、手足濕冷、心跳加快等情況，應讓患者平臥、墊高足部、除去枕頭以改善大腦缺血狀況；若病人陷入昏迷且心臟停止跳動，切勿將其抱起晃動呼叫，必須進行心肺復甦術和口對口人工呼吸，直至醫護人員到來。

從第一高(高血壓)、第二高(高血糖)、第三高(高血脂)看下來，不知道讀者有沒有發現，這三高之間的關係密不可分，通常患有高血壓的病人罹患高血糖、高血脂的機率會比一般人高出好幾倍，所以建議各位讀者一定要定期測量血壓、血糖、血脂，別等到病入膏盲了，才急忙就醫，通常都已經來不及了。

在第三高的最後附上各類食物的膽固醇含量以及可實用與禁用食物，讓讀者能夠對照，並且心生警惕，才能越吃越健康。

各類食物膽固醇含量

項目	食物	份量	膽固醇(mg)
蛋類	雞蛋黃	1個	266
	雞蛋白	1個	0
	鴨蛋	1個	619
肉類	豬腦	100g或2.5兩	2530
	豬腰，肝	100g或2.5兩	365~480
	瘦肉（豬，牛，羊）	100g或2.5兩	65~77
	肥肉（豬，牛，羊）	100g或2.5兩	99~138
	排骨	100g或2.5兩	105
	臘腸	100g或2.5兩	150
	火腿	100g或2.5兩	62
	雞胸肉	100g或2.5兩	39
油類	豬油	100g或2.5兩	56
	植物油（如花生油、玉米油）	100g或2.5兩	0

海產類	鮮魷魚	100g或2.5兩	231
	龍蝦	100g或2.5兩	85
	蟹肉	100g或2.5兩	100
	蝦	100g或2.5兩	154
	罐頭鮑魚	100g或2.5兩	103~170
	黃魚	100g或2.5兩	79
	海蜇	100g或2.5兩	16
	海參	100g或2.5兩	0
奶類及乳類	奶油	100g	140
	起司	100g	100
	牛油	100g	260
	牛奶	100g	13
其他	蔬菜	100g或2.5兩	0
	瓜果類	100g或2.5兩	0
	五穀類	100g或2.5兩	0

資料來源：行政院衛生署

可食用與禁用食物

食物種類	可食用之食物	應減少或避免之食物
飲品	脫脂牛奶	全脂牛奶、茶、咖啡、汽水
麵食	不含雞蛋或牛奶的食物	含雞蛋或全脂肪牛奶
油類及脂肪	植物油：花生、粟米、大豆植物製造的人工牛油	動物脂肪：豬、豬油、牛、牛油、含有飽和脂肪的人工牛油
肉類、家禽	瘦肉	肥肉：燻肉、火腿 內臟：腦、肝、腎、胰、胃
魚類	無油脂類魚肉	含油脂類：沙丁魚、鱒魚、魚卵、蠔、蝦、螃蟹、龍蝦
奶製品	蛋白、低脂乳酪、 脫脂牛奶	蛋黃、全脂乳酪、乳酪、奶油、全脂牛奶、牛油、酥油
蛋糕、甜品、點心	蛋白甜餅、糖果、果凍、果醬、蜜糖、甜果汁、不含雞蛋的糕餅或餅乾	布丁、甜品、蛋糕及其他由全脂牛奶、牛油、豬油或蛋黃製成的點心、雪糕
湯類	蔬菜清湯	含油脂的湯或濃湯
水果、蔬菜	任一類	無

資料來源：行政院衛生署

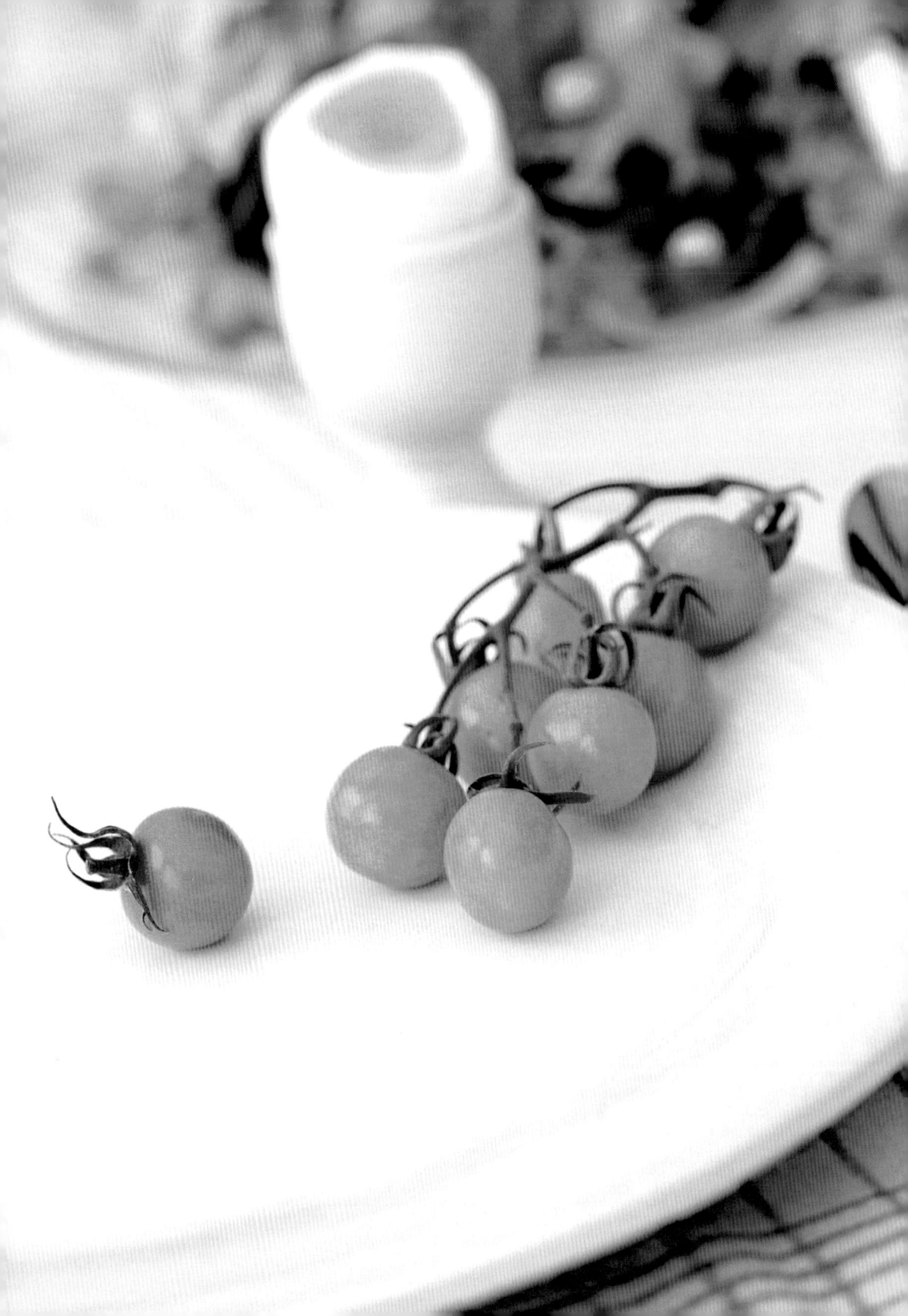

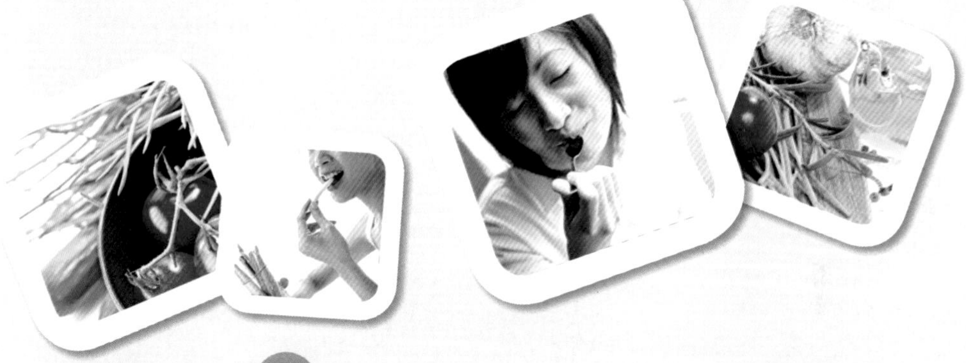

PART 2 三高食療好滋味

Say Goodbye To Disease

當各位看完高血壓、高血糖、高血脂的介紹，是否對於自己的身體狀況感到憂心呢？三高患者除了要了解自己的身體外，對於飲食方面的掌控也很重要。在Part2的部分，筆者將會根據自己十多年的營養學經歷，為讀者精選數十種減脂降糖抗壓的天然食材，讓您在對抗三高的同時，能夠吃得健康又放心。

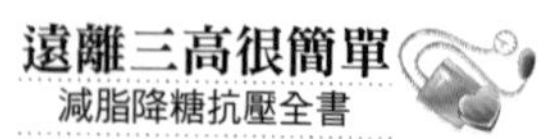

性質
溫和

洋蔥
Onion

別名
胡蔥、玉蔥、球蔥、大蔥頭

主要營養成分
醣類、膳食纖維、維生素C、鈣、鐵、磷

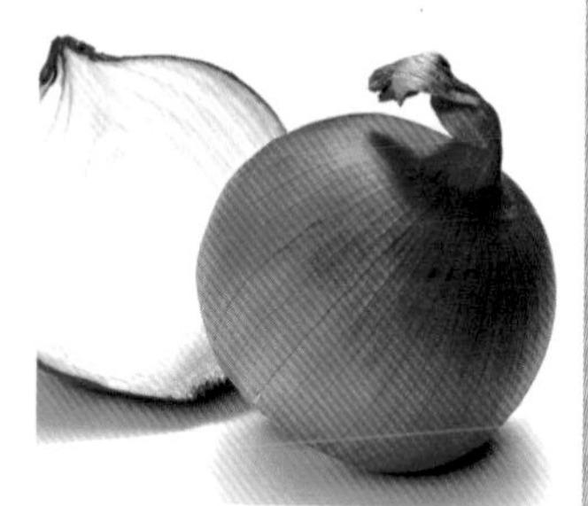

每一百克所含營養成分

熱量	水分	蛋白質	脂肪	醣類	粗纖維	
41kcal	89g	1g	0.4g	9g	0.5g	
膳食纖維	膽固醇	維生素A效力	維生素B_1	維生素B_2	維生素C	
1.6g	0mg	0RE	0.03mg	0.01mg	5mg	
鈉	鉀	鈣	鎂	磷	鐵	鋅
0mg	150mg	25mg	11mg	30mg	0.3mg	0.2mg

食療功效

❶洋蔥含有槲皮素、山奈酚、硫化丙烯基等多種營養成分，可降低脂肪含量，維持血液循環與暢通，具有防止血管阻塞、動脈硬化疾病等功效，能有效預防高血壓與心血管疾病。

❷洋蔥是目前唯一含有前列腺素A的蔬菜，有舒張血管、降低血壓、降低血液黏稠度及防止冠心病的作用。

❸洋蔥所含有的硫化丙烯基還具有抗氧化、延緩細胞衰老與降低血糖的作用。

食用注意事項

❶食用高脂肪食物時，可搭配些許洋蔥，有助於消除高脂肪食物引起的血液凝結。

❷有脂漏性皮膚炎的患者應該避免食用洋蔥。

❸生吃洋蔥效果最好。

❹洋蔥內含揮發性硫化物，食用太多可能引發脹氣等身體不適，腸胃容易脹氣以及消化性潰瘍患者攝取量不宜過多。

香菇

Shiitake Mushrooms

性質 平和

別名

香菰、花菇、香蕈

主要營養成分

蛋白質、醣類、鉀、鐵、膳食纖維、鈣、碘、鎂、鈉、維生素B群、維生素D

每一百克所含營養成分

熱量	水分	蛋白質	脂肪	醣類	粗纖維
40kcal	89g	3.4g	0.4g	7g	0.8g
膳食纖維	膽固醇	維生素A效力	維生素B_1	維生素B_2	維生素C
3.9g	0mg	0RE	0.02mg	0.14mg	0.2mg
鈉	鉀	鈣	鎂	磷	鐵 鋅
2mg	280mg	3mg	17mg	86mg	0.6mg 1.1mg

食療功效

❶ 含豐富的維生素B_{12}、D，可預防貧血、消脂、降血壓。

❷ 香菇中的腺嘌呤、膽鹼、核酸類物質有降血壓、血脂、抑制血清及肝臟中的膽固醇等功效，還能促進膽固醇的代謝，有助於防治動脈硬化、阻塞及血管彎曲等疾病。

❸ 香菇所含多醣體能增強人體免疫功能，降低癌細胞的發生率。

❹ 香菇中豐富的膳食纖維，可以促進排便，幫助排除體內毒素。

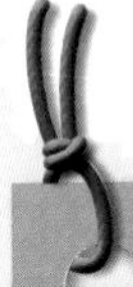

食用注意事項

❶ 香菇含較高的普林成分，尿酸高的人最好少食用。

❷ 香菇的保存期限並不長，購買後最好盡快食用，乾香菇則盡量放置於保鮮盒內儲藏。

❸ 香菇種類繁多，野生菇類也不少，但生長在戶外的香菇最好不要任意食用，以免吃到毒菇。

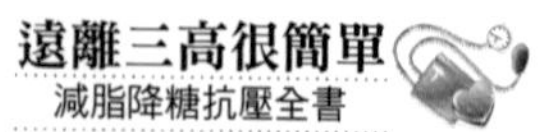

性質
平和

胡蘿蔔 Carrot

別名

紅蘿蔔、紅菜頭、小人參、丁香蘿蔔

主要營養成分

類胡蘿蔔素、膳食纖維、醣類、維生素**A**、**B**群、鈣、磷、鉀、鐵

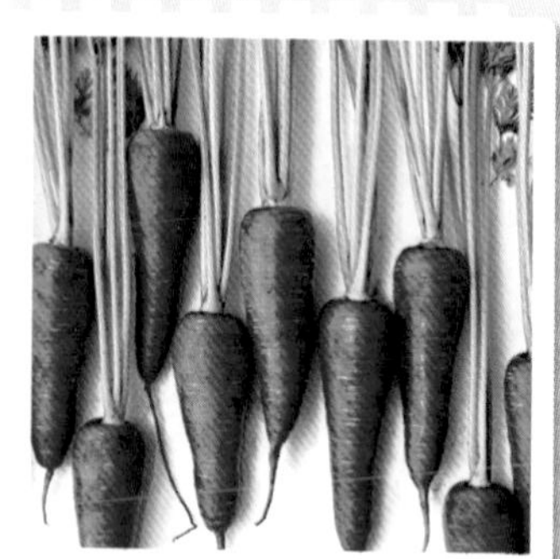

每一百克所含營養成分

熱量	水分	蛋白質	脂肪	醣類	粗纖維	
38kcal	90g	1.1g	0.5g	7.8g	0.9g	
膳食纖維	膽固醇	維生素A效力	維生素B_1	維生素B_2	維生素C	
2.6g	0mg	9980RE	0.03mg	0.04mg	4mg	
鈉	鉀	鈣	鎂	磷	鐵	鋅
79mg	290mg	30mg	16mg	52mg	0.4mg	0.3mg

食療功效

❶胡蘿蔔富含維生素、礦物質、酵素，可增進新陳代謝。

❷胡蘿蔔中的類胡蘿蔔素、葉黃素、茄紅素等成分，能消除自由基，防止壞膽固醇氧化而阻塞血管，維持血管暢通性。

❸胡蘿蔔中含有琥珀酸鉀鹽，是降血壓的有效成分。高血壓患者飲用胡蘿蔔汁，不但可使血壓降低，還能使患者體內的鉀鹽透過泌尿道排出體外，減輕病情。

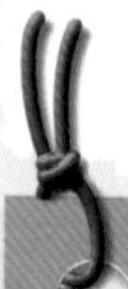

食用注意事項

❶料理胡蘿蔔時不要加醋，因為醋會破壞類胡蘿蔔素，減少人體對維生素A的吸收。

❷體質屬於手腳冰冷或常有腹瀉問題者，不宜喝過多的胡蘿蔔汁，尤其老人與孩童更應避免。

❸烹調胡蘿蔔時可加入少量油脂，藉此釋放胡蘿蔔內所含的脂溶性營養物質。

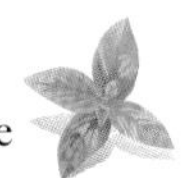

性質 微涼

白蘿蔔
Chinese Radish

別名
菜頭、大根、蘿白

主要營養成分
磷、鐵、鈣、芥子油、維生素A、C、蛋白質、醣類

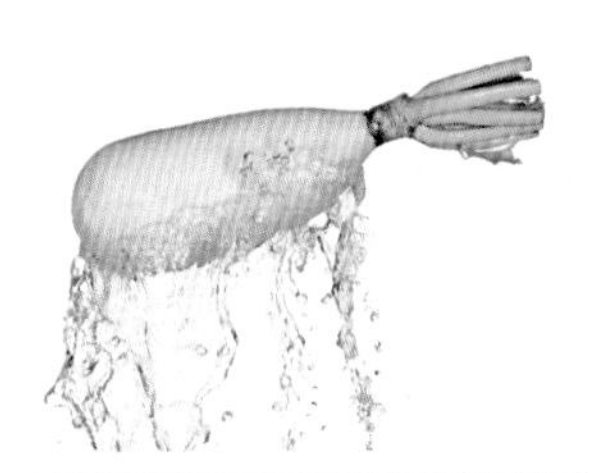

每一百克所含營養成分

熱量	水分	蛋白質	脂肪	醣類	粗纖維	
21kcal	94g	0.8g	0.2g	4.5g	0.6g	
膳食纖維	膽固醇	維生素A效力	維生素B_1	維生素B_2	維生素C	
1.3g	0mg	0RE	0.01mg	0.02mg	18mg	
鈉	鉀	鈣	鎂	磷	鐵	鋅
23mg	200mg	27mg	10mg	13mg	0.2mg	0.2mg

食療功效

❶白蘿蔔富含澱粉酶等消化酵素，能夠幫助消化，強健腸胃機能，幫助體重過重的病患排出毒素。

❷白蘿蔔磨汁對於安定血壓有很好的作用，也有助預防高血壓。

❸白蘿蔔中所含豐富的維生素C具有改善眼睛充血的效果。

❹豐富的維生素A、B、C、D、E等成分，具有促進新陳代謝及降火的功效。

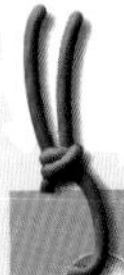

食用注意事項

❶白蘿蔔會「化氣」，如果正在進食人參等補品，同一日內必須禁食白蘿蔔，以免效果不佳。

❷烹調時可將白蘿蔔切絲或磨成泥，可以保存營養素。

❸白蘿蔔性寒，體寒者宜少吃。

❹柿子、蘋果、葡萄含有大量植物色素，會在腸道分解出酸性物質，與白蘿蔔同吃會產生硫氰酸，干擾甲狀腺功能，若本身為甲狀腺功能失調者盡量少吃。

性質
溫熱

薑
Ginger

別名
黃薑、薑仔、地辛、鮮薑、薑母、白薑、生薑

主要營養成分
維生素C、醣類、鐵、磷、鈣、鉀

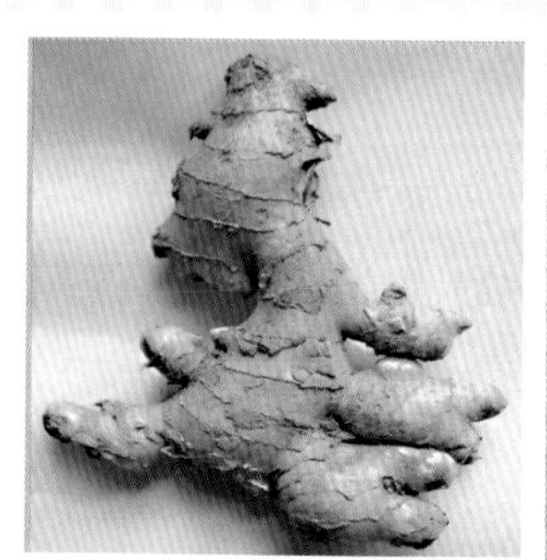

每一百克所含營養成分

熱量	水分	蛋白質	脂肪	醣類	粗纖維	
20kcal	94g	0.7g	0.2g	4.2g	0.7g	
膳食纖維	膽固醇	維生素A效力	維生素B_1	維生素B_2	維生素C	
2g	0mg	0RE	0mg	0.01mg	3mg	
鈉	鉀	鈣	鎂	磷	鐵	鋅
14mg	280mg	17mg	18mg	24mg	0.4mg	0.2mg

食療功效

❶ 薑可促進心臟功能、擴張血管、加速血液循環，提升新陳代謝率。
❷ 薑的辛辣味主要來自於薑酮和薑油，其具有殺菌、增進食慾、促進排汗、降低膽固醇和血壓的功效。
❸ 薑中所含薑烯酚成分能減少膽汁裡的膽固醇含量。
❹ 薑烯酚對心臟、呼吸中樞等具有興奮作用和保護功效。
❺ 薑對於感冒患者、暈車、暈船者都能達到改善的效果。

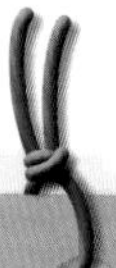

食用注意事項

❶ 眼睛乾澀、易長青春痘、肝病患者或喉嚨不適者，不宜食用生薑。
❷ 若本身為痔瘡患者，切勿薑與酒同時食用，否則痔瘡容易復發。
❸ 老薑宜放置於通風或陰涼處，嫩薑則應放置於冰箱冷藏室保存。腐爛的生薑不可食用，因其會產生黃樟素，造成肝細胞病變。

性質 偏寒

海帶

Kelp

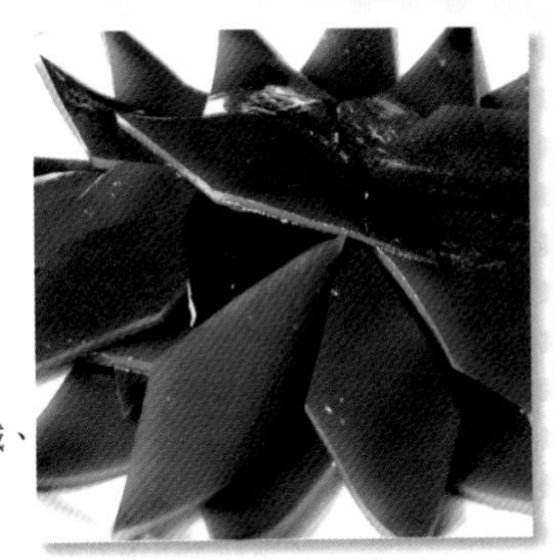

別名

江白菜、綸布、海昆布、神馬草、長壽菜、昆布

主要營養成分

蛋白質、脂肪、類胡蘿蔔素、維生素C、B_1、菸酸、鈣、鐵、磷、藻膠酸、昆布素、碘

每一百克所含營養成分

熱量	水分	蛋白質	脂肪	醣類	粗纖維	
16kcal	95g	0.7g	0.2g	3.3g	0.7g	
膳食纖維	膽固醇	維生素A效力	維生素B_1	維生素B_2	維生素C	
3g	0mg	37.5RE	0mg	0mg	0mg	
鈉	鉀	鈣	鎂	磷	鐵	鋅
606mg	11mg	87mg	14mg	8mg	0.2mg	0.1mg

食療功效

❶ 海帶中的多種礦物質、褐藻膠和維生素C等，能降低膽固醇，對高血壓、血管硬化、高血脂症等具有預防效果。

❷ 海帶中所含的甘露醇具有利尿、消腫作用，能協助排出體內多餘水分。

❸ 海帶中富含膳食纖維，能降低血液中的膽固醇含量，以及增進膽固醇的消化及吸收率。

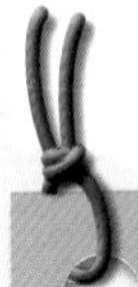

食用注意事項

❶ 海帶含碘量高，高碘性甲狀腺腫大患者勿食用海帶。

❷ 一般人習慣用滷或醃漬方式烹煮海帶，造成其鈉含量過高，若本身為高血壓、腎臟病患者不宜多食。

❸ 新鮮海帶不宜久置，容易有黏液產生，購買後最好即早食用完畢。

❹ 選購海帶時以長條、肥厚者為宜，千萬不要挑選發霉的海帶。

性質
平和

蘋果
Apple

別名

超凡子、天然子、沙果、滔婆、平波

主要營養成分

醣類、鐵、磷、鉀、鎂、硒、檸檬酸、蘋果酸、膳食纖維、維生素**A**、**C**、**B**群

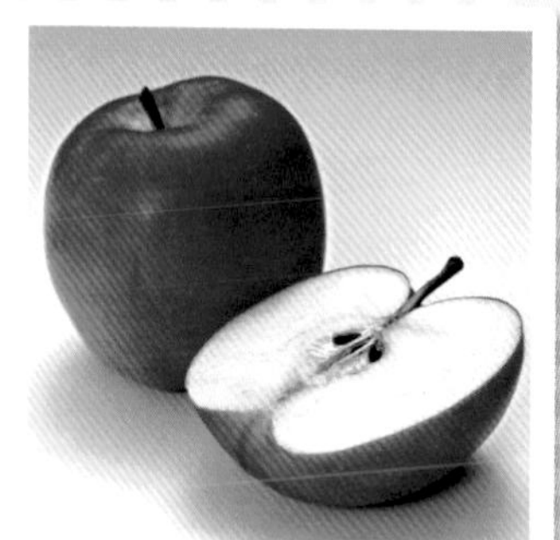

每一百克所含營養成分

熱量	水分	蛋白質	脂肪	醣類	粗纖維
46kcal	87g	0.3g	0.2g	12.1g	0.5g
膳食纖維	膽固醇	維生素A效力	維生素B_1	維生素B_2	維生素C
1.2g	0mg	4.2RE	0mg	0.01mg	2mg
鈉	鉀	鈣	鎂	磷	鐵　鋅
3mg	110mg	5mg	4mg	11mg	0.2mg　0.1mg

食療功效

❶ 蘋果含有較多的鉀成分，較少的鈉成分，可以排出體內過剩的鈉，具有降低血壓的功能。豐富的果膠可以吸附血液中的膽固醇，有助於降低血脂、預防動脈硬化和維護心血管健康。

❷ 蘋果所含多酚及黃酮類天然的抗氧化物質，可以降低血液中的中性脂肪含量，對預防心腦血管疾病尤為重要。

❸ 蘋果中含有豐富的槲皮素、花青素等營養成分，具有極佳的抗氧化能力，能有效降低血液中的膽固醇含量、保持血管彈性。

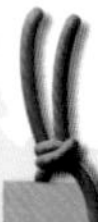

食用注意事項

❶ 蘋果的水溶性纖維含量豐富，主要存於果皮中，食用時盡量連皮一起吃，才能達到降低膽固醇的功效。

❷ 蘋果外層通常有保護蠟，食用前最好先清洗乾淨。

❸ 蘋果不耐低溫，最好擺放在陰涼且通風處，為免水分流失，若要儲藏於冰箱內，應該先用保鮮袋包裹。

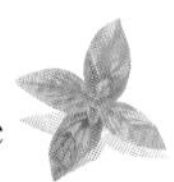

性質
寒涼

香蕉

Banana

別名

蕉子、甘蕉、焦果

主要營養成分

鎂、鉀、磷、菸鹼酸、膳食纖維、醣類、維生素A、C

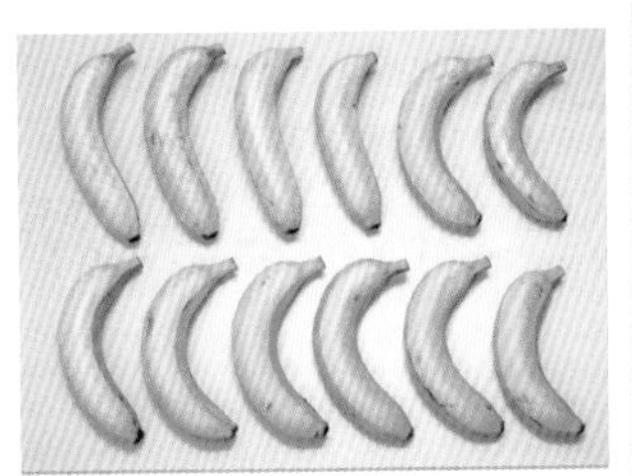

每一百克所含營養成分

熱量	水分	蛋白質	脂肪	醣類	粗纖維
91kcal	74g	1.3g	0.2g	23.7g	0.4g
膳食纖維	膽固醇	維生素A效力	維生素B_1	維生素B_2	維生素C
1.6g	0mg	2.3RE	0.03mg	0.02mg	10mg
鈉	鉀	鈣	鎂	磷	鐵　鋅
4mg	290mg	5mg	23mg	22mg	0.3mg　0.5mg

食療功效

❶ 香蕉含有豐富的鉀，可以幫助調節血壓，降低高血壓及中風的罹患機率。香蕉中含有大量的鉀，能降低肌肉痙攣、強化肌力。鉀可作為利尿劑，有助於排出身體的水和鈉。

❷ 香蕉中所含的芸香素成分能預防膽固醇氧化，維持血管暢通，間接達到降血壓的效果。

❸ 香蕉中的鎂成分能消除疲勞，色胺酸成分則能幫助腦部放鬆、安定神經，也能改善失眠或腦神經衰弱等疾病。

食用注意事項

❶ 易腹瀉、有經痛的女性、腎衰竭患者不適合食用。

❷ 胃潰瘍、脾弱虛寒者不宜多吃。

❸ 挑選香蕉時，以外皮無擦傷或壓痕者為宜。

❹ 香蕉最佳存放地點為陰涼且通風處，高溫容易過熟，而低溫會有冷害現象，所以不適合儲存於冰箱內。

❺ 適合高血壓、冠心病、動脈硬化、上消化道潰瘍患者。

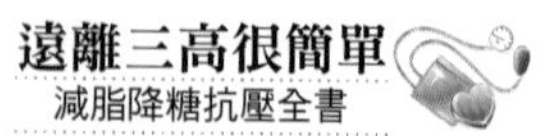

性質
寒涼

奇異果
Kiwifruit

別名
山洋桃、獼猴桃、藤梨

主要營養成分
維生素A、C、鉀、磷、鈣、鎂、膳食纖維、醣類

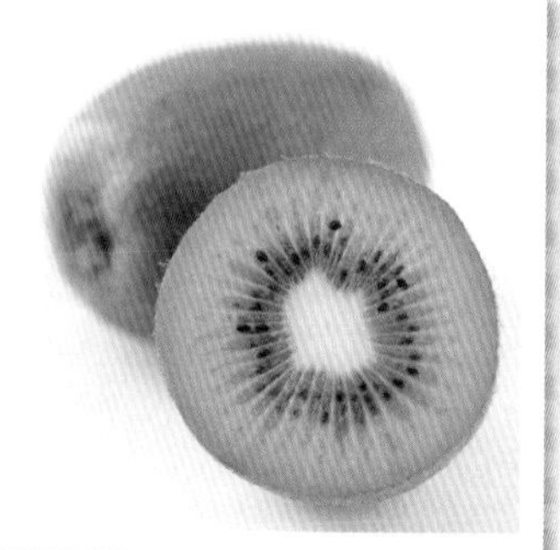

每一百克所含營養成分

熱量	水分	蛋白質	脂肪	醣類	粗纖維
53kcal	85g	1.2g	0.3g	12.8g	1.1g
膳食纖維	膽固醇	維生素A效力	維生素B_1	維生素B_2	維生素C
2.4g	0mg	16.7RE	0mg	0.01mg	87mg
鈉	鉀	鈣	鎂	磷	鐵 鋅
6mg	290mg	26mg	13mg	35mg	0.3mg 0.1mg

食療功效

❶ 奇異果中豐富的鉀、鎂成分可以維持血壓正常、放鬆肌肉。
❷ 奇異果為低鈉高鉀含量水果，提供人體內液體和電解所需要的鉀，有助於保護心臟，維持血壓。
❸ 奇異果中所含果膠成分能降低血液中膽固醇濃度，能有效預防動脈硬化與心臟疾病，有助於防治血管阻塞。
❹ 奇異果富含維生素C，可以養顏美容、幫助消化、防癌、抗老、增強免疫力、降低膽固醇。

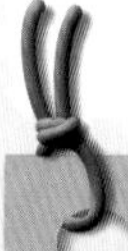

食用注意事項

❶ 洗腎患者、腹瀉者、頻尿者不宜食用。
❷ 產後婦女或小產婦女忌食。
❸ 奇異果性質寒涼，脾胃較弱者少吃為宜，以免產生腹瀉、腹脹等問題，甚至可能影響消化與吸收力。

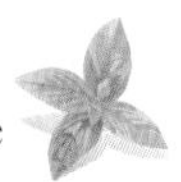

性質 微涼

番茄

Tomoto

別名

洋茄、洋柿子、番李子、西紅柿

主要營養成分

鎂、磷、鐵、鉀、鈉、維生素A、B群、C、P、類胡蘿蔔素

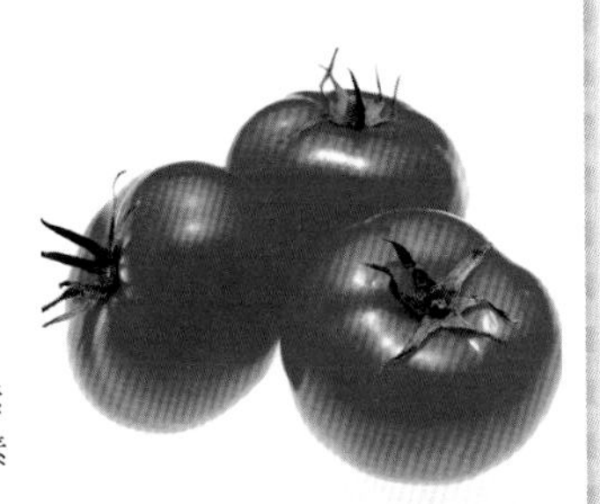

每一百克所含營養成分

熱量	水分	蛋白質	脂肪	醣類	粗纖維	
26kcal	93g	0.9g	0.2g	5.5g	0.6g	
膳食纖維	膽固醇	維生素A效力	維生素B_1	維生素B_2	維生素C	
1.2g	0mg	84.2RE	0.02mg	0.02mg	21mg	
鈉	鉀	鈣	鎂	磷	鐵	鋅
9mg	210mg	10mg	12mg	20mg	0.3mg	0.2mg

食療功效

❶番茄性甘、酸，微涼，具有止渴生津、健胃消食、涼血平肝、清熱解毒、降低血壓的功效。

❷番茄中的茄紅素能消除自由基，有助於降低心臟病發的機會，還能預防血管阻塞、血管硬化等病變。

❸番茄含豐富茄紅素、維生素A、B、C、E等營養成分，能減少胃癌、腸癌、卵巢癌、攝護腺癌等癌症的發生率。

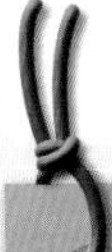

食用注意事項

❶體質較寒涼、血壓低、冬季手腳冰冷者應熟食番茄。

❷婦女生理期時也盡可能不要生吃番茄。

❸容易腹瀉者不宜食用番茄。

❹番茄加熱會釋放茄紅素，因此熟食效果比生食佳。

❺未成熟的青色番茄內含生物鹼成分，屬於有毒物質，若誤食可能出現噁心、頭暈等不適症狀。

性質
平和

芭樂

Guava

別名

那拔仔、拔仔、番石榴

主要營養成分

醣類、鉀、維生素**A**、**C**、檸檬酸、鞣酸、蘋果酸

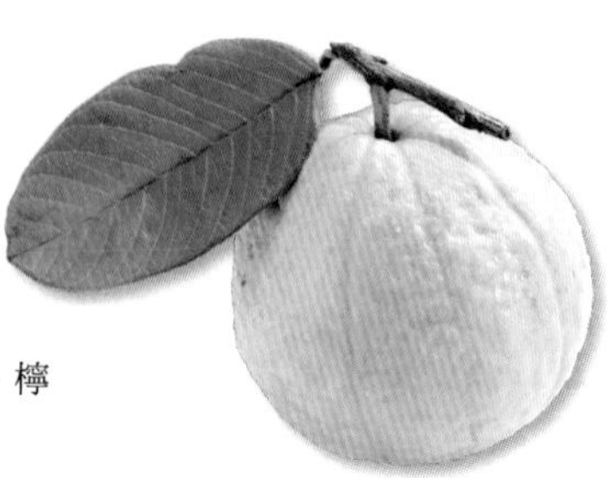

每一百克所含營養成分

熱量	水分	蛋白質	脂肪	醣類	粗纖維	
39kcal	89g	0.7g	0.1g	10g	2.9g	
膳食纖維	膽固醇	維生素A效力	維生素B_1	維生素B_2	維生素C	
5g	0mg	15.5RE	0.03mg	0.01mg	80.7mg	
鈉	鉀	鈣	鎂	磷	鐵	鋅
5mg	150mg	4mg	6mg	15mg	0.1mg	0.2mg

食療功效

❶ 芭樂富含維生素A及鉀，能改善高血壓等問題。

❷ 芭樂富含豐富的維生素C，含量比柑橘多3倍，是香蕉、鳳梨、番茄、西瓜的30～80倍，能夠提高免疫力，補氣活血。

❸ 芭樂中所含類胡蘿蔔素、楊梅素與芹菜素等成分，能消除體內自由基，預防心血管疾病，也能預防糖尿病與高血壓的發生。

❹ 芭樂中所含豐富楊梅素，能避免血糖停留在血管中，有效改善高血糖或糖尿病等症狀。

食用注意事項

❶ 未成熟的芭樂雖然有止血作用，不過多吃容易導致便祕，適量為宜。

❷ 火氣大者不宜多吃。

❸ 已經長黴菌的芭樂，整粒都不能食用，肉眼所見未腐壞的地方，可能都已有霉菌，會影響身體健康。

❹ 芭樂中所含纖維成分高，可增進大腸蠕動速度，有助小兒腹瀉、痢疾、腹痛等症狀。

性質
寒涼

柿子
Persimmon

別名
水柿、紅柿

主要營養成分
醣類、菸鹼酸、泛酸、鈣、磷、鉀、鎂、碘、維生素A、C

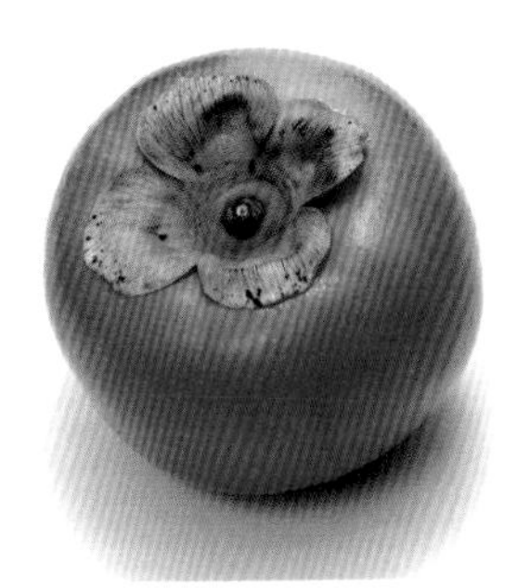

每一百克所含營養成分

熱量	水分	蛋白質	脂肪	醣類	粗纖維
68kcal	81g	0.5g	0.2g	18g	0.8g
膳食纖維	膽固醇	維生素A效力	維生素B_1	維生素B_2	維生素C
4.7g	0mg	52.8RE	0.01mg	0mg	46mg
鈉	鉀	鈣	鎂	磷	鐵　鋅
6mg	150mg	10mg	8mg	14mg	0.1mg　0.4mg

食療功效

❶柿子含有豐富的鉀、維生素A與維生素C、單寧酸等，能預防動脈硬化、中風等病症。

❷柿子中的兒茶素能降低體內三酸甘油脂及壞膽固醇的含量。

❸柿子含有前花青素與槲皮素可有效清除自由基，維持血管彈性。

❹柿子中的單寧酸成分能有效降低血壓，並且預防血管阻塞、高血壓及動脈硬化等心血管疾病的發生。

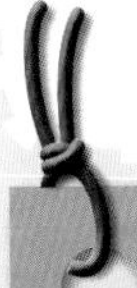

食用注意事項

❶空腹盡量不要食用，因為柿子含有果酚和果膠，若是與過多的胃酸結合會產生胃柿石，使胃部產生不適。

❷柿子中的單寧酸成分容易與鐵結合，妨礙人體對鐵的吸收，本身若為貧血患者不宜多吃。

❸柿子所含糖分較高，糖尿病患者不宜食用。

❹柿子中含有鞣酸，如果與含有蛋白質的螃蟹一同食用，容易產生嘔吐或腹瀉等症狀。

性質
平和

李子

Plum

別名
嘉慶子

主要營養成分
鉀、鎂、磷、醣類、維生素A、B群

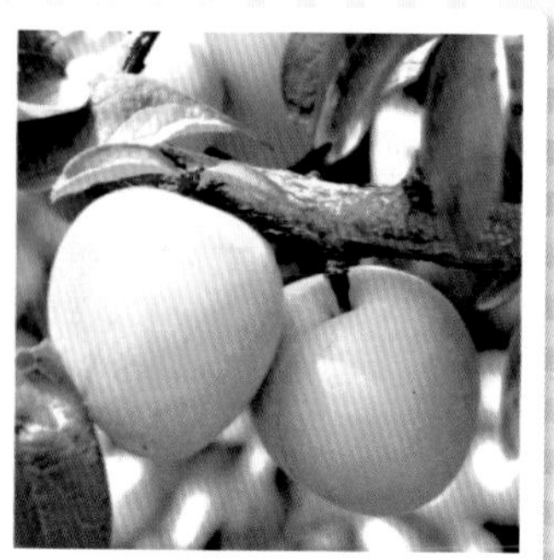

每一百克所含營養成分

熱量	水分	蛋白質	脂肪	醣類	粗纖維	
57kcal	84g	0.5g	0.1g	15g	0.4g	
膳食纖維	膽固醇	維生素A效力	維生素B_1	維生素B2	維生素C	
1.6g	0mg	33.3RE	0.01mg	0.01mg	3mg	
鈉	鉀	鈣	鎂	磷	鐵	鋅
7mg	120mg	5mg	7mg	18mg	0.2mg	0.1mg

食療功效

❶李子含有豐富的鉀成分可幫助鈉排出體外，有助高血壓的預防。

❷李子具有清熱、利尿作用，對於高血壓患者有所助益。

❸李子所含多種胺基酸與維生素C能保護肝臟，促進肝細胞再生，其所含的纖維質能排除腸道內的膽固醇。

❹李子中的微量元素及多種維生素成分能促進血紅蛋白的再生，對貧血者有益。

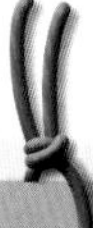

食用注意事項

❶胃炎患者不宜食用，因為李子含高量果酸，過量食用容易引起胃痛。

❷李子味甘、性平，慢性肝炎、肝硬化患者可食用。

❸李子可放入冰箱內保存，但最好注意成熟度，過於生澀的李子若放入冰箱會阻礙催熟，還可能造成水果組織的破壞，甚至影響口感。

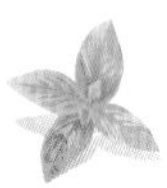

性質 平和

鳳梨 Pineapple

別名

露兜子、黃梨、菠蘿

主要營養成分

醣類、膳食纖維、有機酸、維生素A、B群、C、類胡蘿蔔素、鉀

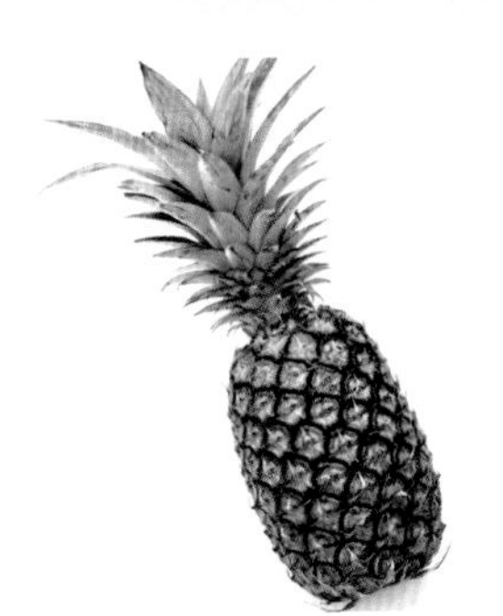

每一百克所含營養成分

熱量	水分	蛋白質	脂肪	醣類	粗纖維	
46kcal	87g	0.9g	0.2g	11.6g	0.5g	
膳食纖維	膽固醇	維生素A效力	維生素B_1	維生素B_2	維生素C	
1.4g	0mg	5.1RE	0.06mg	0.02mg	9mg	
鈉	鉀	鈣	鎂	磷	鐵	鋅
1mg	40mg	18mg	14mg	8mg	0.2mg	0.5mg

食療功效

1. 鳳梨中的鉀成分可以促進鈉排出，具有使血管收縮和血壓降低的作用，有效降低血壓和膽固醇。
2. 鳳梨中所含鳳梨酵素能防止血小板凝結，促使血塊加速消散，避免血栓形成，使血液順暢流通，預防血管梗塞。
3. 鳳梨所含纖維可軟化糞便，清除腸道毒素，改善腸胃功能。
4. 鳳梨的微量元素錳可促進鈣質的吸收、預防骨質疏鬆等症狀。

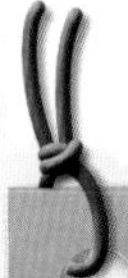

食用注意事項

1. 鳳梨酵素不耐熱，應該減少烹煮，生食較能保留營養。
2. 本身為過敏、凝血功能障礙者不宜食用。
3. 腎臟病或胃潰瘍患者不宜食用。
4. 鳳梨酸性較高，容易刺激腸胃黏膜，腸胃功能較差或有消化性潰瘍患者忌食鳳梨。
5. 浸泡鹽水可消除鳳梨的刺激性，也不易引發過敏反應。

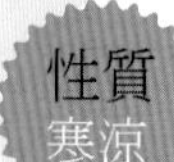

夏枯草

Prunella

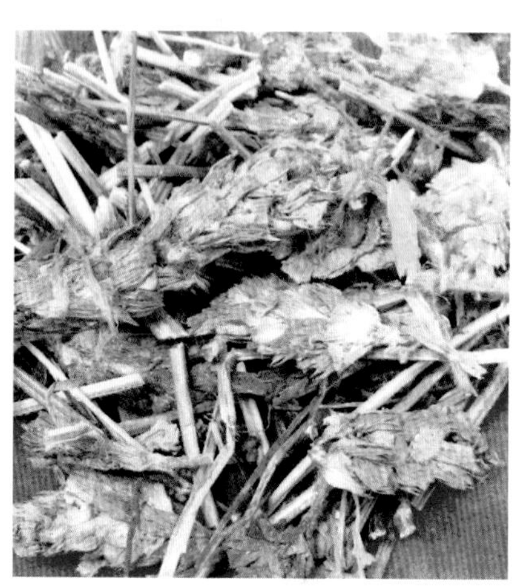

別名 夏枯花、夏枯穗、夏枯球、大頭花、六月乾、枯草穗

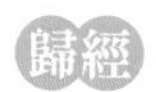

蛋白質、類胡蘿蔔素、脂肪、醣類、膳食纖維、維生素A、維生素C

歸經 歸肝、膽經

食療功效

❶ 夏枯草味辛苦、性寒且無毒，有清肝瀉火、散鬱結、降血壓的功效。

❷ 夏枯草含大量鉀鹽，具有利尿作用，可以改善腎臟機能，降低腎臟疾病的發生機率。

❸ 夏枯草可以治療口歪眼斜、頭暈目眩與腫瘍等症。

❹ 夏枯草能刺激腸道蠕動，幫助清除腸道內的毒素。

❺ 藥理研究，夏枯草在降血壓方面有明顯療效，對於原發性高血壓也具有降壓效果。

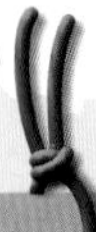

食用注意事項

❶ 內服、外用皆可。

❷ 脾胃虛弱者需謹慎服用，若需長期服用，可酌量加入黨參做為調和。

❸ 夏枯草容易受潮發霉，所以晒乾後放置乾燥處保存。

❹ 夏枯草具有興奮子宮的效果，有習慣性流產的孕婦盡量不要服用。

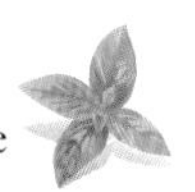

性質
溫和

杜仲

Eucommia Cortex

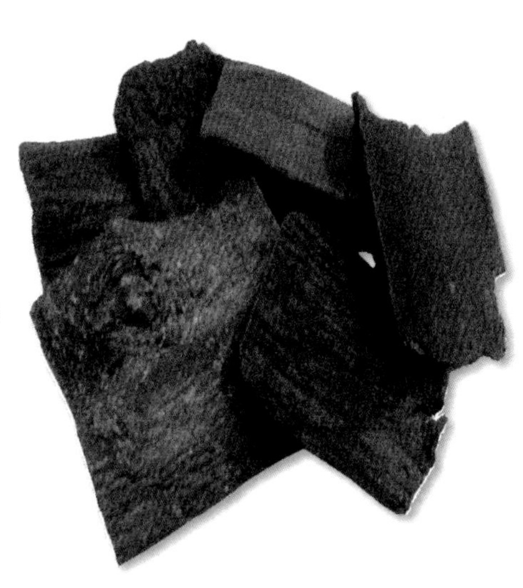

別名 北仲、厚杜仲、綿杜仲、川杜仲、絲棉皮、木棉、扯絲皮、思仲、思仙

主要營養成分
蛋白質、脂肪、纖維、單寧酸、磷、鐵、鈣、鈉、鎂、鋅、鉀

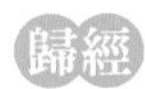

歸經 歸肝、腎經

食療功效

❶杜仲味甘微辛、性溫，能擴張血管、降血壓。

❷若為早期高血壓患者且伴有頭暈目眩症狀者，服用杜仲可得到緩解的效果。

❸杜仲兼有利尿作用，能強化腎臟細胞。

❹杜仲能降低血中膽固醇和中性脂肪的含量，減少動脈硬化、中風等心血管疾病的發生。

❺杜仲所含的鉀成分能夠幫助排除人體多餘的水分，並且可以減少鈉離子的濃度，有助於改善高血壓症狀。

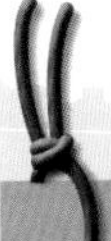

食用注意事項

❶杜仲降血壓作用以炒杜仲的煎劑較強，但患有早期高血壓兼心臟病患者應該小心服用。

❷杜仲具溫補特性，陰虛火旺及大便燥結者不宜服用，不過對腎臟病患者很有幫助。

❸一般多煎成湯藥服用。

性質
微寒

魚腥草

Houttuynia

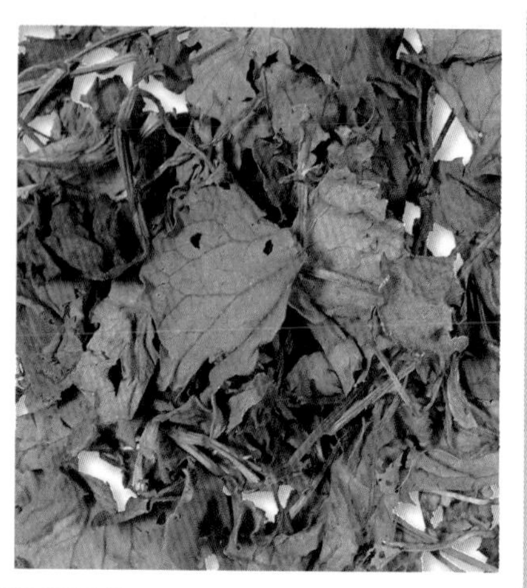

別名 蕺菜、紫蕺、臭臊草、魚臊草、九節蓮
手藥、狗貼耳、狗粒米、臭敢草、岑草

主要營養成分

膳食纖維、維生素A、維生素C、維生素E、
鉀、鈉、鈣、鎂、鐵、錳、鋅、銅、磷

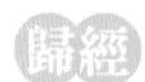 歸肺、膀胱、大腸經

食療功效

❶ 魚腥草含大量鉀及槲皮素，能擴張腎血管、提高腎臟血流量，達到利尿、消腫及解毒效果。

❷ 魚腥草所含的栗素和異栗素等物質能預防血管變弱，加強血管韌性，進而達到預防高血壓的效果。

❸ 魚腥草可用來協助治療鼻子過敏、中耳炎、胃潰瘍、上呼吸道感染、流感、前列腺炎等疾症。

❹ 魚腥草具有清熱解毒、提高免疫力的功效。

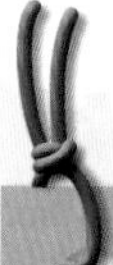

食用注意事項

❶ 魚腥草性寒，善清肺熱，大量服用或服用時間過長會傷陽氣，脾胃虛寒者不宜服用。

❷ 魚腥草可內服與外用。

❸ 魚腥草內含揮發油，煎製時間不宜過久。

❹ 新鮮魚腥草最好放入袋中密封保存，或者可放置於陰涼通風處。

性質
微寒

菊花
Chrysanthemum

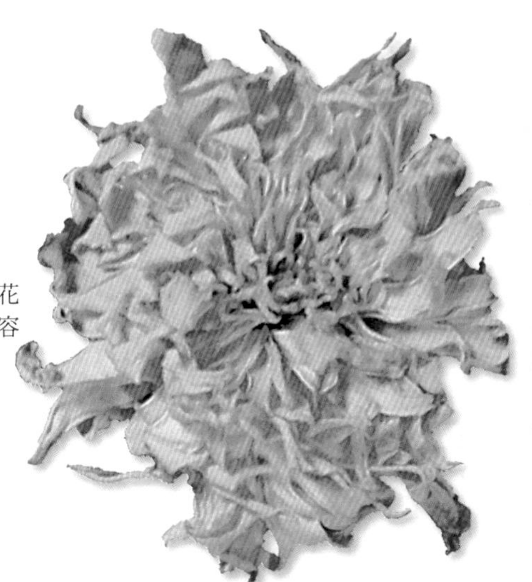

別名 甘菊花、杭菊花、九華、黃花、帝女花、金蕊、陰成、秋菊、節華、女節、壽容

主要營養成分

蛋白質、脂肪、碳水化合物、膳食纖維、類胡蘿蔔素、維生素C、維生素E、鉀、鈉、鈣、鎂、鐵、錳、鋅、銅、磷、硒

歸經 歸肺、肝經

食療功效

1. 菊花具有強肝、明目、強心等功效，有助於改善內臟功能，降低心血管病變的機率。
2. 菊花能擴張冠狀動脈血管、強化心臟肌肉的力量，並且能協助肝臟協調全身的血液流量，具有降低心血管疾病機率的效用。
3. 菊花能改善神經性頭痛、頭暈等症狀。
4. 菊花可用來改善視力模糊、視網膜炎等病症。
5. 菊花具有利尿功效，有助於調降血壓、增進腎臟功能，降低高血壓、腎炎、腎病的罹患率。

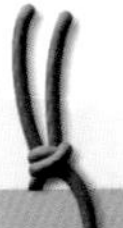

食用注意事項

1. 菊花性寒，一般可以熱水沖泡成菊花茶飲用，但喝太多可能會拉肚子，體質偏寒者不宜飲用。
2. 菊花性微寒，氣虛胃寒或經常腹瀉者最好少服用。
3. 菊花因其性微寒，食慾不佳者也不宜多服。

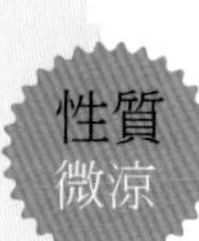

葛根

性質 微涼

Pueraria Radix

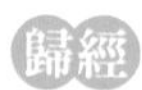

別名 葛條、葛藤、雞齊、鹿藿、黃斤、乾葛、刈根、甘葛、粉葛、葛條根

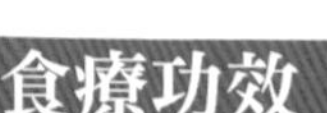

主要營養成分 葛根素、花生素、蛋白質、胺基酸、鐵、鈣、銅、硒

歸經 歸脾、胃經

食療功效

❶葛根能增加腦部血流量，具有降血壓功效。
❷葛根對於因為高血壓所引起的頭痛、眩暈、耳鳴及腰酸腿痛等症狀有較好的緩解功效。
❸葛根能強健心肌，使血管擴張，改善血液循環。
❹葛根能直接擴張血管，有明顯降壓作用，能緩解高血壓症狀。
❺葛根具有生津止渴、疏風散熱與解酒效果。
❻葛根能減少血液中膽固醇的含量、降低血液黏稠度、避免血栓形成，有助於防治高血脂、動脈硬化等心血管疾病。

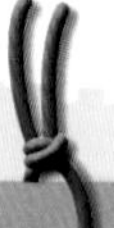

食用注意事項

❶食用過多葛根，反而會傷胃氣，胃腸虛弱者慎服。
❷葛根比較常用在內服，較少外用。
❸夏日多虛汗者宜謹慎服用。
❹因為葛根具有降血壓、降血糖的功效，所以不適合低血壓、低血糖患者。

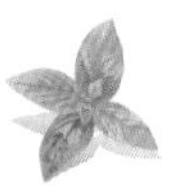

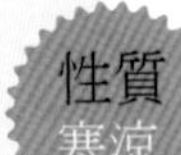

性質 寒涼

靈芝

Ganoderma Lucidum

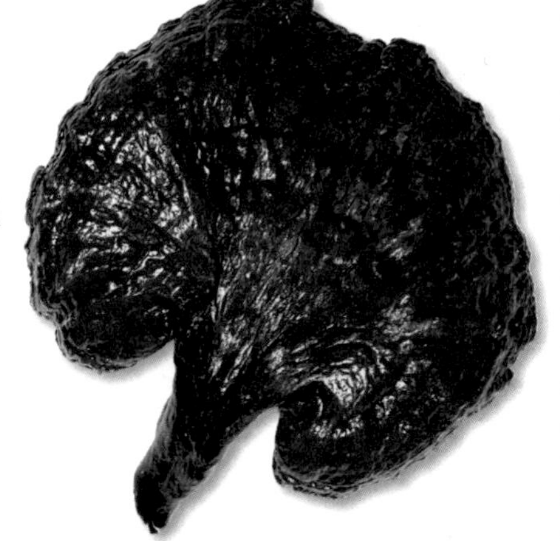

別名 紫芝、木靈芝、靈芝草、瑞草、赤芝、仙草

主要營養成分
維生素B群、白胺酸、離胺酸、精胺酸、高分子多醣體、靈芝酸、腺核苷

歸經 歸心、肺、肝、腎、脾經

食療功效

❶ 靈芝能降低血脂肪和膽固醇，以避免血管硬化，防止腦中風。

❷ 靈芝可有效擴張冠狀動脈，增加血流量，增強心肌氧和能量的供給，對心肌缺血具有保護作用，廣泛用於冠心病、心絞痛等的治療和預防。

❸ 靈芝中的三帖類能防止血壓降低，具有預防心血管疾病的效果。

❹ 靈芝有調降血壓的功效，並且能夠加強降壓藥物的效用，有效改善高血壓症狀。

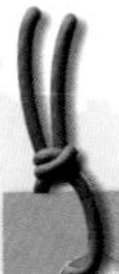

食用注意事項

❶ 靈芝中的腺核苷會降低血液凝結功能，有出血症狀、手術前後半個月應避免服用。

❷ 煎煮內服或作為外用散劑皆可。

❸ 靈芝的性質寒涼，脾胃虛弱、腸道功能不佳的人，要謹慎服用。

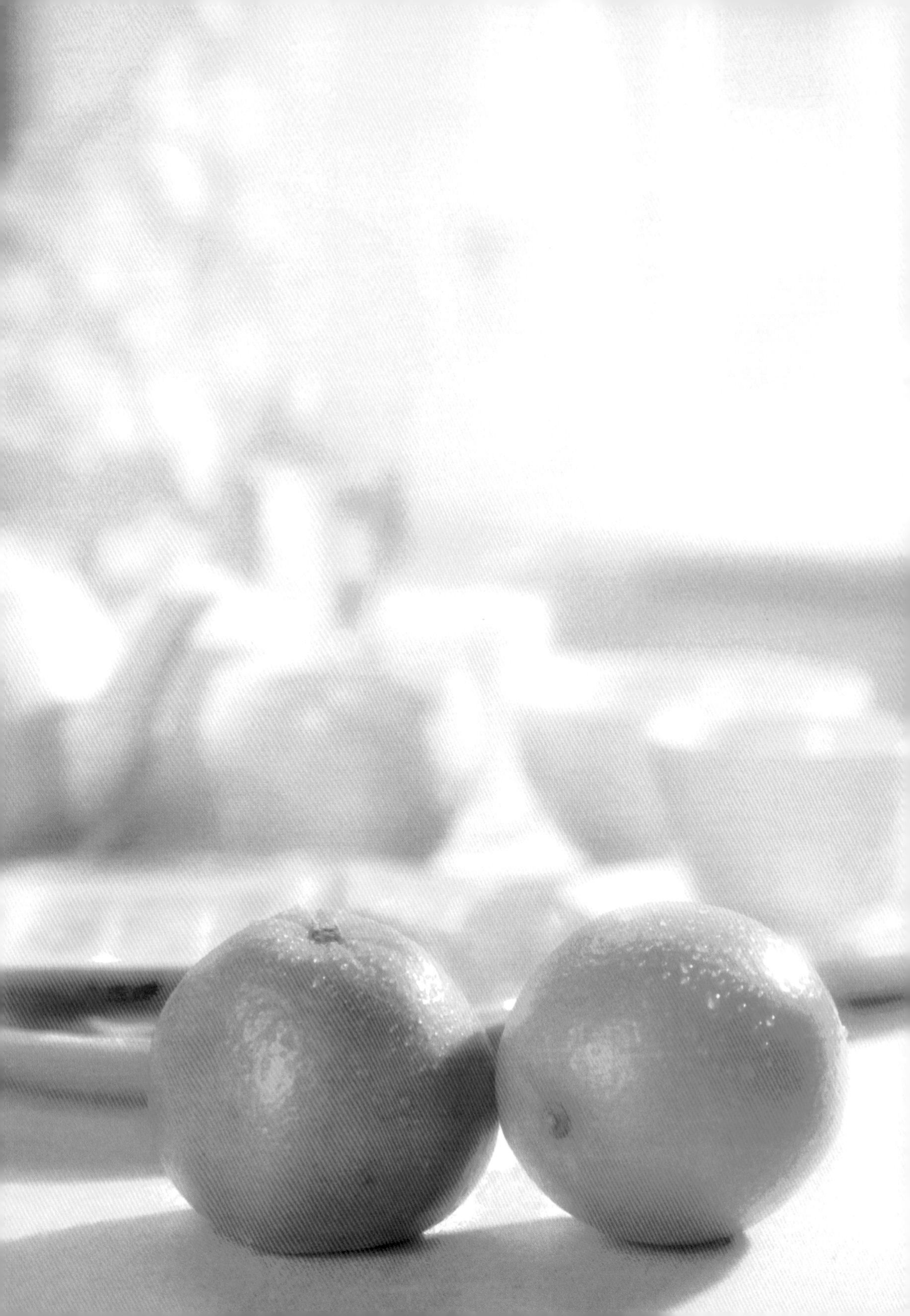

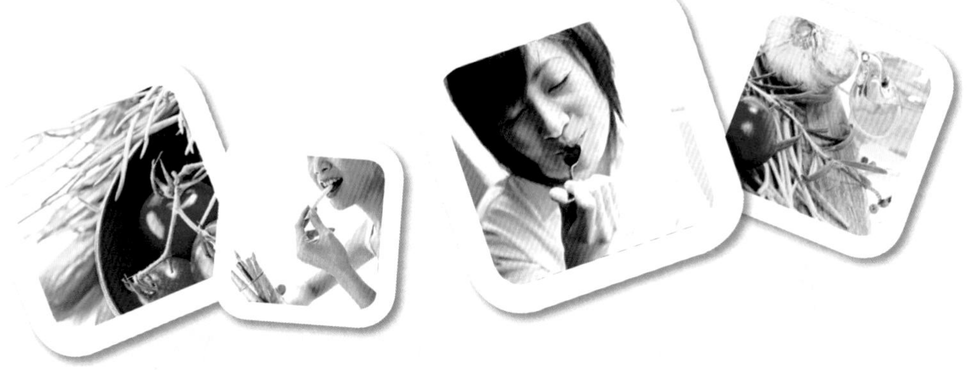

抗壓推薦料理

Say Goodbye To Disease

高血壓患者每日飲食應依照比例分配三餐，主食米、麵的份量，根據病人平時食量減少20%~30%，並且盡量多吃蔬菜，注意一天總熱量不能超過1800大卡、鹽分不能超過5公克，辣椒、芥末等辛燥香烈的調味料應減少食用，落實「早餐吃好，午餐吃飽，晚餐吃少」的原則。以下將介紹七種簡單易上手的抗壓推薦料理。

青蒜炒洋蔥

Fried Onion With Garlic Sprouts

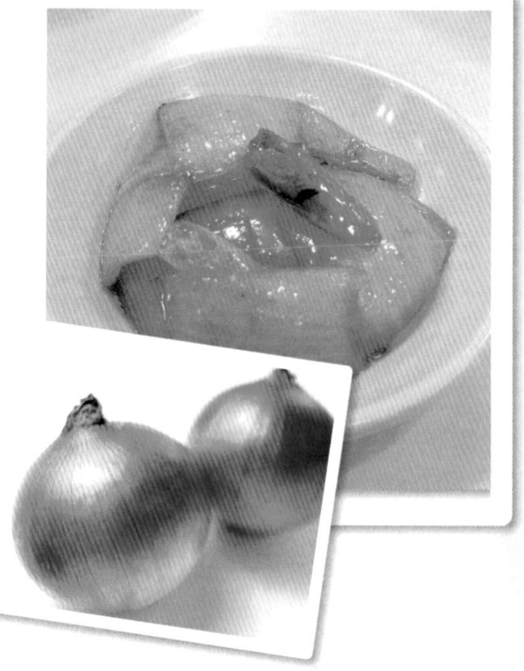

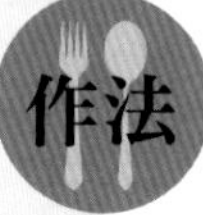

材料 洋蔥1顆、青蒜1根、鹽少許
糖少許、水適量、油少許

＊熱量僅75大卡，很適合
高血壓患者食用

作法

❶將洋蔥把外皮去除之後，再洗淨切片。
❷將青蒜洗淨後，切段備用。
❸先將青蔥放入油鍋中爆香。
❹然後倒入洋蔥拌炒，再加入鹽巴、糖調味。
❺將洋蔥炒至金黃色後，加水將洋蔥燜至熟軟即可。

降壓功效

❶洋蔥可降低脂肪含量、維持血液循環暢通、舒張血管、降低血壓和血液黏稠度，能有效防止血管阻塞、動脈硬化、冠心病等心血管疾病。
❷洋蔥的含鈣量高，可以強化骨骼與牙齒，預防骨質疏鬆。

香菇白菜

Stewed Shiitake Mushrooms& Chinese Cabbage

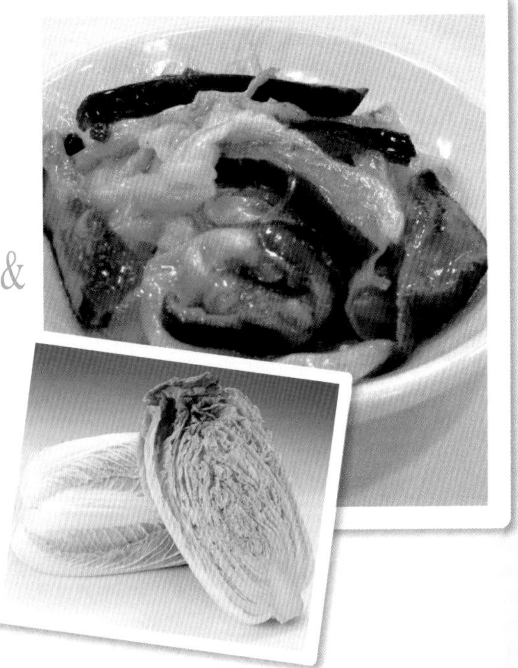

材料 香菇數朵、大白菜半顆、鹽巴少許、水適量、油少許

＊由於是給高血壓患者食用，鹽、油的份量要拿捏好。

作法

❶ 將白菜去除較老的部分，留其心洗淨，並且切片備用。
❷ 將香菇泡水後，洗淨去除蒂後，斜切成片。
❸ 加入少許的油，先將香菇過油炒香。
❹ 過了一陣子，再放入大白菜翻炒。
❺ 再加入水燜煮，等到大白菜熟軟。
❻ 起鍋前，再灑適量的鹽調味即可。

降壓功效

❶ 香菇所含的腺嘌呤、膽鹼、核酸類物質，具有降血壓、降血脂、抑制血清及膽固醇等功效；內含核酸成分則能降低血液與肝臟內膽固醇含量，增加血管彈性，達到預防冠心病、動脈硬化等疾病的效果。

❷ 大白菜中所含楊梅素與山奈酚等營養成分能清除血液中不好的膽固醇，避免血管阻塞。

豆皮海帶

Stewed Bean Curd Sheet & Seaweed

材料 豆皮2片、海帶適量
醬油少許、油少許
＊由於是給高血壓患者食用，醬油、油都要適量。

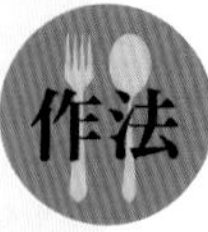

作法
❶盡量選用濕的豆皮，較新鮮也不會有油耗味。
❷將豆皮洗淨切片，海帶洗淨備用。
❸倒入少許油，將海帶下油鍋翻炒。
❹再倒入少許醬油，略微燜煮一下。
❺最後放入豆皮稍加拌炒，加水燜煮至食材熟軟即可。

降壓功效

❶海帶能降低膽固醇，可預防高血壓、血管硬化、高血脂症，並且具有利尿、消腫作用，有助排出體內多餘水分。

❷海帶內含豐富礦物質、褐藻膠與維生素C，能降低血液中的膽固醇含量，能預防並治療血管硬化、高血壓、高血脂等代謝疾病。

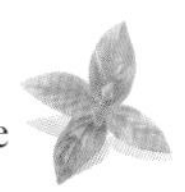

番茄炒雞蛋

Fried Tomato With Egg

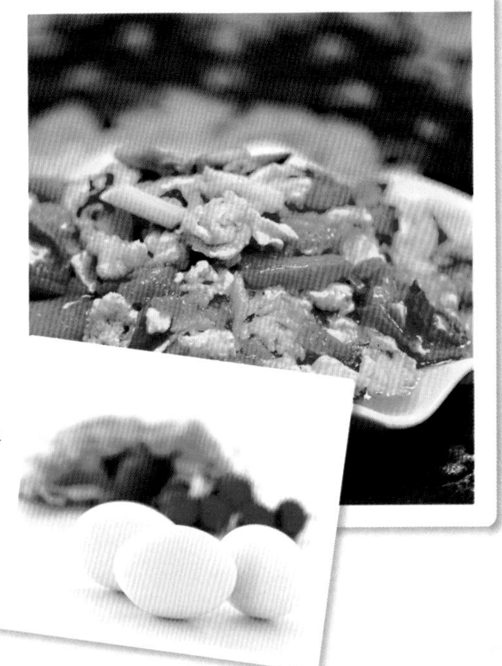

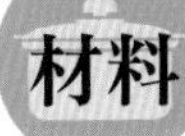

材料 番茄2顆、雞蛋1顆、鹽巴少許
油少許

＊此食譜主要是提供高血壓患者食用，鹽巴、油請適量。

作法

1. 將雞蛋打散、番茄洗淨後，切塊備用。
2. 先將雞蛋放入油鍋中翻炒至半熟，盛盤。
3. 倒少許油加熱，放入番茄略作翻炒後燜煮約一分鐘。
4. 將半熟的蛋倒入鍋中一起拌炒。
5. 起鍋前用鹽巴調味即可。

降壓功效

1. 番茄具有降低血壓之功效，其所含的茄紅素能消除體內自由基、預防血管阻塞與血管硬化，對於高血壓、中風等心血管疾病有極佳助益。
2. 番茄中的茄紅素具有抗氧化的效果，與富含維生素E的蛋一起食用，具有護膚、抗老、防癌和促進血液循環等效用。

蘿蔔雙喜

Stewed Carrot & Chinese Radish

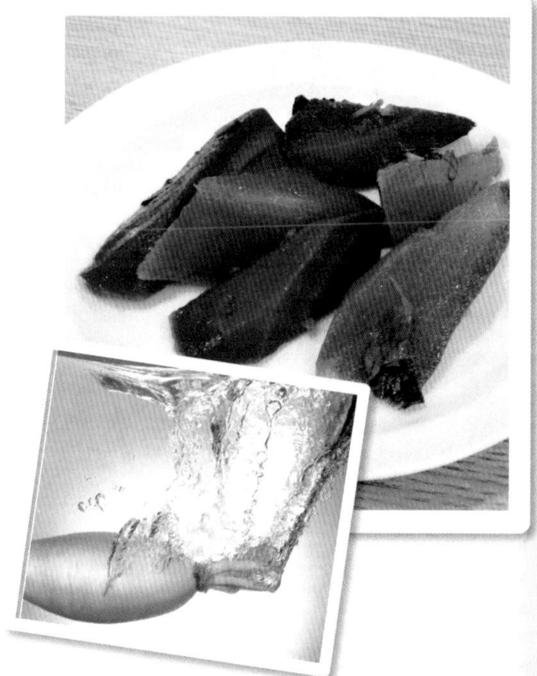

材料 白蘿蔔半條、胡蘿蔔1根、醬油適量、香油少許、香菜少許、油少許、水適量

＊請酌量使用醬油、油，避免造成高血壓患者的負擔。

作法

❶將白蘿蔔、胡蘿蔔去皮，切成適中塊狀備用。
❷將白蘿蔔、胡蘿蔔放入鍋內，加入醬油、水，以小火燉煮。
❸大約半小時左右，白蘿蔔、胡蘿蔔差不多煮到軟爛。
❹最後加入香菜略作翻煮即可起鍋。

降壓功效

❶胡蘿蔔可增進新陳代謝、消除自由基，防止壞膽固醇氧化阻塞血管，維持血管暢通。

❷胡蘿蔔中含有「琥珀酸鉀鹽」，是降血壓的有效成分。

❸白蘿蔔有淨化血管的功效，對安定血壓也有很好的作用，有助於預防高血壓。

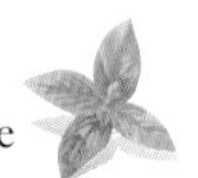

海帶炒嫩薑

Ginger Fried Seaweed

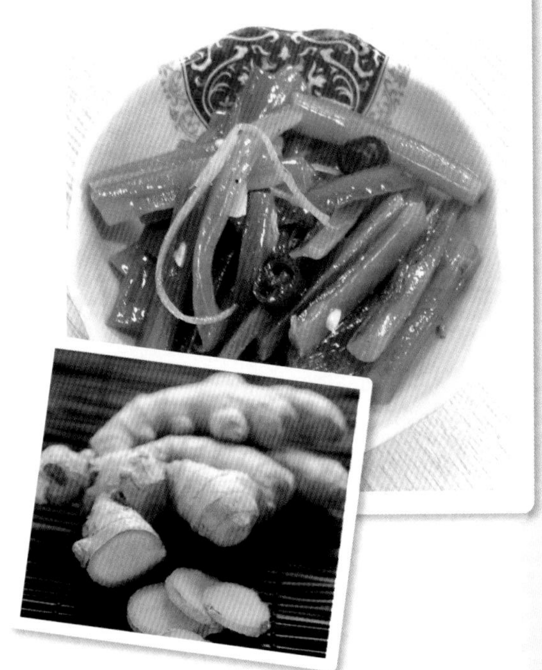

材料 海帶、嫩薑、紅蘿蔔、小辣椒、葵花油、醋、麻油、米酒、少許鹽

＊刺激性的調味料要酌量使用，以免血壓快速上升。

作法

❶將海帶洗淨、泡水後切段備用。
❷將薑、紅蘿蔔洗淨後，切絲備用。
❸先在鍋中放入少許油之後，把薑與小辣椒同時爆香。
❹放入海帶、紅蘿蔔拌炒後再加一點醋、麻油、米酒燜煮。
❺燜煮一會兒後，放入少許鹽再拌炒一下，即可完成起鍋。

降壓功效

❶海帶能降低膽固醇，對高血壓、血管硬化、高血脂症具有預防效果

❷海帶具有利尿、消腫作用，有助排出體內多餘水分。

❸薑可促進心臟功能、擴張血管、加速血液循環，提升新陳代謝率，並且促進排汗、降低膽固醇和血壓。

黑胡椒洋蔥豬柳

Black-Pepper Flavored Pork

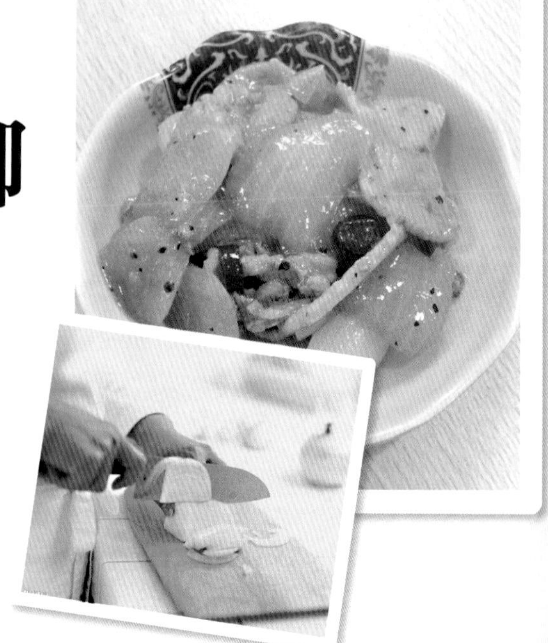

材料

洋蔥、豬瘦肉、太白粉、黑胡椒粉、大蒜、小辣椒、葵花油、少許鹽

＊太白粉不需要加太多

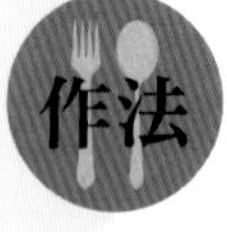

作法

❶豬瘦肉洗淨後切片，放入適量的太白粉、黑胡椒粉、大蒜末醃漬十分鐘。

❷洋蔥洗淨後，切片備用。

❸放入少許葵花油之後，先將小辣椒爆香，再將洋蔥拌炒至香味溢出。

❹放入豬瘦肉拌炒，加入少許鹽，再炒一下即可起鍋完成。

降壓功效

❶洋蔥可降低脂肪含量，維持血液循環暢通、舒張血管、降低血壓和血液黏稠度，並且能有效防止血管阻塞、動脈硬化、冠心病等疾病。

❷洋蔥內含硫胺基酸、二烯丙基二硫化物、半胱胺酸，都具有降血脂的作用，可以預防心血管疾病。

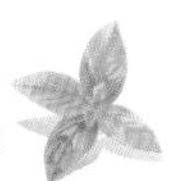

性質
寒涼

苦瓜
Bitter Melon

別名

涼瓜、癩瓜、癩葡萄、紅姑娘

主要營養成分

醣類、膳食纖維、苦瓜鹼、維生素B群、C、鈣、磷

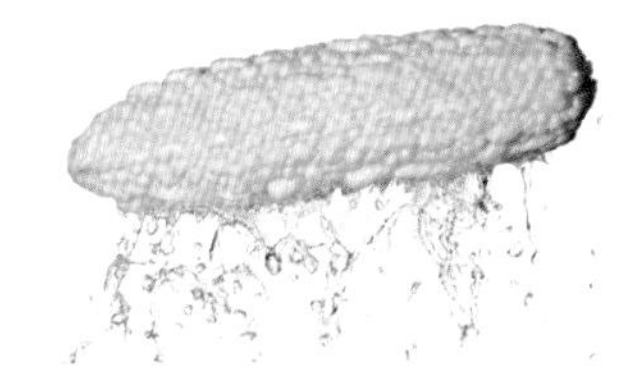

每一百克所含營養成分

熱量	水分	蛋白質	脂肪	醣類	粗纖維
18kcal	95g	0.8g	0.2g	3.7g	0.6g
膳食纖維	膽固醇	維生素A效力	維生素B_1	維生素B_2	維生素C
1.9g	0mg	2.3RE	0.03mg	0.02mg	19mg
鈉	鉀	鈣	鎂	磷	鐵　鋅
11mg	160mg	24mg	14mg	41mg	0.3mg　0.2mg

食療功效

1. 常吃苦瓜有助於降低血壓、降低血糖、活化胰臟及刺激免疫細胞活性，具有治療糖尿病的功效。
2. 苦瓜含有豐富的纖維素——果膠，可以加速代謝、降低膽固醇。
3. 苦瓜中所含苦瓜苷可促進胰島素分泌，有助於調降血糖。
4. 苦瓜中的苦瓜苷含有一種類似胰島素的多胜肽類物質，同樣有助於調降血糖，適合糖尿病患者食用。

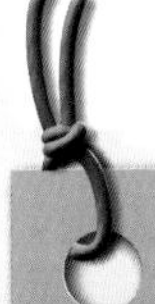

食用注意事項

1. 苦瓜性寒，故虛寒、腹瀉或體質較虛弱者要少吃。
2. 適合腫瘤及癌症患者。
3. 易長青春痘、疹子及火氣大的人適合食用。
4. 女性生理期期間不宜多吃或忌吃苦瓜。
5. 產後坐月子期間不宜多吃或忌吃苦瓜。
6. 苦瓜表面凹處易殘留農藥，清洗時應以軟刷清洗乾淨。

性質
寒涼

空心菜

Water Spinach

別名

藤藤菜、蕹菜、通心菜、無心菜、甕菜、空筒菜、竹葉菜

主要營養成分

蛋白質、醣類、膳食纖維、維生素**A**、**C**、鈣、鈉、鉀

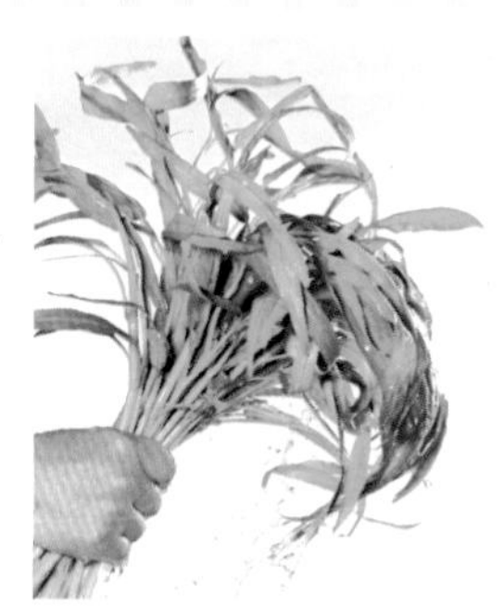

每一百克所含營養成分

熱量	水分	蛋白質	脂肪	醣類	粗纖維	
24kcal	93g	1.4g	0.4g	4.3g	0.8g	
膳食纖維	膽固醇	維生素A效力	維生素B_1	維生素B_2	維生素C	
2.1g	0mg	378.3RE	0.01mg	0.1mg	14mg	
鈉	鉀	鈣	鎂	磷	鐵	鋅
52mg	440mg	78mg	21mg	37mg	1..5mg	0.7mg

食療功效

❶空心菜富含纖維質，可以抑制糖分的吸收，有效降低血糖。

❷空心菜所含維生素C能降低膽固醇、三酸甘油酯，具有降脂減肥及預防血管硬化的功效。

❸空心菜中的膳食纖維可以促進腸胃蠕動，清空宿便。

❹空心菜所含的鉀可幫助利尿，排出多餘水分。

❺空心菜中含有豐富的鉀成分，有降低血壓的功效。

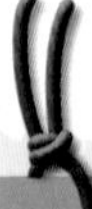

食用注意事項

❶體質虛弱、脾胃虛寒、腹瀉者不宜多食。

❷血壓偏低者、婦女經期時忌食。

❸空心菜性屬寒涼，體質虛弱或腸胃虛寒者宜少食。

❹空心菜不耐久放，放置於冷藏室中的保存期限約為二天，購買後宜儘速食用完畢。

❺服用藥物或服用中藥期間，最好少吃空心菜，以免降低藥效。

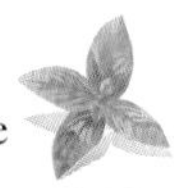

性質
微涼

菠菜 Spinach

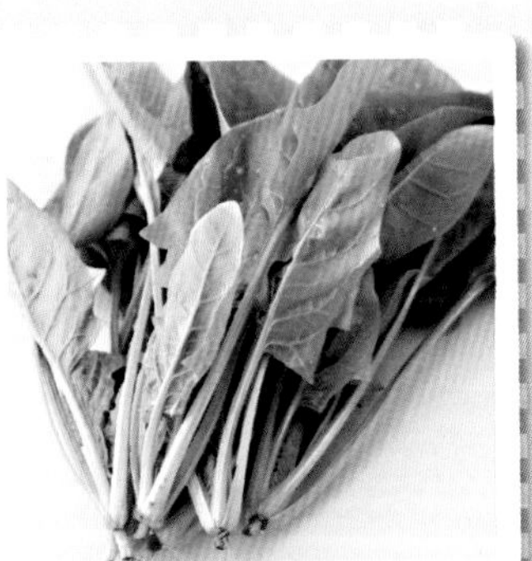

別名

飛龍菜、波菱菜、赤根菜、波斯草、鸚鵡菜、鼠根菜、角菜

主要營養成分

膳食纖維、蛋白質、醣類、鈣、鎂、磷、鉀、鐵、維生素**A**、**C**、**D**、**K**、維生素**B**群

每一百克所含營養成分

熱量	水分	蛋白質	脂肪	醣類	粗纖維
22kcal	93g	2.1g	0.5g	3g	0.8g
膳食纖維	膽固醇	維生素A效力	維生素B_1	維生素B_2	維生素C
2.4g	0mg	638.3RE	0.05mg	0.08mg	9mg

鈉	鉀	鈣	鎂	磷	鐵	鋅
54mg	460mg	77mg	58mg	45mg	2.1mg	0.6mg

食療功效

❶ 菠菜含有鉻和類胰島素成分，能維持血糖含量正常，幫助改善糖尿病症狀，尤其對「第二型」糖尿病患者特別具有幫助。

❷ 菠菜含有鐵質，有補血、止血的效果，可以改善人體貧血、低血壓症狀。

❸ 菠菜中含有槲皮素、葉黃素、類胡蘿蔔素等營養成分，能增強免疫能力，具有保護心血管的作用。

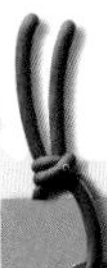

食用注意事項

❶ 菠菜含有草酸，容易與其他含鈣食物結合成為草酸鈣，造成泌尿系統結石，最好在食用前先燙煮約一分鐘，讓大部分的草酸流失後，再進行烹調。

❷ 菠菜性寒涼，經常腹瀉者最好少食用。

❸ 腸胃虛弱者不宜大量攝取。

❹ 腎臟功能衰弱者不宜大量攝取。

❺ 菠菜不要搭配韭菜食用，以免引起腹瀉。

性質
平和

山藥
Yam

別名

山芋、淮山、諸薯、延草、大薯、山蕷

主要營養成分

蛋白質、鉀、醣類、脂肪、維生素C、K、維生素B群、鉀

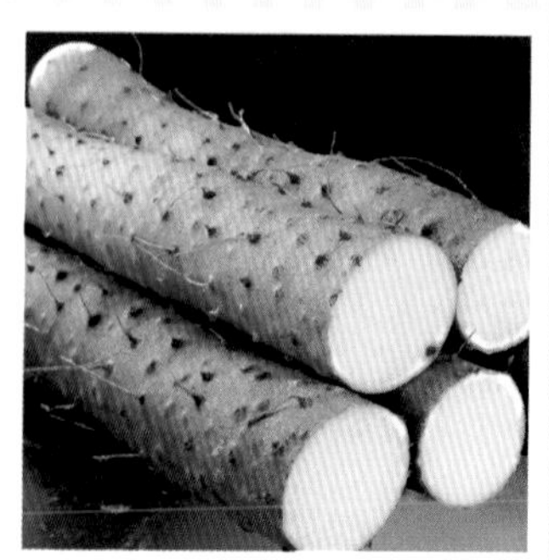

每一百克所含營養成分

熱量	水分	蛋白質	脂肪	醣類	粗纖維	
73kcal	82g	1.9g	2.2g	12.8g	0.3g	
膳食纖維	膽固醇	維生素A效力	維生素B_1	維生素B_2	維生素C	
1g	0mg	0RE	0.03mg	0.02mg	4.2mg	
鈉	鉀	鈣	鎂	磷	鐵	鋅
9mg	370mg	5mg	13mg	32mg	0.3mg	0.3mg

食療功效

❶山藥含大量黏液質一多醣蛋白混合物，有促進荷爾蒙合成作用，並可提高新陳代謝，降低血糖。

❷山藥含有可溶性纖維，能推遲胃內食物的排空，控制飯後血糖升高，助消化、降血糖。

❸山藥的維生素B_1會代謝血液中的葡萄糖，能有效降低血糖值。

❹山藥中所含澱粉酶，可水解澱粉為葡萄糖，減少血液中糖分，非常適合糖尿病患者食用。

食用注意事項

❶山藥含鉀量高，腎臟病患者不宜食用。山藥具收澀效果，大便燥結患者不宜食用。

❷山藥去皮時，可能讓雙手發癢發紅，可以先戴上手套。

❸山藥不耐低溫，最好不要儲藏於冰箱冷藏室，可先用報紙包好，置放於乾燥、通風且陰涼處。

❹挑選時可選擇鬚根少、沒有腐敗或乾枯現象的山藥，比較新鮮。

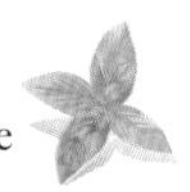

性質
平和

芋頭

Taros

別名

里芋、香芋、芋艿、毛芋、山芋

主要營養成分

醣類、膳食纖維、蛋白質、鎂、鉀、鐵、鈣、磷、維生素**B**群、維生素**C**

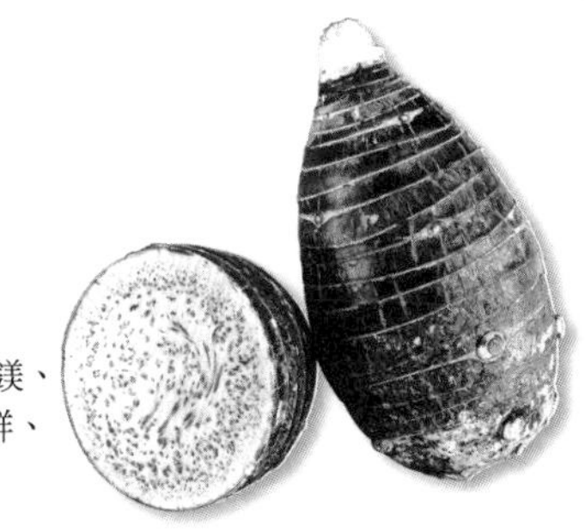

每一百克所含營養成分

熱量	水分	蛋白質	脂肪	醣類	粗纖維	
128kcal	69g	2.5g	1.1g	26.4g	0.8g	
膳食纖維	膽固醇	維生素A效力	維生素B_1	維生素B_2	維生素C	
2.3g	0mg	6.7RE	0.03mg	0.02mg	8.8mg	
鈉	鉀	鈣	鎂	磷	鐵	鋅
5mg	500mg	28mg	29mg	64mg	0.9mg	2.2mg

食療功效

❶ 芋頭含有豐富的膳食纖維，具有加速膽固醇代謝的功效，還具有飽足感，因此能減少熱量的攝取，延緩血糖上升，還可以抑制血糖的不穩定性。
❷ 芋頭含有豐富的鉀，能幫助體內鈉的排泄，有效預防水腫。
❸ 芋頭中的膳食纖維能夠促進腸胃蠕動，有助排便。
❹ 芋頭含有豐富的澱粉以及蛋白質，可以代替穀類當主要糧食用。
❺ 適合肝腎功能不好、喝醉酒以及患有高血壓的人食用。

食用注意事項

❶ 食用芋頭時以去皮蒸、煮為宜，才能品嚐食物的原味。
❷ 芋頭所含澱粉量極高，吃多容易有腹脹現象。
❸ 芋頭不耐低溫，最好放在通風、陰涼處。
❹ 處理芋頭的過程中，可能發生手部發癢狀況，可先將雙手浸泡醋水或檸檬汁避免這種情況產生。
❺ 有過敏體質、消化不良的人盡量少吃。

性質
平和

地瓜葉

Sweet Potato Vine

別名

豬菜、甘藷葉、番藷葉、過溝葉

主要營養成分

磷、鈣、鉀、鋅、鐵、維生素**A**、蛋白質、維生素**B**群、醣類、膳食纖維

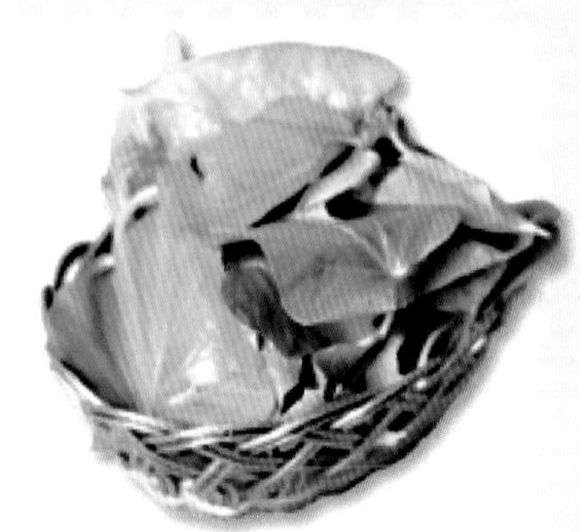

每一百克所含營養成分

熱量	水分	蛋白質	脂肪	醣類	粗纖維	
30kcal	91g	3.3g	0.6g	4.1g	1g	
膳食纖維	膽固醇	維生素A效力	維生素B_1	維生素B_2	維生素C	
3.1g	0mg	1269.2RE	0.03mg	0mg	19mg	
鈉	鉀	鈣	鎂	磷	鐵	鋅
21mg	310mg	85mg	20mg	30mg	1.5mg	0.6mg

食療功效

❶ 地瓜葉所含楊梅素成分，可以使血糖進入肝臟內合成肝醣，能有效降低血液中的糖分，適合糖尿病患者食用。

❷ 地瓜葉含有的膳食纖維能降低血液中膽固醇含量，使血管暢通，進而促進血液循環。

❸ 地瓜葉含有豐富的引朵素與纖維質能退肝火，調節血糖含量。

❹ 地瓜葉富含鎂、鈣，鎂可以促進心臟、心血管健康，增進鈣的吸收和代謝，防止鈣沉澱在組織、血管內。

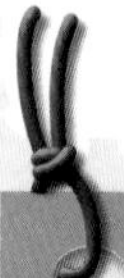

食用注意事項

❶ 地瓜葉含有草酸成分，食用之前，最好經過汆燙處理來過濾草酸，汆燙時間不宜過久，以免營養流失。

❷ 地瓜葉不可生吃，會造成消化不良的現象產生。

❸ 選購葉片肥厚者為佳，葉片具光澤、無枯萎者佳。

❹ 地瓜葉不要久置，最好在二至三天內食用完畢。

性質 平和

黑木耳

Jew's Ear

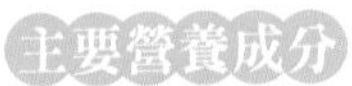

別名

木菌、木蛾、桑耳

主要營養成分

醣類、膳食纖維、維生素B群、鈣、磷、鐵

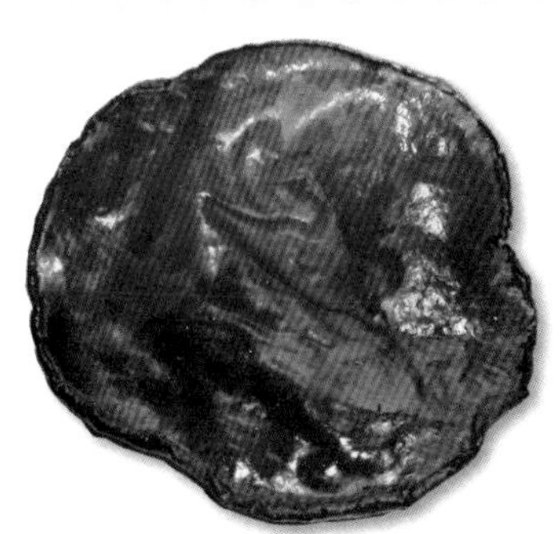

每一百克所含營養成分

熱量	水分	蛋白質	脂肪	醣類	粗纖維	
35kcal	91g	0.9g	0.3g	7.7g	0.9g	
膳食纖維	膽固醇	維生素A效力	維生素B_1	維生素B_2	維生素C	
6.5g	0mg	0RE	0mg	0.05mg	0mg	
鈉	鉀	鈣	鎂	磷	鐵	鋅
28mg	40mg	33mg	15mg	17mg	1.1mg	0.1mg

食療功效

❶黑木耳中含有膠質成分，能引發飽足感，延緩胃部排空的時間，可以達到調解血糖的功效。

❷黑木耳含有類核酸成分，可以降低血液中的膽固醇與三酸甘油脂含量，降低血液黏稠度，抑制血小板凝結，溶解血栓，緩和冠狀動脈粥狀硬化，能預防高血壓等心血管疾病。

❸黑木耳中含有大量的鐵質，能促進人體造血機能，改善貧血。

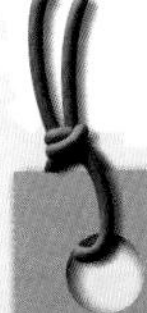

食用注意事項

❶因為黑木耳中含有腺嘌呤核，會抑制血小板凝結，手術前後不宜食用。

❷黑木耳容易抑制血小板凝結，月經期間婦女不宜經常食用，血友病患者也不宜食用。

❸黑木耳富含水溶性纖維，不但能夠降低膽固醇，還能促進腸道蠕動，預防便秘。

❹選購黑木耳時，以外型大而完整、沒有粉末為佳。

性質
寒涼

牛蒡

Burdock

別名

吳茱、夜叉頭、鼠粘、蒡翁菜、蝙蝠刺、惡實、牛旁、便南牛

主要營養成分

類胡蘿蔔素、鉀、鈣、鎂、膳食纖維、蛋白質、磷、鐵、維生素B群、C

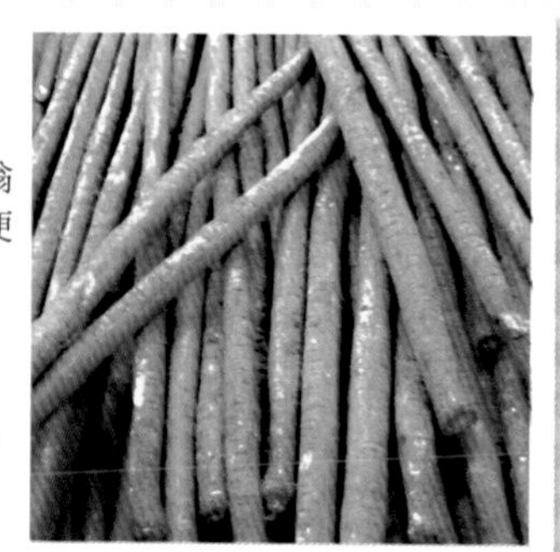

每一百克所含營養成分

熱量	水分	蛋白質	脂肪	醣類	粗纖維	
98kcal	74g	2.5g	0.7g	21.8g	1.7g	
膳食纖維	膽固醇	維生素A效力	維生素B_1	維生素B_2	維生素C	
6.7g	0mg	3.3RE	0.04mg	0.03mg	4mg	
鈉	鉀	鈣	鎂	磷	鐵	鋅
6mg	370mg	46mg	46mg	95mg	0.9mg	0.6mg

食療功效

❶ 牛蒡中含有綠原酸等營養成分，能調節血糖。

❷ 牛蒡中所含膳食纖維可延長腸胃對糖分的吸收速度，預防血糖上升，有助於控制血糖。

❸ 牛蒡中的纖維質還能吸附食物中的膽固醇，降低膽固醇與血脂含量，能預防心血管疾病。

❹ 牛蒡富含菊糖成分，可以達到促進排尿、降低血糖的功能。

❺ 牛蒡中的木質素成分，能促進腸胃蠕動，加速排除體內毒素。

食用注意事項

❶ 牛蒡性寒，體質虛弱者宜少食。

❷ 本身常腹瀉者亦不可多食。

❸ 消化性潰瘍患者宜少食，以免影響傷口癒合。

❹ 吃剩的牛蒡要保持乾燥，用紙或保鮮膜包好，放置在陰涼處，才能延長保存期限。

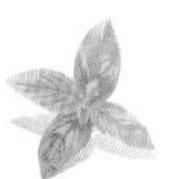

性質
平和

糙米

Brown Rice

別名
褐色之米

主要營養成分
鐵、鈣、醣類、膳食纖維、維生素B群、E、K

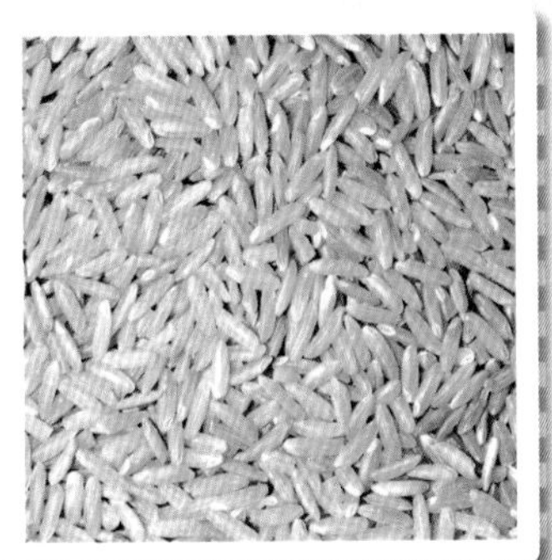

每一百克所含營養成分

熱量	水分	蛋白質	脂肪	醣類	粗纖維
364kcal	12.2g	7.9g	2.6g	75.6g	1.2g
膳食纖維	膽固醇	維生素A效力	維生素B_1	維生素B_2	維生素C
3.3g	0mg	0.8RE	0.48mg	0.05mg	2mg
鈉	鉀	鈣	鎂	磷	鐵　鋅
3mg	312mg	6mg	127mg	536mg	2.6mg　2.1mg

食療功效

1. 糙米的澱粉物質被粗纖維組織所包裹，人體消化吸收速度較慢，因而能控制血糖。
2. 糙米是極佳的複合性醣類，能保持血糖穩定、平衡血糖。
3. 糙米中鉀、鎂、鋅、鐵、錳含量較高，有利於預防心血管疾病。
4. 糙米所含的維生素B群、E，可以促進血液循環和新陳代謝。
5. 膳食纖維能與膽汁中的膽固醇結合，促進膽固醇的排出。

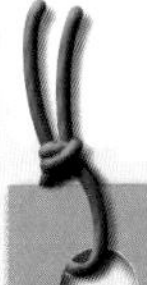

食用注意事項

1. 糙米較粗硬，煮熟後也不易消化，腸胃不佳或年長者、孩童要細嚼慢嚥，避免造成腸胃消化不良。
2. 煮糙米之前要先浸泡，因為糙米皮含有植酸，會影響人體對蛋白質、鐵、鈣等礦物質的吸收。
3. 早產、流產和不孕的人適合食用。

性質
寒涼

綠豆
Mung Bean

別名
青小豆、植豆

主要營養成分
植物性蛋白質、維生素A、B群、C、膳食纖維

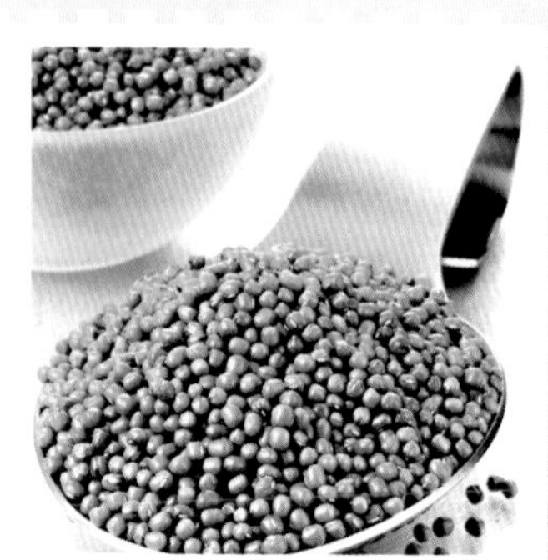

每一百克所含營養成分

熱量	水分	蛋白質	脂肪	醣類	粗纖維
342kcal	11g	23.4g	0.9g	62.2g	4.7g
膳食纖維	膽固醇	維生素A效力	維生素B_1	維生素B_2	維生素C
11.5g	0mg	9.5RE	0.76mg	0.11mg	14.3mg
鈉	鉀	鈣	鎂	磷	鐵　鋅
0mg	398mg	141mg	162mg	362mg	6.4mg　2.7mg

食療功效

❶研究發現，綠豆芽萃取物所含有益物質可加強胰島素敏感度，控制體內血糖，尤其對無法正常分泌胰島素的「第二型」糖尿病患者有所助益。

❷綠豆中纖維質含量高，能促進腸胃蠕動，預防便祕。豐富的纖維質也有助於降低膽固醇含量。

❸綠豆的含鉀量高，可以排除體內多餘的水分和鈉，具有降壓防治腦中風的功效。

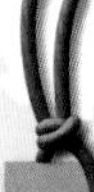

食用注意事項

❶綠豆清熱解毒，適合夏季食用。

❷綠豆性寒涼，體質虛弱或大病初癒者不宜多食用。

❸選購綠豆時，要挑選表面無斑點、蟲蛀或皺痕者，豆粒圓潤飽滿為宜。

❹綠豆雖耐久藏，但容易生蟲，最好放置於陰涼通風處，並密封保存為宜，或者可置放在冰箱冷藏室。

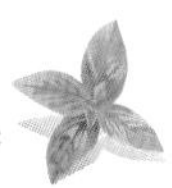

性質 平和

南瓜 Pumpkin

別名

金瓜

主要營養成分

醣類、蛋白質、維生素A、B、E、類胡蘿蔔素、茄紅素、鈣、鐵、鉀、膳食纖維

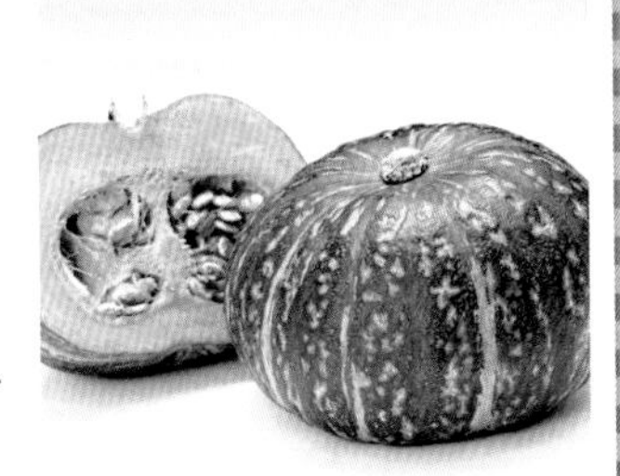

每一百克所含營養成分

熱量	水分	蛋白質	脂肪	醣類	粗纖維	
64kcal	82g	2.4g	0.2g	14.2g	0.6g	
膳食纖維	膽固醇	維生素A效力	維生素B_1	維生素B_2	維生素C	
1.7g	0mg	874.2RE	0.12mg	0.03mg	3mg	
鈉	鉀	鈣	鎂	磷	鐵	鋅
1mg	320mg	9mg	14mg	42mg	0.4mg	0.4mg

食療功效

❶ 南瓜含有大量的纖維素，可以調節胃中食物的吸收度，使碳水化合物吸收速度減慢，飯後血糖不致於升高太快。

❷ 南瓜中含有果膠可以保護腸胃黏膜，延緩腸胃排空的時間，進而能延遲腸胃對糖分的吸收速度，降低血糖值。

❸ 南瓜中鈣與鉀的含量豐富，可以促進體內水分及鹽分排出體外，有助降低血壓，穩定血壓值。

❹ 南瓜中含有鈷，可以增進造血功能和新陳代謝。

食用注意事項

❶ 南瓜雖能減緩血糖升高速度，但仍含有碳水化合物，高血糖患者應酌量食用。

❷ 食用南瓜過量會導致瘡毒、黃疸與腳氣病。

❸ 南瓜與羊肉一同食用可能導致腹脹，盡量避免。

❹ 南瓜中含有類胡蘿蔔素，食用過多可能造成皮膚顏色蠟黃，但對身體無害，只要停止食用，膚色便會回復正常。

性質
溫和

枸杞
Boxthorn

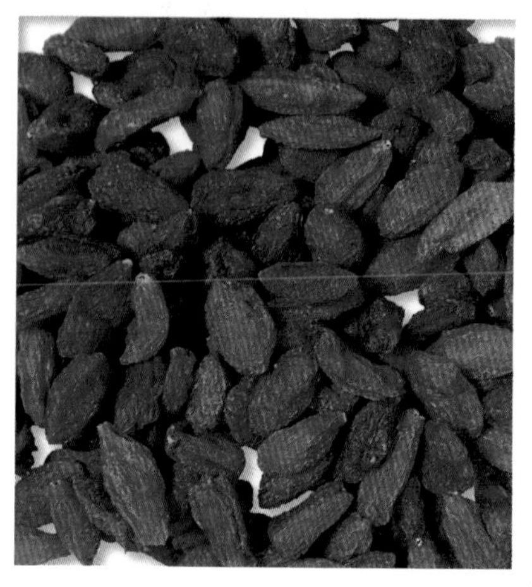

別名 苦杞、天精子、地骨子、甘杞、杞子、血杞、枸忌、雪裡珊瑚、明眼草

主要營養成分
枸杞紅素、枸杞多糖、玉米黃質、葉黃素、類胡蘿蔔素、類胡蘿蔔素、核黃素、甜菜鹼、牛磺酸

歸經 歸肝、肺、腎經

食療功效

❶ 枸杞味甘、性平，可以有效防治糖尿病。

❷ 枸杞中含有胺基酸、生物鹼、甜菜鹼等多種維生素與亞油酸，能預防高血脂症。

❸ 枸杞可滋補養腎、軟化血管、促進造血功能、減少腦中風、心臟病等疾病發生的機率。

❹ 枸杞具有胺基酸、類胡蘿蔔素等成分，能調節免疫機能、強化肝臟機制、延緩細胞衰老。

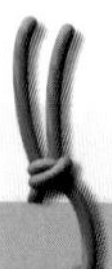

食用注意事項

❶ 有感染症狀不宜服用，例如：紅腫熱痛者。

❷ 火氣大及發燒、發炎者忌用。

❸ 脾胃虛弱、消化不良、腹瀉患者不宜服用。

❹ 一般多煎成湯藥使用。

❺ 選購時宜挑選表面呈鮮紅色者。

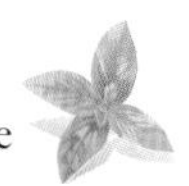

性質 寒涼

桑葉

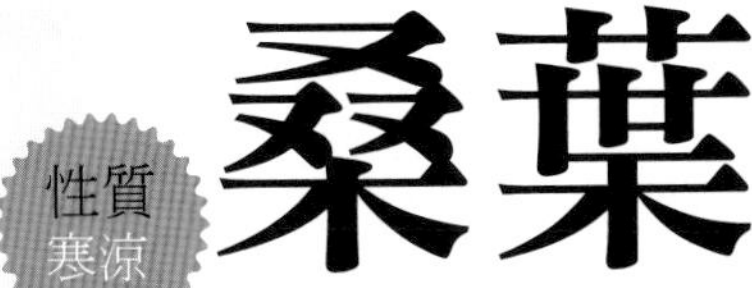

Mulberry Leaf

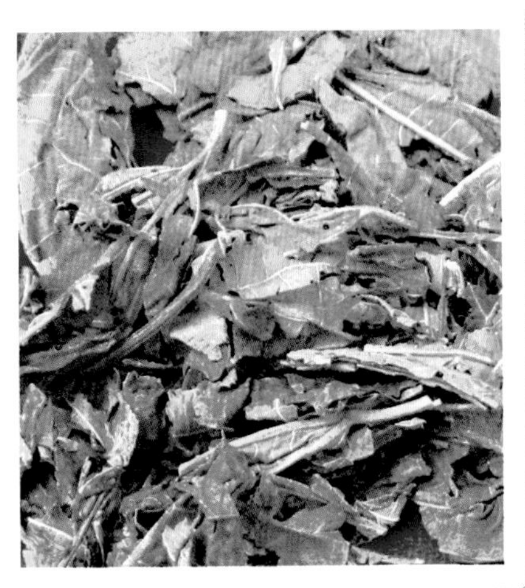

別名 霜葉、霜桑葉、冬桑葉

主要營養成分

蛋白質、果膠、鈣、磷、膳食纖維、胺基酸、鐵、鉀、維生素**A**、**B**群、**C**

歸經 歸肝、肺經

食療功效

❶ 桑葉中特有的成分，能抑制把多糖分解成葡萄糖的 α - 糖甘酶，進而抑制血糖的上升。

❷ 飯前飲用桑葉茶，可抑制飯後血糖升高。

❸ 桑葉所含的黃酮類物質，可以幫助清除血液中多餘的膽固醇，降低血液黏稠度，並且減少心血管硬化的機率。

❹ 桑葉可以治療熱感冒、頭痛與咳嗽等症狀。

❺ 桑葉具有利尿功用，可以排除體內多餘的水分，減少鈉離子濃度，幫忙調節血壓。

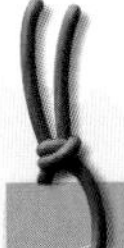

食用注意事項

❶ 桑葉性寒，有風寒咳嗽、腹瀉症狀者忌服。

❷ 桑葉含有胺基酸，能刺激胰島素分泌，低血糖患者要慎用。

❸ 桑葉含有類似乙醯膽鹼物質，能降低血壓，低血壓患者要慎用。

❹ 桑葉性寒，腸胃虛寒者需謹慎服用。

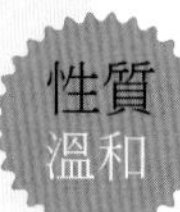

熟地黃

Rehmannia Radix

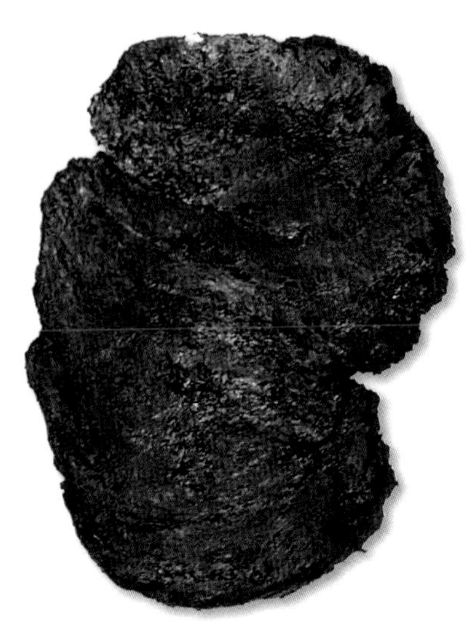

別名 熟地、九地、大熟地、酒壺花、山煙、山白菜

主要營養成分

有機酸、葡萄糖、地黃素、胺基酸、琥珀酸、棕櫚酸、花生酸

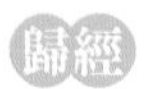

歸肝、腎經

食療功效

❶熟地黃味甘性溫，具有利尿、降血糖等作用。

❷熟地黃可以降低膽固醇和三酸甘油脂的含量，藉此可以使動脈硬化、腦中風等心血管疾病的病變機率降低。

❸熟地黃可用來滋陰壯陽。

❹熟地黃可以改善身體虛弱、貧血、頭暈目眩等症狀。

❺熟地黃能夠治療心悸或失眠症狀。

❻熟地黃可以利尿，並且能降低體內鈉離子的濃度，幫助排除多餘的水分，有助調節血壓，改善高血壓症狀。

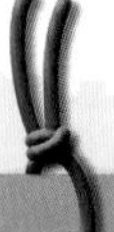

食用注意事項

❶熟地黃甘潤黏膩的特性勝過生地黃，質地滋潤柔軟。

❷腸胃不佳者宜少服用熟地黃。

❸平日食慾差者宜少服用熟地黃。

❹保存時最好置入缸中或木箱內部密封妥當，以免濕氣侵入或失水乾燥。

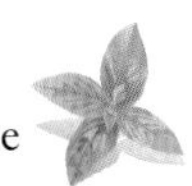

性質
平和

茯苓

Poria

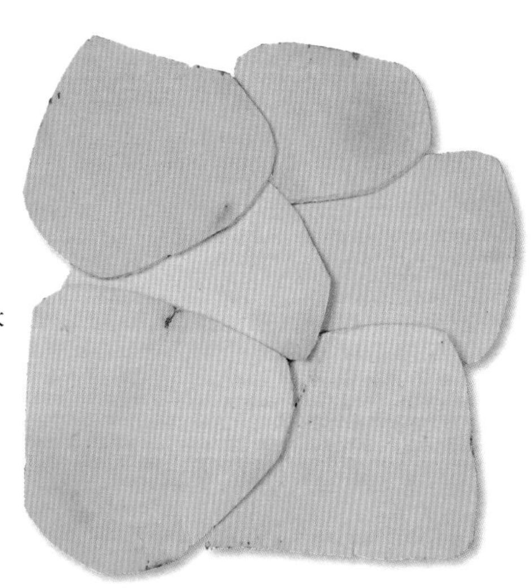

別名 茯靈、雲苓、白茯苓、雲茯苓、松木薯、松腴、松苓

主要營養成分
醣類、鈣、鈉、鋅、錳、蛋白質、膳食纖維、磷、鎂、硒、鉀、鐵、銅

歸經 歸心、肺、脾、腎經

食療功效

1. 茯苓具有利尿作用，能夠改善水腫現象，同時減輕腎臟負擔。
2. 茯苓味甘性平，能生津止渴、健脾化痰。
3. 茯苓所含的茯苓醇能促進肝臟膠原蛋白分解，預防肝細胞壞死，有助改善肝硬化病情。
4. 茯苓具有抑菌功效，強化人體免疫細胞。
5. 茯苓能加強心臟肌肉的收縮能力，促進心臟功能，並且降低心血管疾病的罹患率。

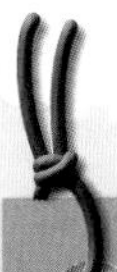

食用注意事項

1. 痛風或尿酸病患忌服。
2. 老年人若有排尿頻繁現象者不宜服用。
3. 老年人若有脫肛現象者不宜服用。
4. 最好置於陰涼通風處保存，以免過潮。
5. 茯苓能減少胃酸分泌，保護胃腸黏膜不受損害，有助於改善腸胃機能，防治潰瘍。

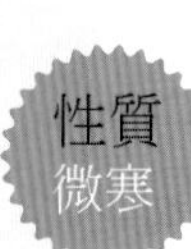

薏仁

Job's Tears

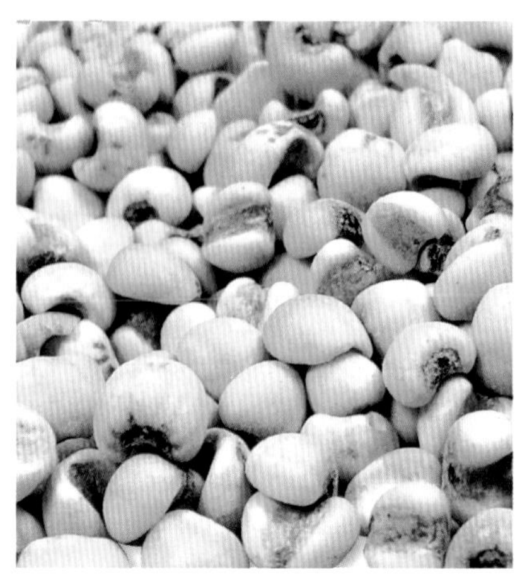

別名 薏苡仁、苡米、米仁、薏米、回回米、起實、六穀米、菩提珠

主要營養成分

蛋白質、醣類、磷、鉀、鐵、維生素**E**、**A**、維生素**B**群、鈣、鎂、膳食纖維

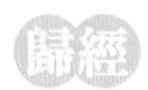

歸脾、肺、腎經

食療功效

❶薏仁油及薏仁素有輕度降血糖作用。

❷薏仁具有調節免疫機能、抗過敏功效。

❸薏仁能治療青春痘或其他痘瘡等皮膚病。

❹薏仁富含膳食纖維，可吸附腸道內的膽固醇，降低血脂，並且能夠改善因飲食過油所致的脂肪堆積。

❺薏仁具有利尿的功用，可以促進體內血液和水分的新陳代謝，有助於降低腎臟發炎的機率。

❻薏仁能增加巨噬細胞的吞噬百分率及吞噬指數，顯著增加血清溶血素含量，進而增強身體的免疫功能。

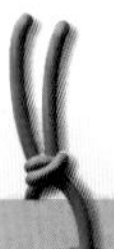

食用注意事項

❶孕婦不宜食用薏仁，因為薏仁會刺激子宮收縮。

❷頻尿、腎臟功能異常者不宜食用薏仁。

❸習慣性流產者不宜食用薏仁。

❹薏仁可治療消化不良、食慾不振。

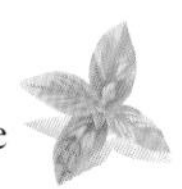

黃耆

性質 溫熱

Astragalus Radix

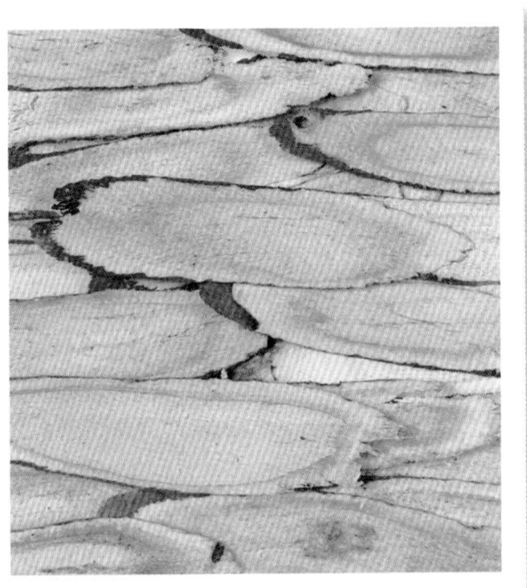

別名 北耆、黃芪、元耆、西黃耆、白皮耆、綿耆

主要營養成分
葡萄糖、有機酸、葉酸、蔗糖、苦味素、數種胺基酸

歸經 歸肺、脾經

食療功效

❶ 黃耆具有擴張血管作用，能降低高血壓，治療糖尿病、高血脂症、冠狀動脈硬化及心肌梗塞等病症。

❷ 黃耆有利尿作用，以及治療尿蛋白的功用，對於腎臟發炎也有相當療效。

❸ 黃耆對容易疲倦或元氣不足者有益。

❹ 黃耆能促進血液循環，補氣通氣。

❺ 黃耆具有舒張毛細血管的功用，並能調節血壓於標準值，幫助改善高血壓病情。

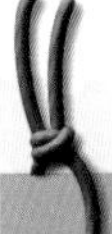

食用注意事項

❶ 有實證或體質屬陰虛陽盛者忌服黃耆。

❷ 身上有化膿傷口者忌服黃耆。

❸ 常有消化不良症狀者忌服黃耆。

❹ 習慣性便祕者忌服黃耆。

❺ 多吃黃耆能夠擴張冠狀動脈血管，減少心臟疾病的發生機率。

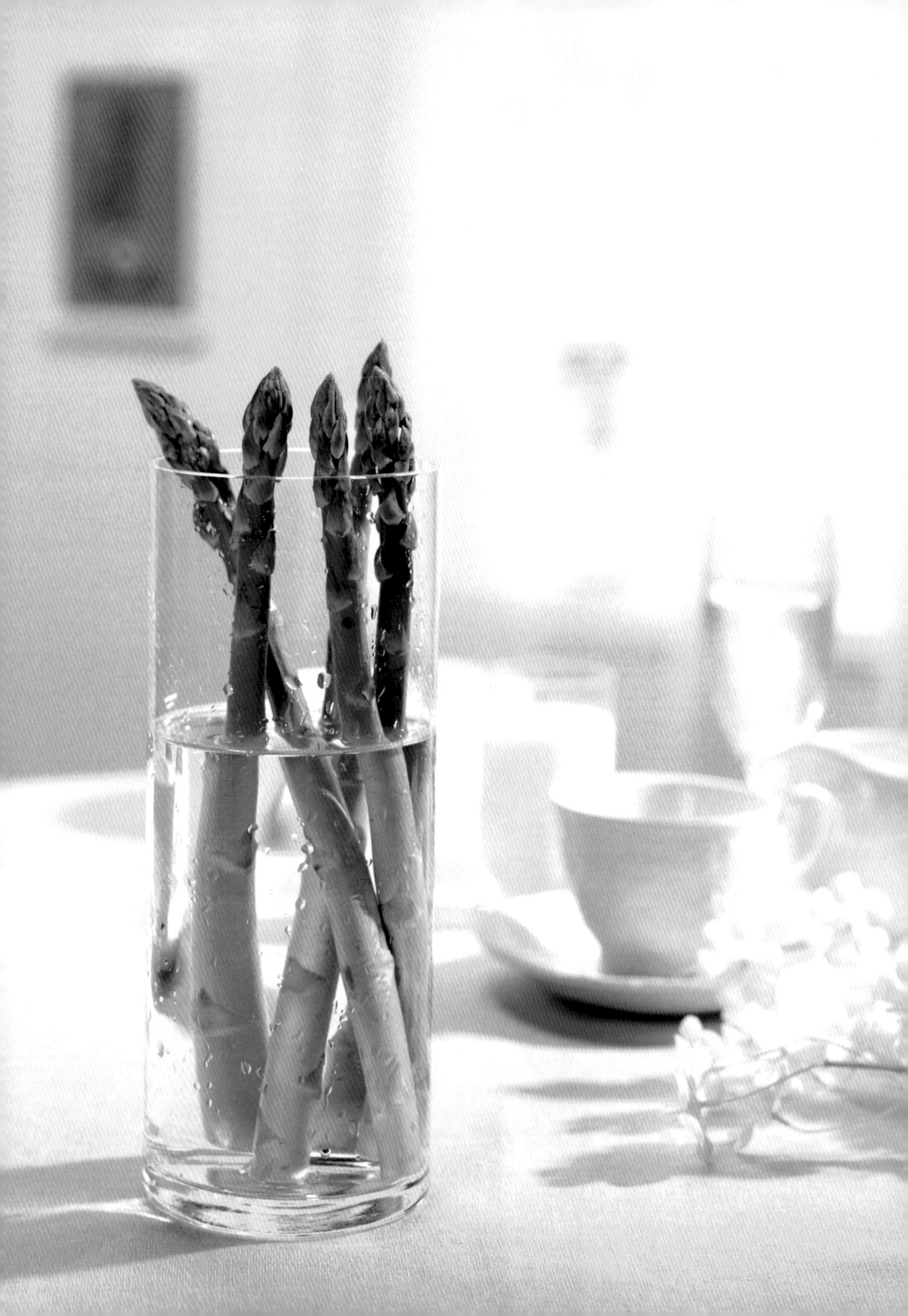

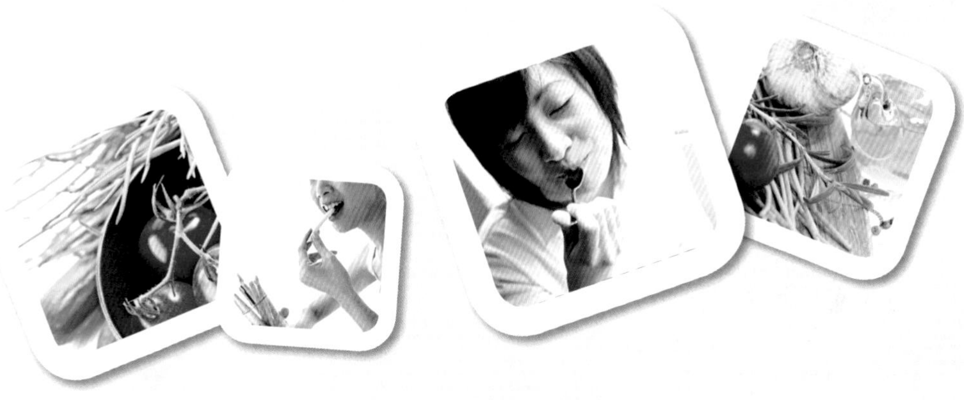

降糖推薦料理

Say Goodbye To Disease

高血糖患者應先與醫師討論每日所能攝取糖分多寡，再斟酌碳水化合物攝取量。無高血壓的糖尿病患者每日建議鈉攝取量為<3000毫克(約等於7.5公克食鹽)；若本身為患有高血壓之糖尿病患者一每日建議鈉攝取量為<2000毫克(約等於5公克食鹽)；維生素、礦物質之建議量則與正常人相同。以下將介紹四種越吃越健康的降糖推薦料理。

脆玉苦瓜
Stewed Bitter Melon

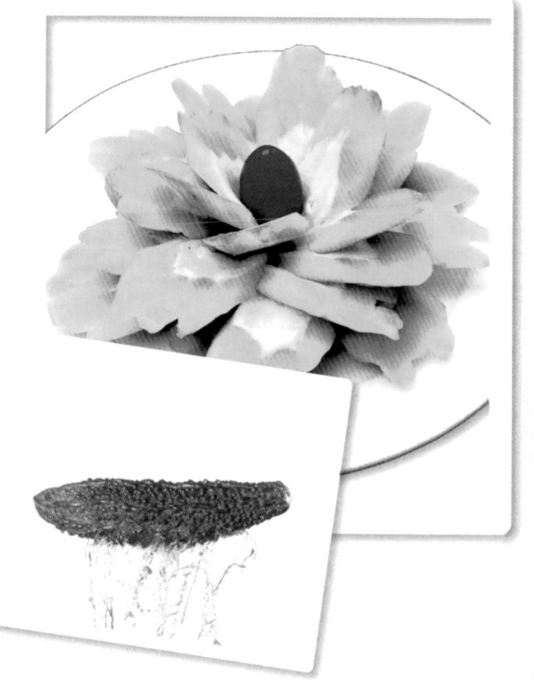

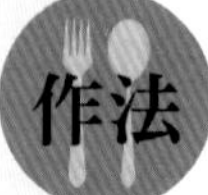

材料 苦瓜1條、鹽巴少許、油少許

＊多吃苦瓜，對糖尿病患者有很多的益處。

作法

❶先將苦瓜洗乾淨，農藥才不會將殘留在苦瓜上。
❷洗淨後，將苦瓜剖半切片備用。
❸倒入少許的油在鍋中。
❹將苦瓜放入油鍋中快速翻炒。
❺最後灑適量鹽巴調味，加水將苦瓜燜煮至熟軟即可。

降糖功效

❶苦瓜有助於降低血糖、活化胰臟及刺激免疫細胞活性，具有治療糖尿病的功效。

❷苦瓜含有苦瓜苷，可促進胰島素分泌，適合糖尿病患者食用。

❸苦瓜中含有一種類似胰島素的多胜肽類物質，有助調降血糖。

❹常吃苦瓜有助於降低血壓、降低血糖、活化胰臟及刺激免疫細胞活性，具有治療糖尿病的功效。

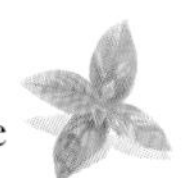

蒜炒菠菜

Fried Spinach With Garlic

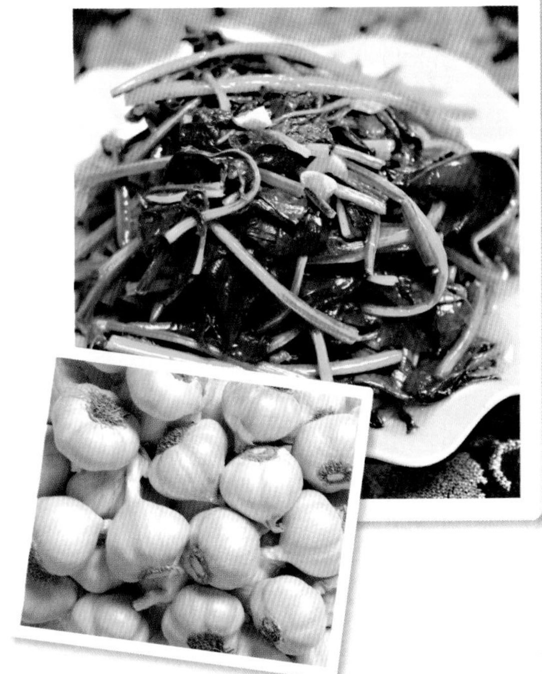

材料 蒜頭1顆、菠菜1把、油適量、鹽少許

＊菠菜是著名的降糖食材，配上蒜頭，更是加強降糖功效。

作法

❶將蒜頭洗淨去皮，再切成碎末。
❷將菠菜洗淨後，切段備用。
❸倒少許的油，再將蒜末放入油鍋，以小火慢炒。
❹將菠菜倒入鍋中翻炒，灑點鹽巴調味後即可起鍋。
❺將鍋蓋蓋上，熄火燜煮約一分鐘即可。

降糖功效

❶菠菜中具有類胰島素成分，可以有效維持血糖含量，幫助改善糖尿病病情。
❷「第二型」糖尿病患者食用菠菜特別具有療效。
❸菠菜中含有維生素B群，與大蒜搭配食用，可以消除疲勞。
❹大蒜中含有蒜素與楊梅素，能促進胰島素作用，調節血液中的糖分含量，有助於糖尿病患者減輕病情。

椒鹽山藥

Yam With Spiced Salt

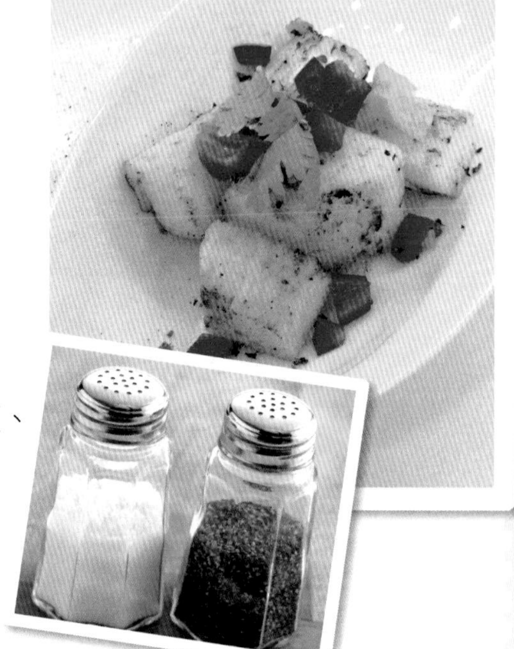

材料 山藥半條、番茄2顆、胡椒鹽、香菜、巴西里少許

＊山藥不但能降糖，同時也能降壓，越簡單的作法越能保留其營養價值。

作法

❶將新鮮山藥洗淨後，切成方塊備用。

❷將番茄洗淨後，切丁備用，接著開烤箱預熱10分鐘到180℃。

❸將山藥放入烤箱約三分鐘後取出，灑上胡椒鹽。

❹放上番茄丁、巴西里、香菜做裝飾即完成。

降糖功效

❶山藥可促進賀爾蒙合成作用，並提高新陳代謝、降低血糖。

❷山藥能夠延遲胃內食物排空，控制飯後血糖值快速升高。

❸山藥所含黏質和維生素B_1會代謝血液中的葡萄糖，降低血糖。

❹山藥含有黏液蛋白，可維持血管彈性。

❺山藥所含多巴胺有助於擴張血管，促進血液循環。

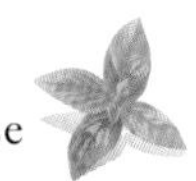

苦瓜炒肉絲

Fried Bitter Melon With Shredded Pork

材料 苦瓜半條、瘦豬肉、小辣椒、迷迭香少許、葵花油、少許鹽

＊這道菜主要的重點是苦瓜，瘦豬肉適量即可。

作法

❶ 苦瓜洗淨後，切片備用。
❷ 瘦豬肉洗淨後，切絲備用。
❸ 先將小辣椒爆香。
❹ 將豬肉絲與油拌炒一下後，撈起備用。
❺ 將苦瓜拌炒後，放入少許水燜煮一下。
❻ 將苦瓜與肉絲一起拌炒，放少許鹽後，即可起鍋。
❼ 最後再灑上少許迷迭香即完成。

降糖功效

❶ 苦瓜中的維生素C與瘦豬肉中的鐵質搭配食用，可以促進人體吸收鐵質。

❷ 苦瓜有助於降低血壓、降低血糖、活化胰臟及刺激免疫細胞活性，具有治療糖尿病的功效。

❸ 苦瓜蛋白可以對抗癌症，苦瓜蛋白內含類奎寧能夠提高免疫力。

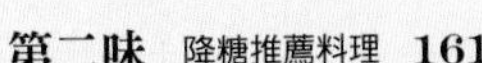

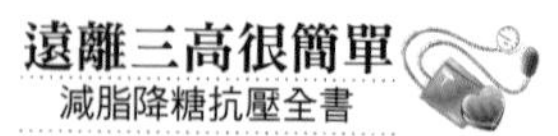

性質
溫熱

大蒜
Garlic

別名
蒜頭、大蒜頭、獨蒜、獨蒜頭、葷菜、紫皮蒜

主要營養成分
蛋白質、鈣、磷、鐵、維生素A、B群、C、D

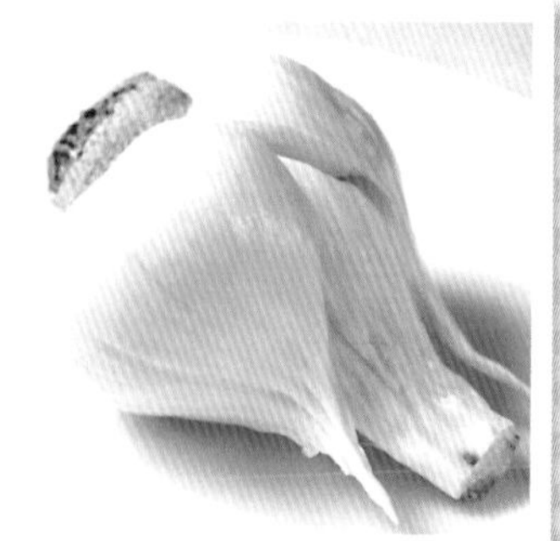

每一百克所含營養成分

熱量	水分	蛋白質	脂肪	醣類	粗纖維	
36kcal	89.5g	2.8g	0.4g	6.5g	1.3g	
膳食纖維	膽固醇	維生素A效力	維生素B_1	維生素B_2	維生素C	
3.5g	0mg	300RE	0.04mg	0.07mg	40mg	
鈉	鉀	鈣	鎂	磷	鐵	鋅
6mg	300mg	82mg	15mg	43mg	2.2mg	0.4mg

食療功效

❶大蒜中含有蒜素可促進人體吸收維生素B_1，促進毛細血管擴張、消除血栓、預防動脈硬化，增強腸胃和心臟功能。

❷大蒜中的蒜素及類黃酮素能防止壞膽固醇囤積在血管壁，降低血清膽固醇含量，同時促進血液循環、調整血壓。

❸常吃大蒜還能有效降低三酸甘油脂含量，並且能達到降血糖、降血壓的功效，而大蒜裡的硒，能延緩細胞老化。

❹大蒜具有補氣血、提高免疫力的效果。

食用注意事項

❶大蒜醃漬時間不宜過久，以免破壞營養成分。

❷大蒜促使胃酸分泌，腸胃道疾病者不宜食用過多。

❸大蒜加熱後，營養成分容易流失，如果希望治療感染類疾病的效果，大蒜以生吃為宜。

❹發芽的大蒜不具食療功效，最好不要食用。

❺患有眼疾者、體質屬虛火旺者最好少食或禁食。

❻大蒜具有刺激性，患有胃疾或胃部不適者最好不要生食。

❼常接觸鉛或鉛中毒者宜食用。

性質 平和

玉米

Corn

別名

包穀、番麥、玉蜀黍

主要營養成分

蛋白質、醣類、膳食纖維、類胡蘿蔔素、硒、鎂、鐵、磷

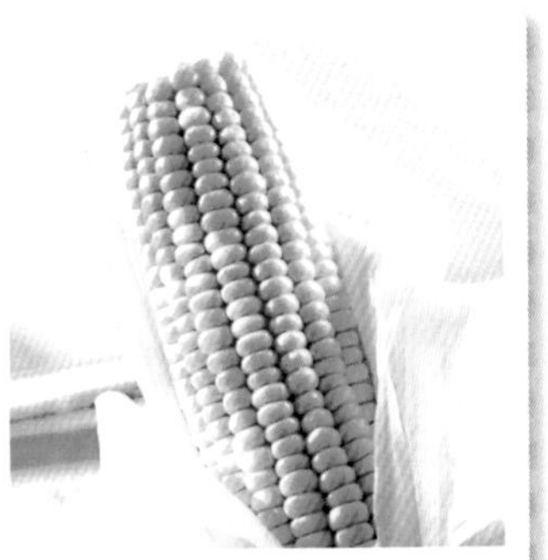

每一百克所含營養成分

熱量	水分	蛋白質	脂肪	醣類	粗纖維	
111kcal	74.2g	3.8g	1.9g	19.4g	0.8g	
膳食纖維	膽固醇	維生素A效力	維生素B_1	維生素B_2	維生素C	
4.6g	0mg	2.4RE	0.07mg	0.09mg	6mg	
鈉	鉀	鈣	鎂	磷	鐵	鋅
6mg	240mg	2mg	31mg	77mg	0.6mg	0.9mg

食療功效

❶ 玉米含有亞油酸、維生素E成分，能降低膽固醇、血脂肪。

❷ 玉米可以調節血壓、血糖、高血壓及降低心血管疾病罹患率。

❸ 玉米含有阿魏酸成分，能有效降低體內膽固醇含量，使血液中的壞膽固醇無法堆積於血管壁上，對於預防動脈硬化、血管硬化或阻塞具有極佳效果。

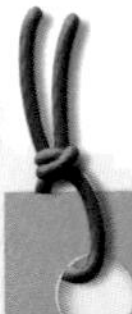

食用注意事項

❶ 發霉的玉米會產生黃麴毒素，不可食用。

❷ 玉米內含有許多澱粉，熱量比一般蔬菜高，肥胖者不宜食用過量。

❸ 一般市售玉米極易殘留農藥，烹煮或食用前最好用大量清水沖洗。

❹ 玉米容易受潮、發霉，保存時最好先用保鮮膜密封再放入冷藏室。

性質
平和

地瓜
Sweet Potato

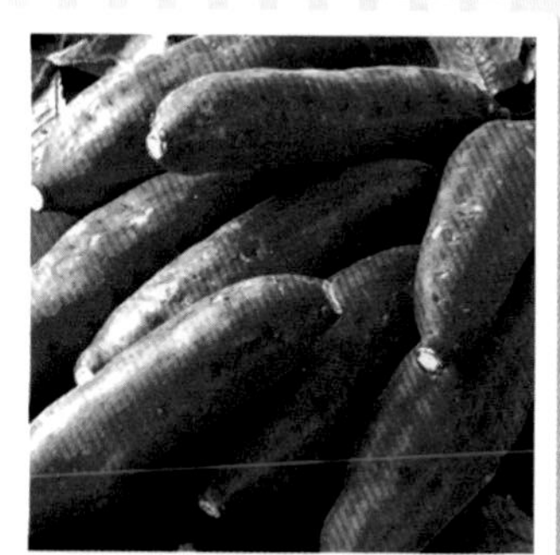

別名

番薯、甘藷、紅薯、甜薯

主要營養成分

蛋白質、醣類、膳食纖維、類胡蘿蔔素、維生素**A**、**B**群、**C**、鈣、磷、鎂、鉀

每一百克所含營養成分

熱量	水分	蛋白質	脂肪	醣類	粗纖維	
124kcal	69g	1g	0.3g	28.6g	0.6g	
膳食纖維	膽固醇	維生素A效力	維生素B_1	維生素B_2	維生素C	
2.4g	0mg	1520RE	0.07mg	0.03mg	13mg	
鈉	鉀	鈣	鎂	磷	鐵	鋅
44mg	290mg	34mg	28mg	53mg	0.5mg	0.3mg

食療功效

❶地瓜含豐富膠原及黏多醣物質，能加速膽固醇排泄，維持血管暢通，預防血管硬化。

❷地瓜中的鉀成分能幫助身體排除多餘鹽分，改善高血壓。

❸地瓜中含有豐富的膳食纖維，可增加飽足感，能夠促進腸胃蠕動，使排便更順暢，預防便祕效果佳。

❹地瓜為鹼性食物，可中和酸性物質，協助人體保持酸鹼值平衡，還能調解代謝機能。

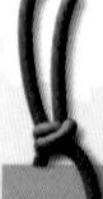

食用注意事項

❶地瓜含大量醣類，高血糖患者不可多吃。

❷地瓜表皮若出現褐色、黑色斑點，是因為受黑斑病菌污染，不慎食用可能出現噁心、嘔吐、頭痛、氣喘、發燒、抽搐、昏迷等症狀，甚至導致死亡，外皮已出現黑斑的地瓜，千萬不可食用。

❸地瓜含有大量澱粉，攝取過量容易引發脹氣或胃酸過多等現象，本身若有胃部脹氣等困擾，少吃為宜。

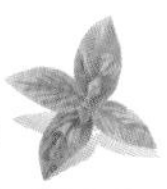

性質 微寒

芹菜 Celery

別名
西洋芹、旱芹、藥芹

主要營養成分
醣類、蛋白質、維生素B群、C、E、類胡蘿蔔素、鈣、鉀、鐵

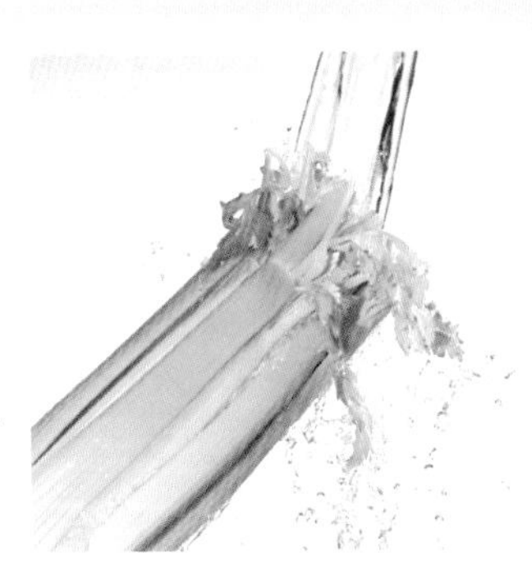

每一百克所含營養成分

熱量	水分	蛋白質	脂肪	醣類	粗纖維
17kcal	95g	0.9g	0.3g	3.1g	0.7g
膳食纖維	膽固醇	維生素A效力	維生素B_1	維生素B_2	維生素C
1.6g	0mg	71.7RE	0mg	0.04mg	7mg
鈉	鉀	鈣	鎂	磷	鐵　鋅
71mg	320mg	66mg	11mg	31mg	0.9mg　0.3mg

食療功效

❶ 芹菜豐富的膳食纖維有助膽固醇與膽汁的排除，降低血液中的膽固醇含量。

❷ 芹菜的根、莖含有豐富的鉀成分，有利尿作用和維持血壓值。

❸ 芹菜素能抑制血小板凝結，防止血栓形成，保持血管暢通。

❹ 芹菜含有利尿效用的鉀成分，鉀屬於水溶性營養素，加熱容易流失營養素，所以適合生吃或連湯汁一起食用。

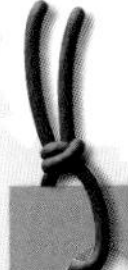

食用注意事項

❶ 芹菜具有降血壓的功效，若本身血壓偏低，盡量少吃。

❷ 芹菜中含有鉀成分，腎臟病患需注意食用量。

❸ 芹菜葉中所含營養成分勝過葉柄，可連葉烹煮。

❹ 芹菜性寒涼，體質虛寒、大病初癒者不宜食用。

❺ 婦女坐月子期間不宜食用。

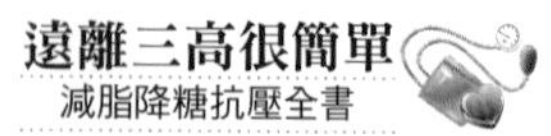

性質
平和

四季豆
String Bean

別名
敏豆、菜豆、雲豆、隱元豆、花雲豆

主要營養成分
蛋白質、醣類、膳食纖維、鈣、鎂、鐵、磷、鉀、維生素B群、C

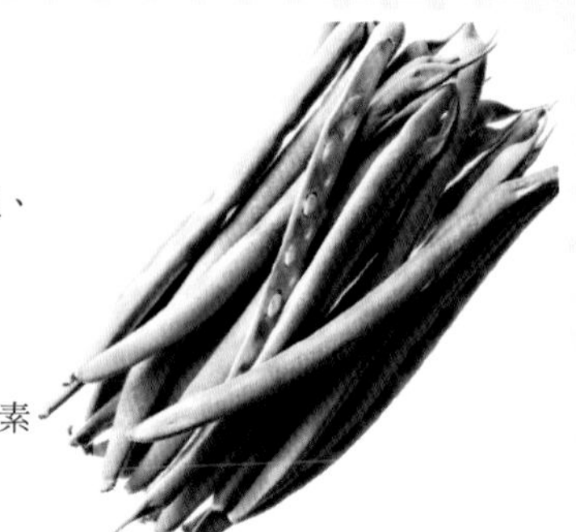

每一百克所含營養成分

熱量	水分	蛋白質	脂肪	醣類	粗纖維
30kcal	91g	2.2g	0.1g	6.1g	1g
膳食纖維	膽固醇	維生素A效力	維生素B_1	維生素B_2	維生素C
2.8g	0mg	38.3RE	0.07mg	0.08mg	22mg
鈉	鉀	鈣	鎂	磷	鐵　鋅
3mg	160mg	27mg	29mg	42mg	0.8mg　0.6mg

食療功效

❶四季豆中的β—麥胚固醇可吸收人體內膽固醇，有效防止高血脂與心血管疾病。

❷四季豆中的維生素A與C可以防止脂肪氧化，降低心血管硬化。

❸四季豆所含皂素能增加膽固醇的排出量，有效降低膽固醇含量。

❹四季豆所含的膳食纖維可以幫助排便，有便秘問題及腹瀉者可以食用。

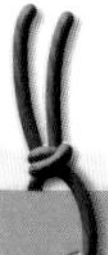

食用注意事項

❶多吃四季豆容易腹脹，需酌量食用。

❷四季豆中含有豆角毒素成分，可能造成溶血現象，加熱後能夠破壞豆角毒素的毒性，食用前最好先煮熟。

❸四季豆屬於低升糖指數、高纖維含量的食材，有助於穩定血糖，適合糖尿病患者食用。

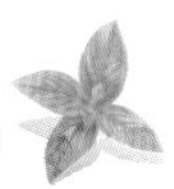

性質
微涼

草莓

Strawberry

別名

野梅莓、地莓、洋莓、紅莓、洋莓果

主要營養成分

有機酸、醣類、膳食纖維、維生素C、鈣、磷、鐵、鉀

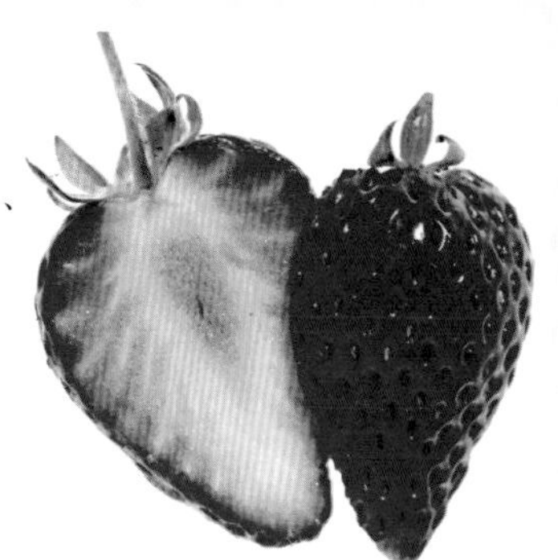

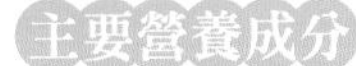

每一百克所含營養成分

熱量	水分	蛋白質	脂肪	醣類	粗纖維
39kcal	89g	1.1g	0.2g	9.2g	0.8g
膳食纖維	膽固醇	維生素A效力	維生素B_1	維生素B_2	維生素C
1.8g	0mg	3.3RE	0.01mg	0.06mg	66mg
鈉	鉀	鈣	鎂	磷	鐵　鋅
18mg	180mg	14mg	13mg	35mg	0.5mg　0.2mg

食療功效

❶ 草莓中的果膠成分可以吸附血液中的膽固醇，增加清除率，具有降低膽固醇的功效。

❷ 草莓中所含的維生素C，可以預防高血壓與動脈硬化。

❸ 草莓中所含花青素成分具有抗發炎效果，可以降低罹癌機率。

❹ 草莓中富含膳食纖維，可清腸整胃、增加糞便體積以利排除，幫助預防便秘、痔瘡和腸胃疾病。

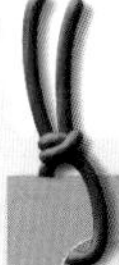

食用注意事項

❶ 皮膚過敏、腸胃不適者宜少吃草莓。

❷ 草莓性屬寒涼，體質虛弱者宜少食。

❸ 草莓中含有豐富草酸，草酸容易在體內形成結石，腎臟病患者宜少食。

❹ 草莓與牛奶一起食用容易影響消化，盡量避免。

❺ 未食用的草莓最好不要去蒂，才能保持鮮度與美味。

性質
溫和

木瓜
Papaya

別名

鐵腳梨、海棠梨、番木瓜、番瓜

主要營養成分

蘋果酸、木瓜素、類胡蘿蔔素、鉀、磷、鈣、維生素A、B群、C、鈉、蛋白質、醣類

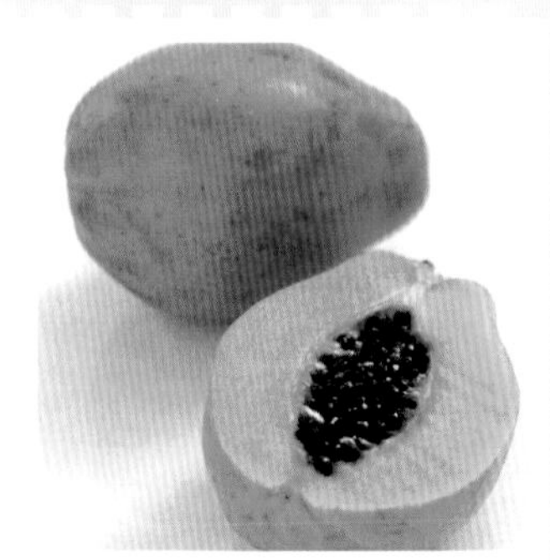

每一百克所含營養成分

熱量	水分	蛋白質	脂肪	醣類	粗纖維	
52kcal	85g	0.8g	0.1g	13.4g	0.6g	
膳食纖維	膽固醇	維生素A效力	維生素B_1	維生素B_2	維生素C	
1.7g	0mg	40.7RE	0.03mg	0.41mg	74mg	
鈉	鉀	鈣	鎂	磷	鐵	鋅
4mg	220mg	18mg	12mg	10mg	0.2mg	0.2mg

食療功效

❶木瓜含水溶性纖維，能降低血脂肪和膽固醇。
❷水溶性纖維還具有強心作用，可預防高血壓與心臟病。
❸木瓜果肉含有木瓜鹼，有消炎抗菌、降低血脂肪的功能。
❹木瓜中的木瓜酵素能抑制發炎反應，可預防類風濕性關節炎。
❺木瓜中的纖維素具有潤腸、通便效果，可以防止便祕。

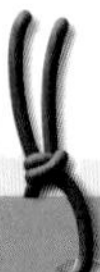

食用注意事項

❶因為木瓜具有潤腸、通便效果，有腹瀉者宜少食。
❷木瓜有助於改善產後缺乳、或乳汁不通的問題。
❸孕婦本身為易過敏體質者不宜多食或最好禁食。
❹未成熟的木瓜為綠色，可用報紙包起來放在陰涼處，過幾天就會變黃。

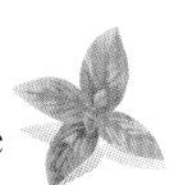

性質
寒涼

梨子

Pear

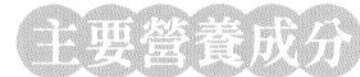

別名

快果、玉乳、果宗

主要營養成分

果膠、果糖、維生素B群、C、鉀、膳食纖維、醣類

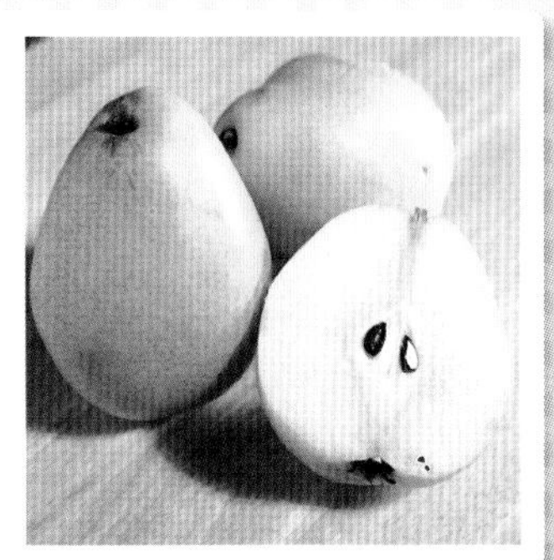

每一百克所含營養成分

熱量	水分	蛋白質	脂肪	醣類	粗纖維	
40kcal	89g	0.9g	0.3g	10.1g	0.7g	
膳食纖維	膽固醇	維生素A效力	維生素B_1	維生素B_2	維生素C	
1.6g	0mg	26.5RE	0.04mg	0.04mg	5mg	
鈉	鉀	鈣	鎂	磷	鐵	鋅
12mg	110mg	3mg	5mg	11mg	0.2mg	0.2mg

食療功效

❶ 梨子含有可溶性纖維果膠，能降低體內膽固醇的含量。

❷ 梨子中的可溶性纖維果膠可以緩解高血壓、心臟病和肝病患者常出現的頭暈目眩、失眠、多夢等症狀。

❸ 梨子的鉀成分有助於體內細胞組織的正常運作，可以調節血壓。

❹ 梨子中的果糖成分，可增加腸道蠕動。

❺ 梨子中的維生素C能夠促進傷口癒合，提高人體免疫力。

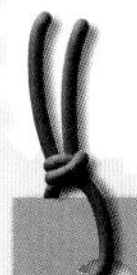

食用注意事項

❶ 梨子性寒，脾胃虛弱者不宜多食。

❷ 體質虛寒、易腹瀉者不宜食用。

❸ 容易手腳冰冷者可以梨子搭配冰糖食用。

❹ 梨子搭配冰糖蒸煮，具有潤肺、潤喉效果。

❺ 已削皮的梨子容易氧化，盡快吃完為宜，如要久置，可以浸泡鹽水。

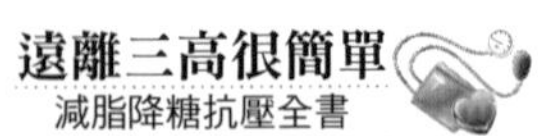

性質
溫和

酪梨
Avocado

別名

鱷梨、牛油果、樂天果、油梨

主要營養成分

植物性脂肪、蛋白質、類胡蘿蔔素、維他命C、E、B群、膳食纖維、鈉、鎂、菸鹼酸、葉酸

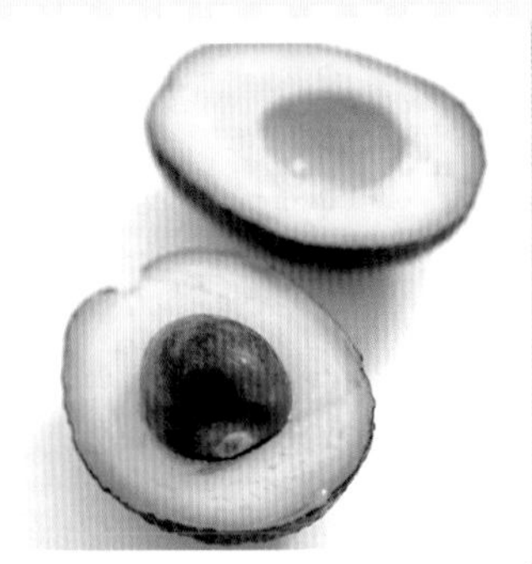

每一百克所含營養成分

熱量	水分	蛋白質	脂肪	醣類	粗纖維
58kcal	84g	1.1g	0.7g	13.5g	2.6g
膳食纖維	膽固醇	維生素A效力	維生素B_1	維生素B_2	維生素C
2.5g	0mg	64.2RE	0.01mg	0.02mg	12mg
鈉	鉀	鈣	鎂	磷	鐵　鋅
4mg	190mg	8mg	15mg	27mg	0.4mg　0.3mg

食療功效

❶酪梨中的不飽和脂肪酸能降低血液中膽固醇含量，幫助預防心臟血管疾病。

❷酪梨中含有β—麥胚固醇等營養成分，能預防壞膽固醇堆積於血管壁上，有助降低血液中的膽固醇含量。

❸酪梨中的膳食纖維可促進腸胃蠕動，不但能預防便祕還能降低大腸癌等疾病的發生率。

❹酪梨中含有阿魏酸，能降低血液中的糖分含量，穩定血糖值。

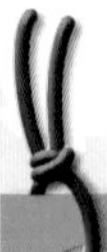

食用注意事項

❶酪梨為脂肪類食物，需要控制體重者應避免食用。

❷酪梨切開後極易氧化變黑，最好盡快吃完。

❸挑選酪梨時，盡量挑選青綠飽滿者為佳。

❹可淋些檸檬汁，藉由檸檬的維生素C來分解酪梨中所含的脂肪。

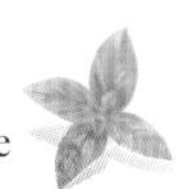

棗子

性質 平和

Jujube

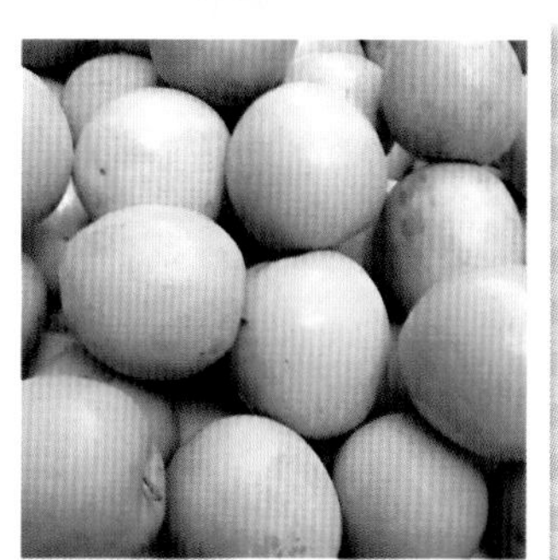

別名

蜜棗、印度棗、棗仔、毛葉棗、滇刺棗

主要營養成分

果糖、膳食纖維、維生素**A**、**B**、**C**、蛋白質、脂肪、醣類、鐵、鈣、磷、鉀

每一百克所含營養成分

熱量	水分	蛋白質	脂肪	醣類	粗纖維	
46kcal	87g	1.2g	0.2g	11.1g	0.5g	
膳食纖維	膽固醇	維生素A效力	維生素B_1	維生素B_2	維生素C	
1.8g	0mg	5RE	0.02mg	0.02mg	45mg	
鈉	鉀	鈣	鎂	磷	鐵	鋅
7mg	200mg	8mg	7mg	20mg	0.2mg	0.1mg

食療功效

❶ 棗子中含有鉀成分，可以降低膽固醇。
❷ 棗子中的鉀成分還具有調節血壓的功效。
❸ 棗子富含維生素C，可以防止細胞氧化，常吃能夠益胃生津。
❹ 棗子富含鐵質，對貧血患者有益，改善頭暈現象。
❺ 棗子中的維生素C可以促進血液循環，防止牙齦出血並且能預防壞血病。

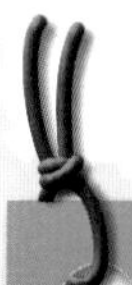

食用注意事項

❶ 棗子的纖維含量豐富，容易脹氣的人應該忌食。
❷ 棗子不可與海鮮一起吃，否則容易引起腹部疼痛。
❸ 棗子中的鉀含量高，腎臟病患者不宜多食。
❹ 棗子含有山梨糖醇成分，不易讓小腸分解吸收，腹瀉者不宜多吃。

性質
平和

百香果 Passion Fruit

別名
時計果、西番果

主要營養成分
鈉、鉀、鈣、鎂、磷、鐵、鋅、蛋白質、維生素A、B群、C、膠原蛋白、膳食纖維、類胡蘿蔔素、醣類

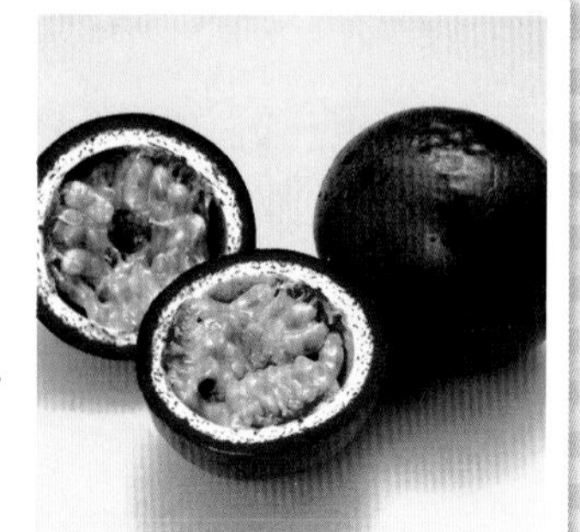

每一百克所含營養成分

熱量	水分	蛋白質	脂肪	醣類	粗纖維
66kcal	84g	2.2g	2.4g	10.7g	6.2g
膳食纖維	膽固醇	維生素A效力	維生素B_1	維生素B_2	維生素C
5.3g	0mg	161.7RE	0mg	0.1mg	32mg
鈉	鉀	鈣	鎂	磷	鐵　鋅
2mg	200mg	5mg	27mg	50mg	0.7mg　0.7mg

食療功效

❶ 百香果含有人體所需17種胺基酸、維生素和類胡蘿蔔素，有降脂、降壓等療效。

❷ 食用百香果能夠增加胃部飽足感，減少熱量的攝入，還可以吸附膽固醇和膽汁之類的有機分子，抑制人體對脂肪的吸收。

❸ 百香果中含有鉀成分，能幫助利尿，協助排除體內多餘鹽分，有效治療高血壓症狀。

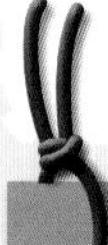

食用注意事項

❶ 百香果為酸性食物，胃酸過多、胃及十二指腸潰瘍者不宜空腹食用，否則將使病情加重。

❷ 百香果含鉀成分，腎臟病與尿毒症患者不宜食用。

❸ 百香果中含有類胡蘿蔔素，吃多容易使皮膚變黃。

❹ 選擇百香果，盡量以果粒飽滿豐圓，沒有皺摺為佳。

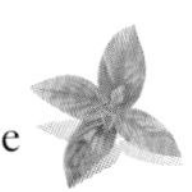

性質
寒涼

柚子

Pomelo

別名

柚子、香欒、朱欒、雷柚、碌柚、胡柑、臭橙、臭柚

主要營養成分

蛋白質、醣類、膳食纖維、維生素**P**、**B**群、**C**、鈉、鉀、鈣、鎂、磷、鐵、鋅

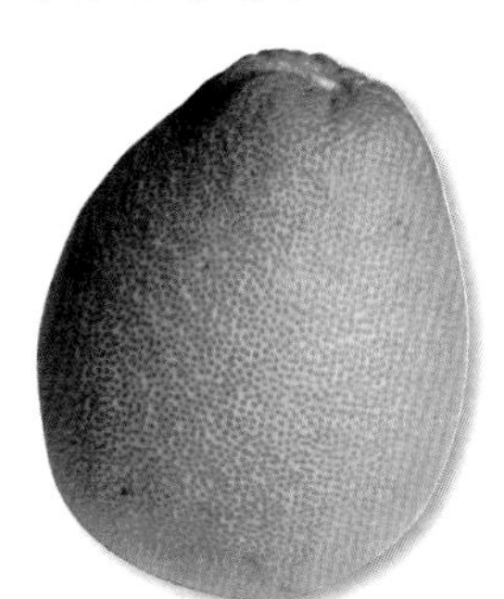

每一百克所含營養成分

熱量	水分	蛋白質	脂肪	醣類	粗纖維
32kcal	91g	0.7g	0.2g	7.7g	0.3g
膳食纖維	膽固醇	維生素A效力	維生素B_1	維生素B_2	維生素C
1g	0mg	0RE	0.02mg	0.02mg	32mg

鈉	鉀	鈣	鎂	磷	鐵	鋅
2mg	110mg	11mg	7mg	18mg	0.1mg	0.1mg

食療功效

❶ 柚子富含維生素P，能促進維生素C作用、改善微血管功能、增加冠狀動脈血流量、降低血脂及膽固醇，對心血管疾病及肥胖患者皆有所助益。

❷ 柚子中的維生素C具有抗氧化作用，能降低血液中膽固醇濃度。

❸ 柚子很適合中老年人食用，因為可以預防腦血管阻塞。

❹ 柚子具有促進肝細胞再生和肝醣的合成作用，可以改善肝炎和肝硬化的症狀。

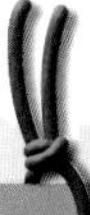

食用注意事項

❶ 柚子屬於寒性水果，不宜食用過多。

❷ 體質虛寒者少吃柚子為宜。

❸ 腸胃功能不佳者不宜食用柚子。

❹ 有腹瀉困擾者不宜食用柚子。

❺ 柚子可以化痰止咳、消除腹部脹氣，舒緩胃病、消化不良、慢性咳嗽等症狀。

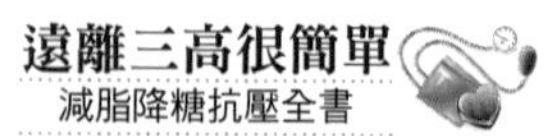

性質
微涼

柳丁
Orange

別名

鵲殼、金球、金澄、黃澄、澄子、柳橙

主要營養成分

醣類、膳食纖維、維生素B群、C、P、類胡蘿蔔素、鈣、磷、鉀、檸檬酸、蘋果酸

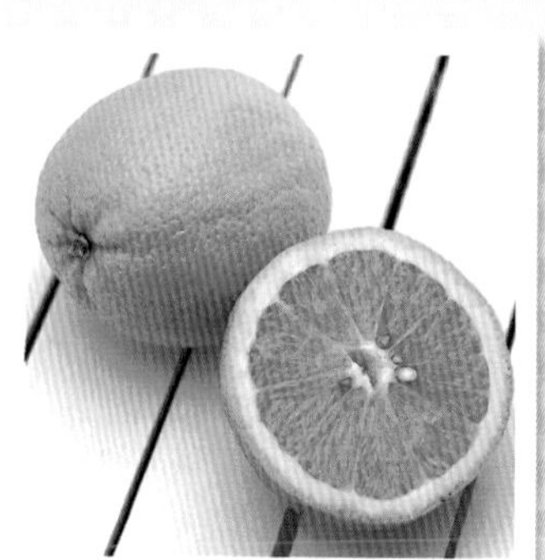

每一百克所含營養成分

熱量	水分	蛋白質	脂肪	醣類	粗纖維	
43kcal	88g	0.8g	0.2g	10.6g	0.5g	
膳食纖維	膽固醇	維生素A效力	維生素B_1	維生素B_2	維生素C	
2.3g	0mg	0RE	0.06mg	0.04mg	38mg	
鈉	鉀	鈣	鎂	磷	鐵	鋅
10mg	120mg	32mg	12mg	21mg	0.2mg	0.1mg

食療功效

❶柳丁中的果膠成分，能減少食物所含膽固醇被人體吸收，預防壞膽固醇堆積於血管壁上，有助預防中風及血管硬化等疾症。

❷柳丁中的鉀成分可促進鈉排出，降低血壓和膽固醇。

❸柳丁中的膳食纖維能刺激腸胃蠕動，幫助消化，預防便祕。

❹柳丁中的檸檬苦素能增加體內解毒效素的活性，讓身體更健康。

❺柳丁中含有維生素C具有抗發炎功效，而且能夠增進體內造血機制，提升人體免疫力。

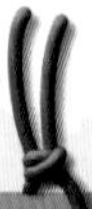

食用注意事項

❶飯前或空腹時不宜食用柳丁，容易傷胃。

❷脾胃虛弱者不宜過量食用柳丁。

❸吃完柳丁，最好立即清潔牙齒，以防牙齒受到酸蝕。

❹糖尿病患者最好不要食用柳丁。

❺牛奶中的蛋白質遇到果酸會凝固，影響消化與吸收力，食用柳丁前一小時最好不要喝牛奶。

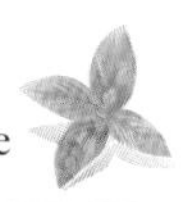

大黃

性質 寒涼

Chinese Rhubarb

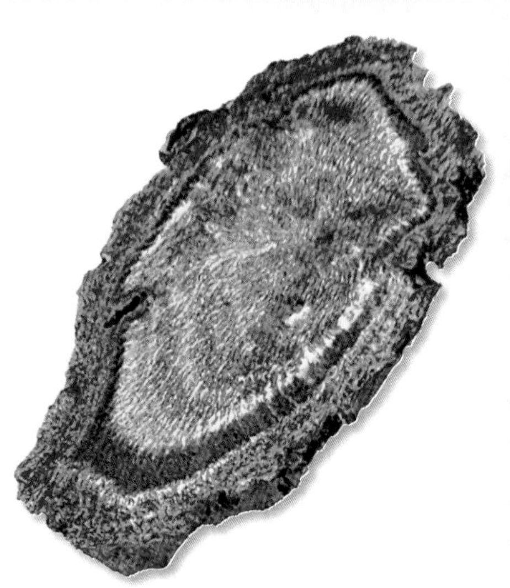

別名 黃良、酒軍、川軍、馬蹄黃、南大黃、生錦紋、生將軍、生大黃、西大黃、川大黃、火參、膚如

主要營養成分
大黃鞣酸、大黃素、大黃酸、檸檬酸、蘋果酸、醣類

歸經 歸脾、胃、肝、大腸、心包經

食療功效

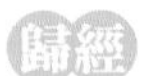

❶ 大黃有降壓、降低血清膽固醇等功效，可避免血管堵塞、硬化。
❷ 大黃的活性物質白藜蘆醇能抑制膽固醇的吸收。
❸ 大黃中的兒茶素有稀釋血液的功能，可以減少脂肪的沉積。
❹ 大黃具有通便、活血、祛痰、健胃整腸等功效。
❺ 大黃能抑制真菌與病毒在體內的作用，可以提高免疫力。
❻ 大黃具有利尿消腫的作用，能排除體內多餘的水分及鹽分。
❼ 大黃具有擴張血管的作用，能改善高血脂、冠心病等病症。

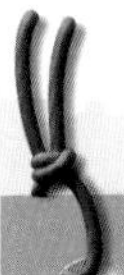

食用注意事項

❶ 大黃容易刺激子宮收縮，也容易使骨盆充血，因此，女性在生理期期間或懷孕期最好不要服用。
❷ 哺乳期婦女、氣血虛弱者避免服用大黃。
❸ 脾胃虛弱者宜謹慎服用大黃。
❹ 大黃能刺激腸胃蠕動，改善排便不順的情形。

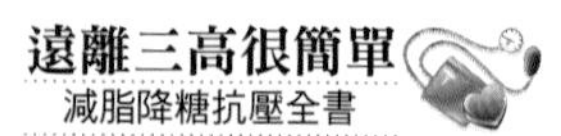

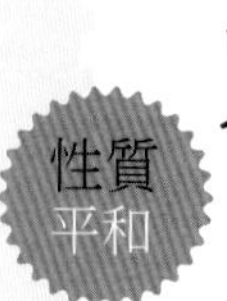

杏仁
Almond

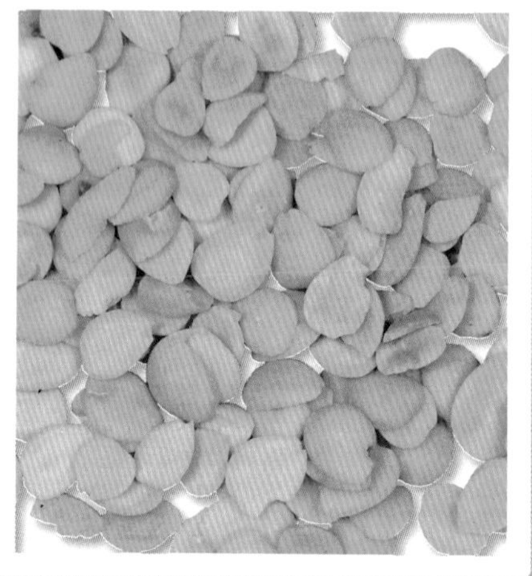

別名 光杏仁、杏仁泥、杏子、木落子
北杏、苦杏仁

主要營養成分

蛋白質、脂肪、醣類、類胡蘿蔔素、維生素B群、C、P、鈣、磷、鐵

歸經 歸肺、大腸經

食療功效

❶杏仁可以降低血液中壞膽固醇濃度而不影響好膽固醇濃度。
❷杏仁攝取越多，降低膽固醇的效果就越明顯。
❸杏仁可以預防罹患心血管疾病，並且可以降低疾病復發率。
❹杏仁可以用來止喘、祛痰，改善支氣管炎、氣喘、感冒等症狀。
❺杏仁中含有不飽和脂肪酸及維生素E等成分，有助降低體內膽固醇含量。

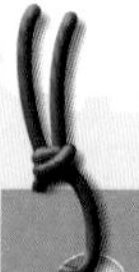

食用注意事項

❶杏仁微苦，服用過多可能導致心悸，需謹慎服用。
❷食用前須先浸泡在水中好幾遍，加熱煮沸，使得有毒物質溶於水中，若出現頭暈、嘔吐、呼吸困難或有昏迷現象，可能為中毒現象，宜盡快就醫治療。
❸腸胃虛弱或常有腹瀉症狀者宜謹慎服用。
❹一般多與其他藥材搭配熬煮，而不單獨使用。

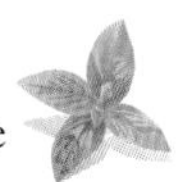

性質 微溫

何首烏

Polygonum Multiforum

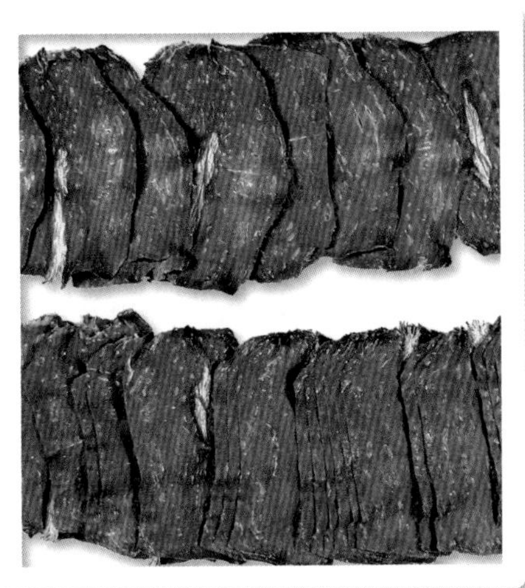

別名 首烏、夜合、野苗、交藤、夜交藤根、地精、馬肝石、紅內消

主要營養成分

膳食纖維、大黃酚、大黃素、大黃酸、醣類、卵磷脂、鉀、鈣、鐵、錳、鋅、銅

歸經 歸心、肝、腎經

食療功效

❶何首烏可以阻止膽固醇在肝內沉積。
❷何首烏具有解毒、滋補肝腎等功效。
❸何首烏能使血管暢通，改善動脈硬化症狀。
❹何首烏具有潤腸、通便效果，有助於改善便秘現象。
❺何首烏可治腰膝酸軟無力之症。
❻何首烏能預防掉髮、延緩白髮生長。
❼何首烏能加速脂肪代謝，有助於降低血液膽固醇。

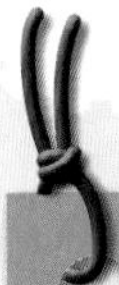

食用注意事項

❶痰多者、習慣性腹瀉者忌用何首烏。
❷何首烏中含有鞣質成分，遇鐵容易變色，甚至會使得藥性減弱，煎煮時最好不要使用鐵器。
❸何首烏是高血脂患者可以常食用的中藥材。
❹服用何首烏，要避食白蘿蔔，不然會影響藥效。

性質
寒涼

淡竹葉
Lopatherum Gracile

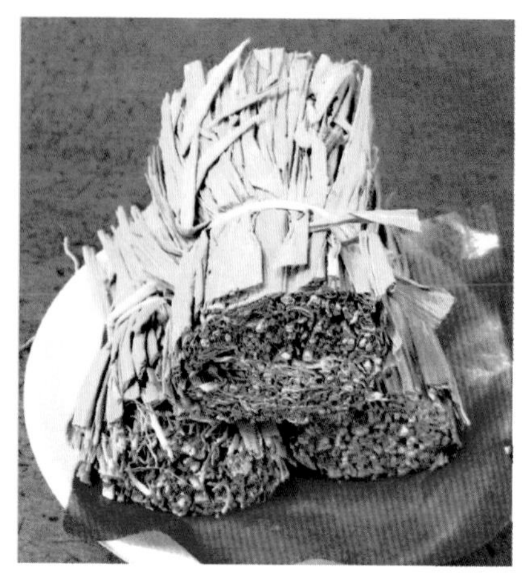

別名 淡竹、竹葉、竹葉麥冬、碎骨子、水竹、山雞米、地竹、林下竹、迷身草

主要營養成分
脂肪、醣類、膳食纖維、維生素A、C、E、類胡蘿蔔素、鈣、鐵、磷

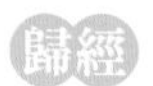
歸經 歸心、胃、小腸經

食療功效

❶淡竹葉含大量類黃酮，是極佳的降血脂、降血壓成分。
❷淡竹葉能用於治療心腦血管疾病，防止血栓形成。
❸淡竹葉能增強免疫力。
❹淡竹葉具有清熱解毒、生津止渴等功效。
❺淡竹葉對緩解神經衰弱等病症，具有鎮靜作用。
❻淡竹葉具止咳、抗發炎功效。
❼淡竹葉具有利尿作用，可以調節血壓，協助改善高血壓，預防心血管疾病。

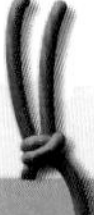

食用注意事項

❶孕婦、體質屬虛寒者忌用淡竹葉。
❷因為淡竹葉利尿，腎臟功能不好的人不建議服用。
❸淡竹葉具有升高血糖的作用，高血糖、糖尿病患者必須要謹慎服用。

性質 微溫

仙楂

Hawthorn

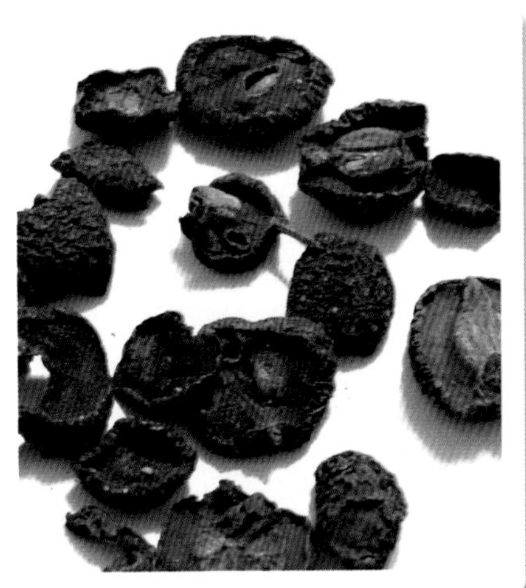

別名 山楂、山楂果、紅果、酸楂、胭脂果、綠梨

主要營養成分

蛋白質、脂肪、醣類、膳食纖維、鈣、磷、鐵、維生素C、類胡蘿蔔素、尼克酸

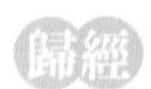

歸經 歸脾、胃、肝經

食療功效

❶仙楂可以降血脂、促進胃液和胰液分泌，有助代謝。

❷仙楂中含有槲皮素、矢車菊素等成分，具有降血脂的功效。

❸仙楂所含的黃酮類成分具有降血壓、擴張血管等功效，有助血壓的控制，也能改善高血壓的症狀。

❹仙楂能增加胃中酶類、胃液的分泌，有助消化並能增進食慾。

❺仙楂富含維生素C與類胡蘿蔔素，抗氧化效果佳，能避免細胞氧化受損，維持人體臟腑組織的健康。

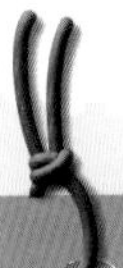

食用注意事項

❶市面上販售的仙楂糖主要是除去仙楂酸苦口感後加工製成，糖分較多，不宜多食。

❷脾胃虛弱者需謹慎食用仙楂。

❸胃、十二指腸潰瘍者忌用仙楂。

❹久病體虛者宜謹慎服用仙楂。

❺孕婦須忌用仙楂，因為仙楂具有收縮子宮的作用。

性質
平和

酸棗仁

Ziziphus Jujube Seed

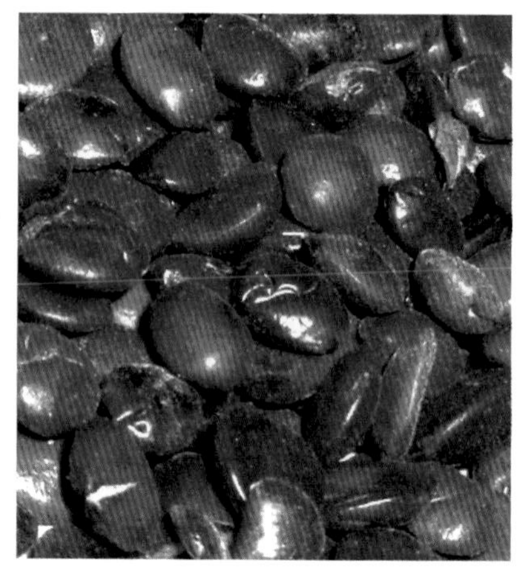

別名 棗人、酸棗、野棗、山棗、棗仁、山棗仁、酸棗核、焦棗仁

主要營養成分

蛋白質、維生素C、鉀、鈉、鐵、鋅、磷、鈣、鎂、錳、硒、葉酸、脂肪油、膳食纖維、類胡蘿蔔素

歸經 歸心、肝、膽、脾經

食療功效

❶酸棗仁具有降壓、降脂、護心，可以提升免疫能力等作用。

❷酸棗仁有安眠、安神作用，可以改善失眠現象。

❸酸棗仁含有一種酸棗仁皂苷活性成分，這種成分具有鎮靜的效果，此外，還可以保護心肌細胞，藥用價值高。

❹酸棗仁對心臟病、心律失調或心悸患者具有緩解功效。

❺酸棗仁含有脂肪油、有機酸與多種維生素，具有降血脂及預防動脈硬化的功能。

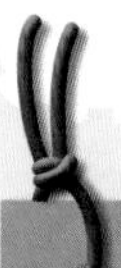

食用注意事項

❶肝火旺者不宜服用酸棗仁。

❷脾胃虛弱者、痰多者宜謹慎服用酸棗仁。

❸酸棗仁會降低血壓，低血壓者不適合食用。

❹孕婦需謹慎服用酸棗仁，因為酸棗仁具有收縮子宮的作用。

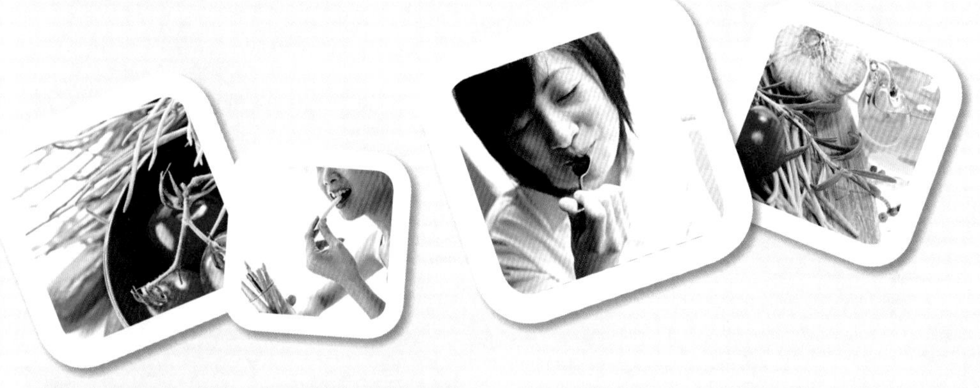

減脂推薦料理

Say Goodbye To Disease

高血脂患者的飲食原則：「低鹽、低糖、低脂肪、高蛋白質、高維生素、高鈣」，只要把握以上的原則，學習有技巧的飲食控制，小心選擇食材，還是可以吃得又健康又有飽足感。值得注意的是，高血脂患者一定要減少飲食中油脂的攝取量，可以提高脂肪酸被心臟、肝臟、肺臟及肌肉的利用率。以下將介紹七種簡單易上手的減脂推薦料理。

香甜玉米

Boiled Sweet Corn

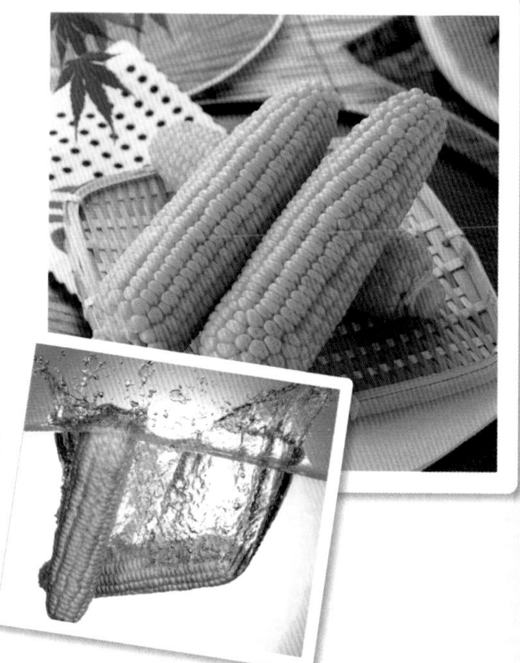

材料 玉米3根、鹽巴少許、水適量

＊玉米為高GI食物，高血糖患者不宜吃太多。

作法

❶將玉米最外層的厚皮剝掉，不要把外皮全部剝掉，留最內層的兩層薄皮。（可防止玉米煮太乾）

❷將玉米洗乾淨，再把玉米放入清水中，水量要蓋過玉米。

❸等水煮開後，大約再煮7~9分鐘，千萬不要煮太久。

❹煮好的玉米馬上取出瀝乾，不要讓它泡在水裡，否則玉米的味道會流失。

❺把玉米瀝乾後，略灑點鹽巴就完成了。

減脂功效

❶玉米能降低血清膽固醇、血脂肪，避免動脈硬化、血管阻塞、高血壓及心血管疾病。

❷玉米豐富的類胡蘿蔔素，可以預防細胞老化，也能防止細胞病變。

❸玉米所含的卵磷脂、亞油酸與維生素E成分，可以預防冠心病、細胞衰老及大腦功能退化等症狀。

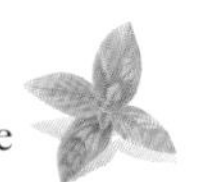

醋溜黑木耳

Black Fungus Mixed Vinegar

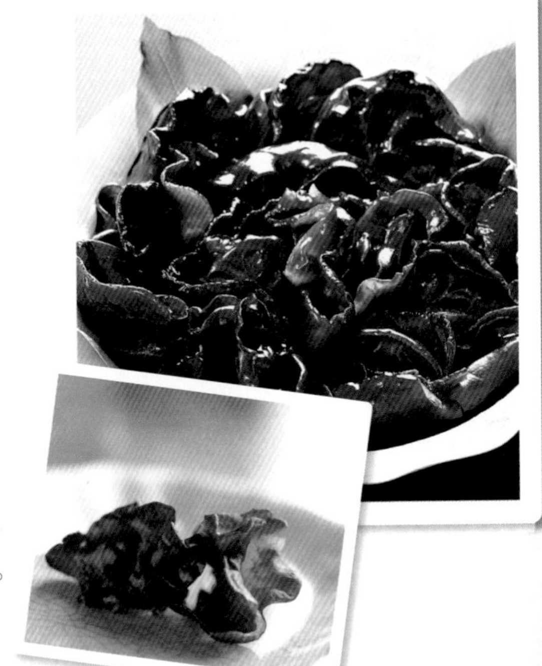

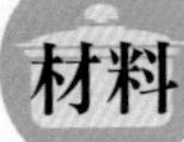

材料

黑木耳數朵、鹽巴少許、烏醋適量、油少許

＊醋是抗壓、減脂的好夥伴，有效降低體內膽固醇含量。

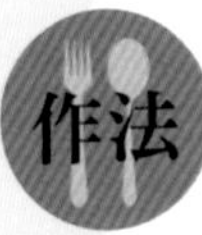

作法

❶將黑木耳洗淨泡水備用。
❷熱油鍋，將黑木耳放入翻炒。
❸加入鹽巴及烏醋調味。
❹加水將黑木耳燜煮至熟軟即可。

減脂功效

❶黑木耳能降低血液中三酸甘油脂及膽固醇含量。
❷黑木耳能夠降低血液黏稠度、抑制血小板凝結、預防血栓形成、防止動脈硬化與高血壓等疾病。
❸醋中含有二十多種胺基酸和十六種有機酸，可促進糖分代謝，降低膽固醇，防止動脈硬化。

汆燙四季豆

Boiled String Bean

材料 四季豆半斤、鹽巴少許、橄欖油少許

＊橄欖油能對心血管系統產生最佳的保護作用。

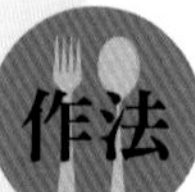

作法

❶將四季豆去除老莖後，洗淨切段備用。

❷將水燒開後，把四季豆放入滾水中汆燙至熟軟。

❸由於生食四季豆會導致中毒，所以一定要將它煮熟。

❹在四季豆起鍋前，可以先灑點鹽巴調味。

❺盛入盤中，加入少許橄欖油拌勻即可。

減脂功效

❶四季豆的鈉含量少，是心血管疾病患者的極佳食材，並且富含鐵質，能造血、補血。

❷四季豆所含β—麥胚固醇成分，可吸收人體內膽固醇，有效防止心血管疾病。

❸食用橄欖油，可以增加人體好膽固醇的平衡濃度，以保持人體對膽固醇的正常要求，而且還會降低壞膽固醇的濃度。

涼拌芹菜

Cold Mixed Celery

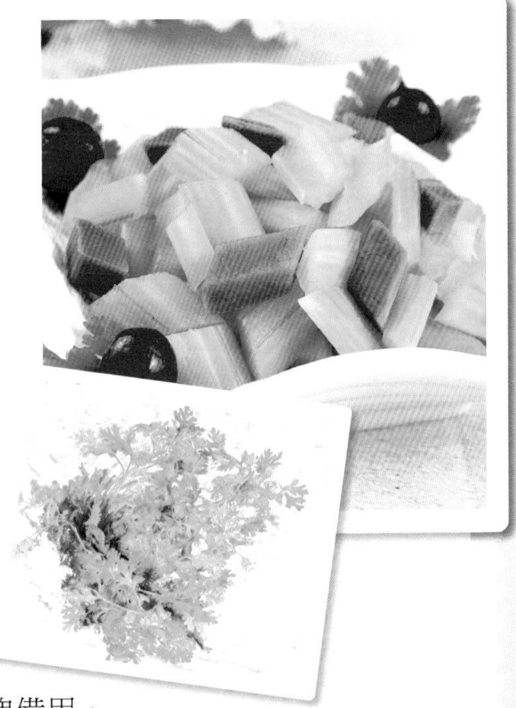

材料 芹菜2根、小辣椒1根、少許鹽、麻油、胡蘿蔔半根

＊麻油、鹽是提味用的調味料，請酌量使用。

作法

❶將芹菜、胡蘿蔔洗淨，切塊備用。

❷將小辣椒洗淨，切片備用。

❸將芹菜、放入滾水中汆燙一下，即可撈起。

❹撈起的芹菜放到冷水裡面，待其冷卻。

❺將小辣椒以麻油爆香後，與全部食材一起攪拌均勻，待所有食材入味即可。

減脂功效

❶芹菜的根、莖含有豐富的鉀和膳食纖維。

❷芹菜有助於降低膽固醇、降血脂、軟化血管、利尿和維持血壓正常。

❸芹菜豐富的膳食纖維能夠幫助膽固醇與膽汁的排除，降低血液中的膽固醇含量。

黃金玉米粒炒肉末

Corn Fried Minced Meat

材料 玉米2根、紅蘿蔔半根、豬絞肉、少許鹽、葵花油

＊玉米和紅蘿蔔都具有避免動脈硬化的作用。

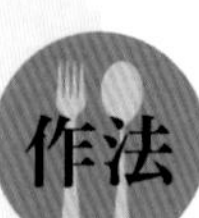

作法

❶ 在烹煮時應選用新鮮食材，盡量避免使用冷凍蔬菜或是罐頭玉米粒。將新鮮玉米洗淨後，切下玉米粒備用。

❷ 將紅蘿蔔洗淨後，切丁備用。

❸ 將豬絞肉以少許油簡單拌炒一下即撈起。

❹ 放入紅蘿蔔丁與玉米粒拌炒，再放入豬絞肉一起拌炒。

❺ 最後加入少許鹽，再拌炒一下即可起鍋。

減脂功效

❶ 玉米可以調節血壓、血糖，避免動脈硬化、血管阻塞，可以預防高血壓及心血管疾病。

❷ 玉米中豐富的膳食纖維可以降低血液中膽固醇的增加，減少動脈硬化發生率。

❸ 胡蘿蔔中的類胡蘿蔔素、葉黃素、茄紅素等成分，能消除自由基，防止壞膽固醇氧化而阻塞血管，維持血管暢通性。

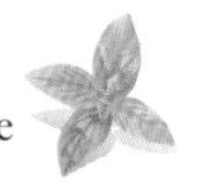

木耳炒薑絲

Ginger Fried Fungus

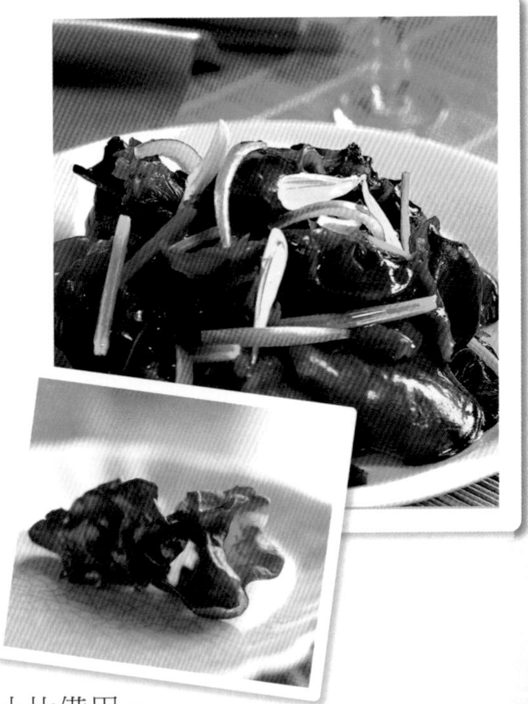

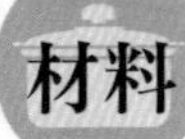

材料 木耳數朵、嫩薑、葵花油、麻油

＊葵花油、麻油，請視患者身體狀況酌量使用。

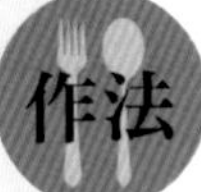

作法

❶將木耳洗淨泡水後，切成小片備用。
❷將嫩薑洗淨後，切絲備用。
❸放少許葵花油之後，投入薑絲爆香。
❹放入木耳一起拌炒後，倒入少許水燜煮。
❺再放入少許鹽稍微拌炒，最後滴入2~3滴麻油，即可起鍋。

減脂功效

❶木耳含有膠質成分，可以吸附膽固醇，增加膽固醇的排出，並且能降低血液中三酸甘油脂及膽固醇含量。

❷木耳能夠降低血液黏稠度、抑制血小板凝結、預防血栓形成、防止動脈硬化與高血壓等疾病。

❸薑所含的薑辣素進入人體後，會產生一種抗氧化酶，這種物質具有抵抗人體有害物質的作用。

酸辣湯
Hot & Sour Soup

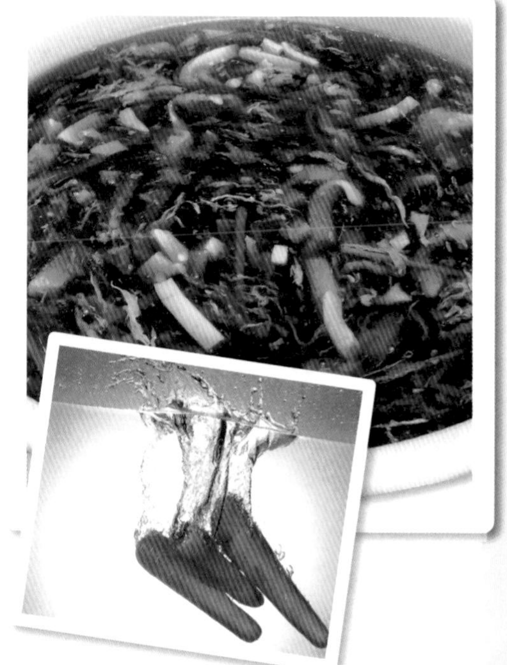

材料 胡蘿蔔半根、嫩豆腐半盒、黑木耳數朵、瘦豬肉、豬血、金針菇、水、太白粉少許、醋、辣油、蛋1顆

＊可以不加太白粉。

作法

❶胡蘿蔔、黑木耳、嫩豆腐、豬血、瘦豬肉洗淨後，切絲備用。

❷金針菇洗淨後切段備用。

❸取一大鍋，將1.2材料放入鍋中，以小火熬煮，把水與太白粉混合做為勾芡備料。待胡蘿蔔軟熟後，倒入勾芡汁，再加入烏醋、辣油等調味料。

❹打個蛋花即完成。

減脂功效

❶黑木耳能降低血液中三酸甘油脂及膽固醇含量。

❷黑木耳能夠降低血液黏稠度、抑制血小板凝結、預防血栓形成、防止動脈硬化與高血壓等疾病。

❸豆腐所含的異黃酮素，具有降低膽固醇和防癌的作用。

❹胡蘿蔔所含的膳食纖維可以降低膽固醇、清除宿便，達到清腸胃的效果。

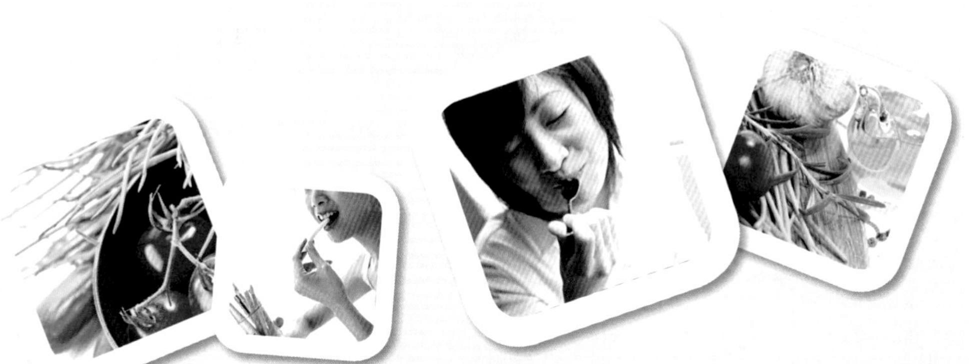

PART 3
防護三高有三套
Say Goodbye To Disease

防護三高要先了解其成因、控制飲食後，還要利用運動來對抗三高，不過對於許多無法自理的病患而言，完善的居家照護才是他們最需要的，最後再加上預防醫學守門員—健康檢查，早點發現病症，才能及早治療，並且告訴大家該如何挑選「好的健檢中心」、檢查過後要如何判讀那些密密麻麻的數據。

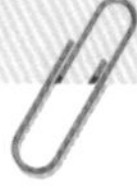

第一套 保健運動

三高患者在運動前，一定要先到醫院接受醫師的檢查，了解自己的體能和安全的運動量後，斟酌自己的病情以及體能狀況，再安排運動計畫。

高血壓患者運動Tips

❶人體在運動當中因為肌肉在活動，所以需要更多的氧氣和營養，而輸送這些養分的血液量會增加，造成血壓的暫時性上升，但是若能在安全標準下持續運動，長期的運動結果仍然會使高血壓下降。

❷持續一整年適度的運動，不僅可以降低血壓，同時能夠降低因為高血壓造成的心臟損害。

❸對於目前尚未被診斷出有高血壓或心臟病的人，定期運動有助於降低高血壓的發生機率，而非定期運動者則有約35%的機會罹患高血壓。

❹年輕時經常在運動的人，到了年紀大後，也要繼續維持運動的習慣，因為運動會使心壓下降，當年齡增長時，比較不容易產生高血壓，所以應該要思考自己可以長期實行的運動類型。

❺高血壓合併左心室肥大者，運動時則具有高危險性，需要避免過量的運動。

❻輕度及中度高血壓患者若能正確控制血壓，參加體能競賽等活動通常是無害的，不過最好避免密集度很高的訓練。

❼高血壓患者要避免過度激烈的運動，像是網球、排球、籃球等

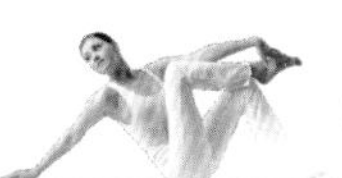

都會提升運動中的血壓，而這也是發生腦出血的原因；此外疲勞過度時，需要花費較長的時間才能恢復，而且激烈運動通常無法持久，所以盡量避免。

❽高血壓患者要防止瞬間用力的運動，像是舉重這種瞬間用力的運動一定要絕對避免，因為這種發聲用力的方式將會引起腦中風的危險。

❾高血壓患者要嚴禁運動強度過強的動作，但也要避免運動強度太弱的運動，因為強度太弱的的運動無法強化血管，對降低血壓是沒有幫助的。所以測測運動後的心搏數，一分鐘如果在一百下以內，而身體也沒有出汗，就不能算是運動。

❿高血壓患者要注意運動當中，若有側腹痛、頭痛、噁心、感覺疲勞時，一定要停止運動，休息一下，假如依然覺得不舒服，應該立刻就醫。

高血糖患者運動Tips

❶糖尿病患者可以參加所有正常人能夠負荷的體育活動。

❷對於身體肥胖、體重過重的病人，應選擇不負重的運動項目，像是游泳、騎單車就是所謂不負重鍛鍊，以減少由於體重過重而造成的足部損傷。

❸不要在空腹時運動，運動時應該隨身攜帶巧克力等糖果，一旦出現低血糖情況時，可以立即食用，有助於緩解症狀。所以要在運動前、運動中、運動後隨時監測血糖。

❹糖尿病患者訂定的運動目標必須在能力範圍內、可行度高，否則對於病情的幫助不大。

❺糖尿病患者的運動強度不宜太強，進行高強度運動時，容易使血糖發生快速變化，甚至造成低血糖的情形發生。因此建議患者以中等強度的運動為宜。

⑥「第一型」糖尿病患者運動量不宜太大，時間也不宜過長。

⑦「第一型」糖尿病患者進行運動治療時，雖不能改善糖分代謝的過程，但可以維持身體的運動能力和健康水準。

⑧高血糖患者運動時，一定要在專業醫生指導下進行，並且與胰島素治療相結合。

⑨不同類型的糖尿病患者所需要的運動量不同。「第一型」糖尿病患者可採用持續時間較短且重複次數較多的方式，例如：每次運動20～30分鐘，每日重複1～2次；「第二型」糖尿病患者應採取持續時間較長的活動方式，盡可能消耗能量，每次時間以40～60分鐘為宜。

⑩如果做長時間的運動，要定時補充醣類，運動後二十四小時內要增加食物的攝取，因為運動期間以及運動後，組織會增加葡萄糖的吸收利用，所以要適量的補充營養。糖尿病患者千萬不要獨自一人運動，也要避免在胰島素作用的最高點運動，並且要隨身攜帶糖尿病識別證。

高血脂患者運動Tips

❶運動的類型與時間長度和降低血脂的效果有很大的關係。由於長期從事有氧、溫和的運動，心臟和肺部可以輸送足夠氧氣至細胞，讓肌肉有較充足的氧氣供應，使血液中脂肪順利轉化為能源，進而達到改善血脂的效果。

❷一般可採用心跳速率公式計算作為運動量調整的依據，公式為：（220－年齡）×60％~90％，例如：40歲的人在運動時可達最大心跳速率為220－40＝180 次/分鐘。因此剛開始熱身時，先從最大心跳速率的60％（108 次/分鐘）開始，上限則維持最大心率的90％（162 次/分鐘）即可。

❸高血脂患者每天運動的時間必須達30～60分鐘才能真正達到降

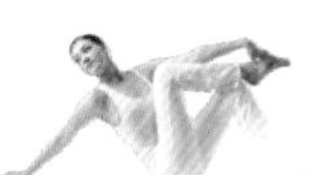

低血脂肪的效果。此外，運動必須持之以恆，剛開始運動的幾天只是消耗血中的糖分，一星期過後，高密度脂蛋白膽固醇指數便會增加，三酸甘油脂則會降低，大約一個月後，低密度脂蛋白膽固醇及總膽固醇指數就會開始下降。

4. 高血脂患者要增加每天的活動量，尤其是用腦過度的腦力勞動者和退休的老年人，一定要堅持運動，而且要每天定時定量地運動。
5. 高血脂患者可以進行長距離的步行、快走、慢跑，持續地運動可以消耗體內儲存的多餘脂肪，進而促使沉積在動脈血管壁的膽固醇轉移到肝臟，進行分解代謝。
6. 高血脂患者若有合併輕度高血壓、肥胖、糖尿病、冠心病等，一定要先詢問過醫師之後，才開始實施運動計畫。
7. 若高血脂患者伴有重度高血壓、心臟病、糖尿病或是嚴重的肝腎功能不全者，則應該禁止運動，等到上述的症狀較為改善後，再考慮適當運動。

按摩頭面

1
兩手擦熱，擦面數次。
2
自額前兩側向後至枕部。

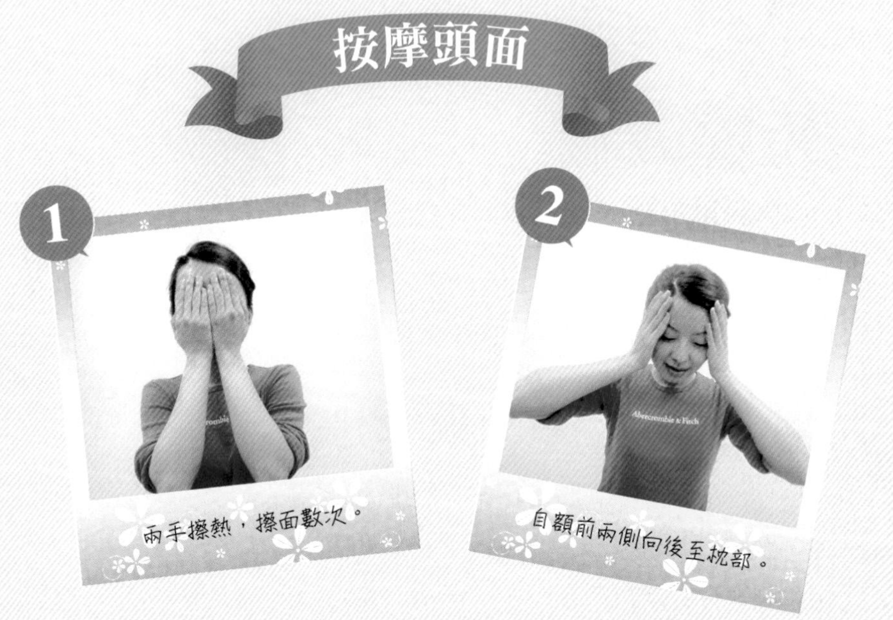

3
自額前兩側向後至枕部。

4
沿頸部向下分別按壓兩邊肩膀。

5
向下按摩至胸部，
反覆按摩20次左右。

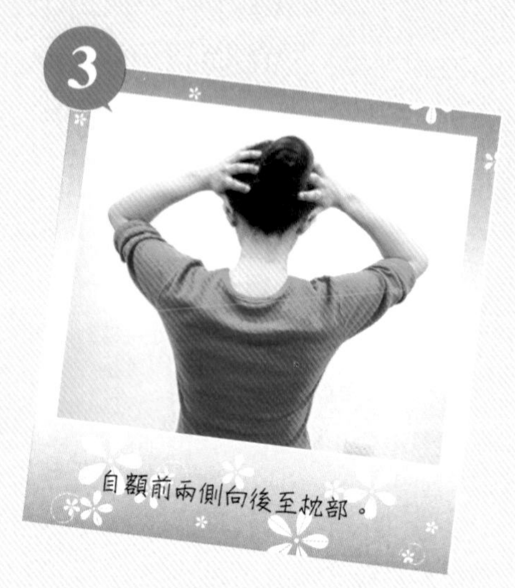

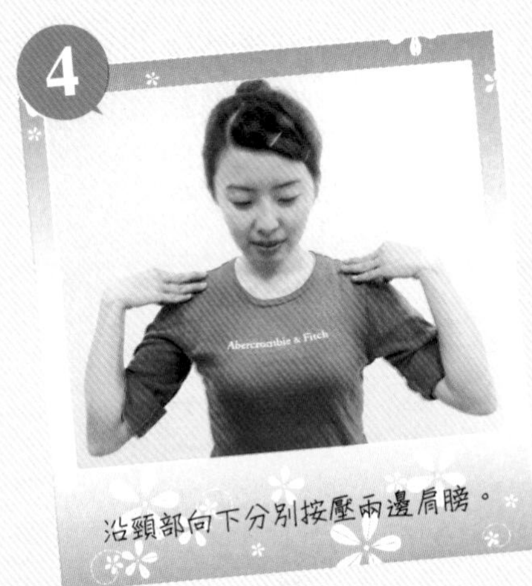

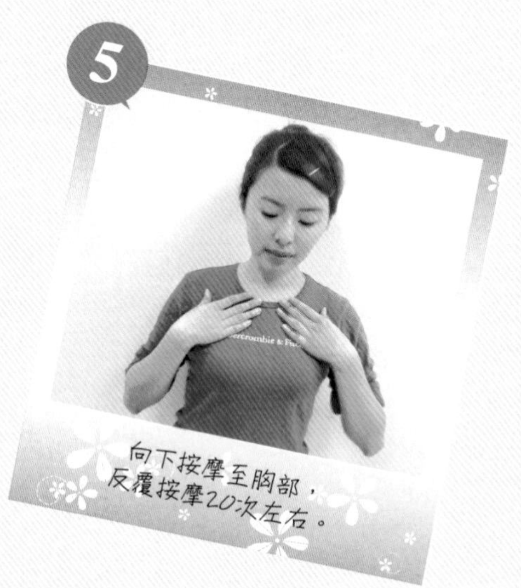

保健功效

❶搓臉時，手掌和臉部要互相磨擦，使血管遇熱擴張變粗，血液循環加快，新陳代謝旺盛。

❷按摩頭部可以舒經活絡，對頭痛、失眠、健忘、神經衰弱有舒緩作用。

甩手

1

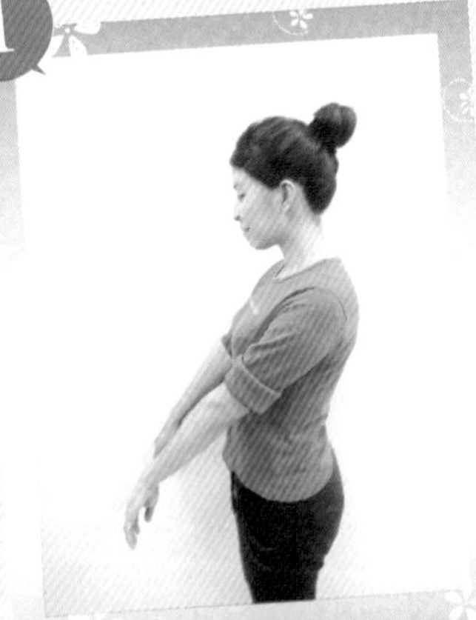

自然站立。

2

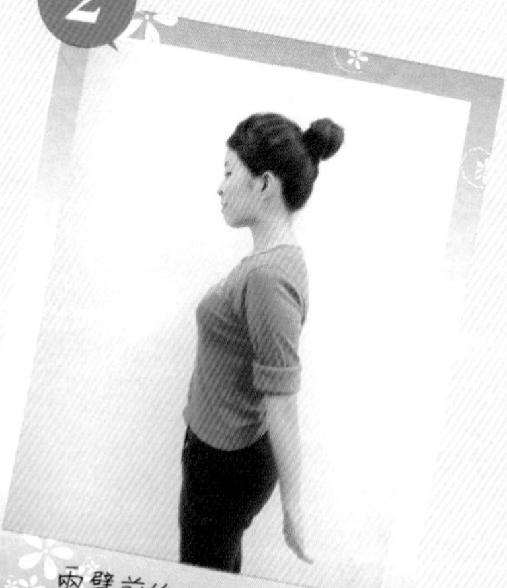

兩臂前後自然放鬆，搖動一百至二百次。

保健功效

❶ 甩手使筋脈伸展、鬆弛，氣血活躍，具有慢性病保健功效。

❷ 三高患者之所以會生病，是因為新陳代謝出了問題，身體內部的氣血不平衡，導致廢物囤積在體內。甩手能夠使血液開始快速流動，促進患者的新陳代謝。

❸ 甩手能讓身心達到平衡和穩定的效果，發揮自體免疫功能。

按摩肚臍

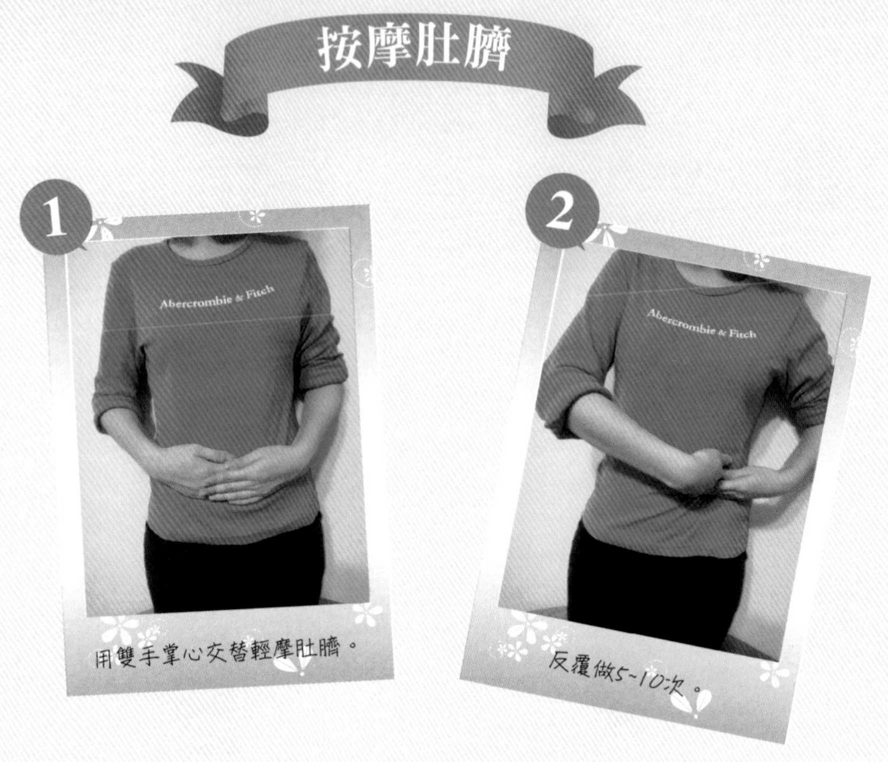

保健功效

❶肚臍上下有神闕、關元、氣海、丹田、中脘等穴位，能理氣、止痛，主治中風、氣喘、腎虛等病症。

❷離肚臍左右三指處，是滑肉門穴的位置，長期按摩滑肉門穴，對降低人體脂肪、健美減肥有明顯效果。

❸另外多按摩肚臍對於泌尿道疾病如頻尿、尿血、遺尿等症也有所助益。輕摩有降壓作用，並能輔助治療中風。

❹商曲穴位於肚臍上方2寸，往左方移動半寸，按摩此穴能夠清熱降溫，並且對腹痛、便祕、腸炎，具有顯著療效。

伸展四肢

1

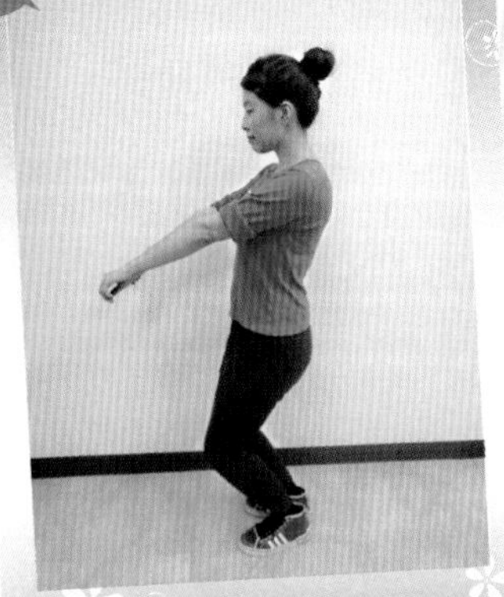

雙腳和雙手伸展運動。

2

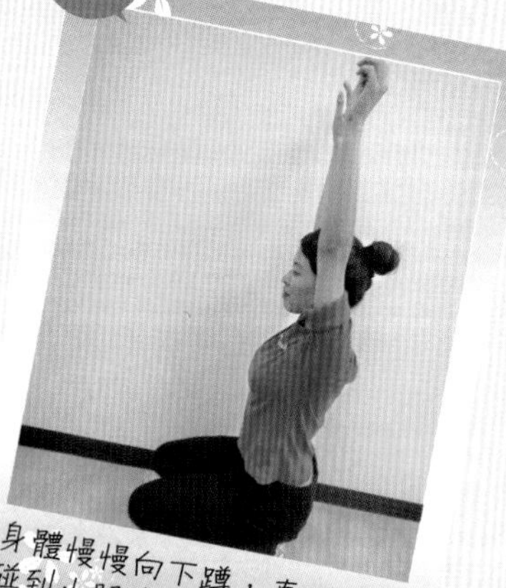

身體慢慢向下蹲，直到屁股碰到小腿為止，兩臂上提，反覆做5～10次。

3

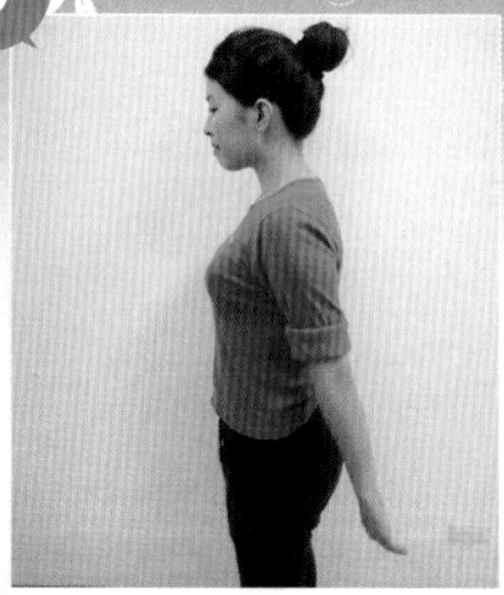

透過伸展四肢活動，使停留在四肢過多的血液迅速回流心臟，供給心腦系統足夠的氧氣與血。

保健功效

可預防急、慢性心腦血管疾病，並可增強四肢大小關節的靈活度，達到促進新陳代謝的效果。

平舉運動

1
兩腳自然開立。
2
左臂向左平舉，右臂向前平舉。
3
左臂往下向外繞圈，前舉，
右臂往下向內繞圈，側舉。

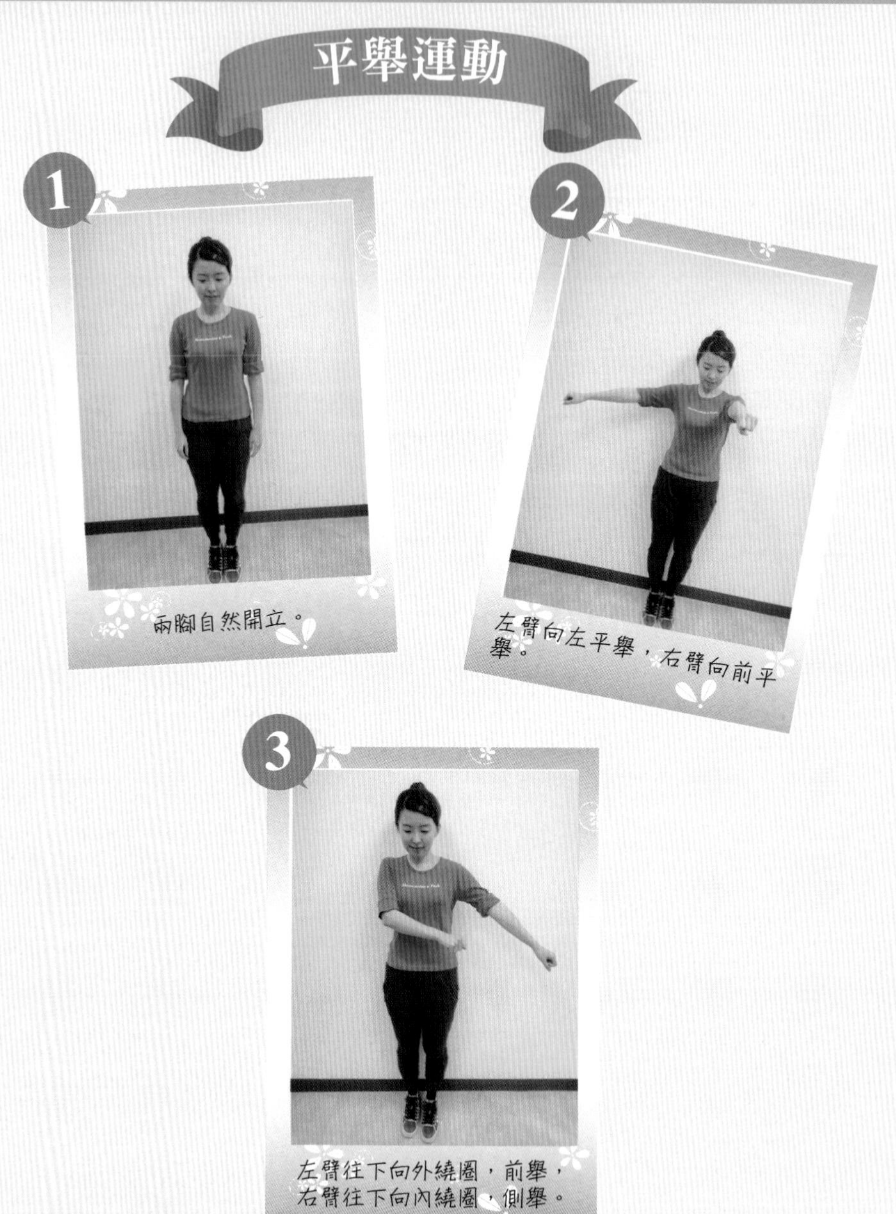

保健功效

右臂和左臂重複上述動作，連續做5～10次，就能達到活絡血氣，促進血液循環，並且具有保健身體的功效。

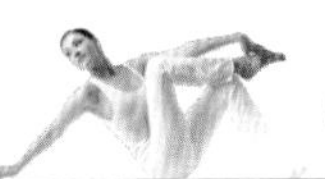

摩擦腳心

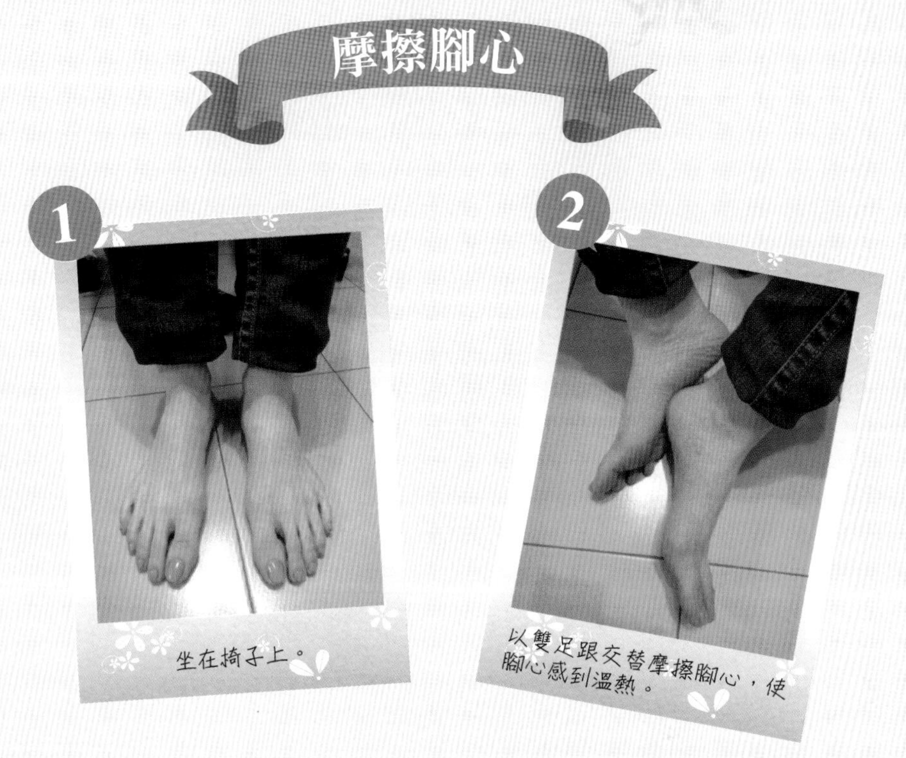

保健功效

❶腳底也是眾所皆知的第二心臟，時常按摩足底能夠有效緩解三高症狀的不適。

❷位於腳底前部的凹陷處，在第二、三趾的趾縫與腳跟連線的前1/3為湧泉穴，經常按摩能夠有散熱生氣、治療神經衰弱、糖尿病、腎臟疾病、中風、高血壓等作用。

❸平時多摩擦腳心，可以暢通全身血液循環，具有活經絡、舒緩腿部、強身健體、疏通經絡等功效，或是在洗澡時順便把腳泡在熱水裡。

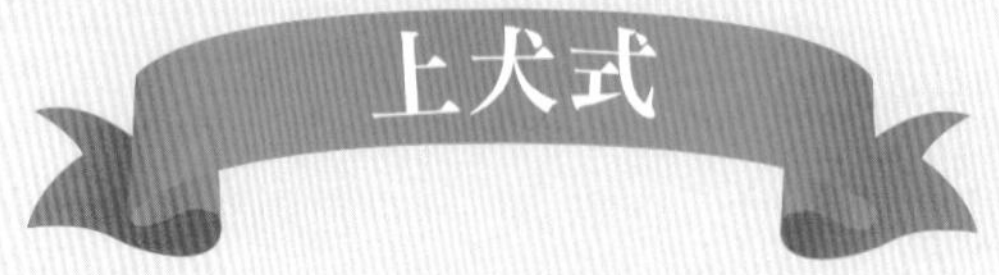

（動作示範/瑜珈海工作坊 楊鴻鈺老師）

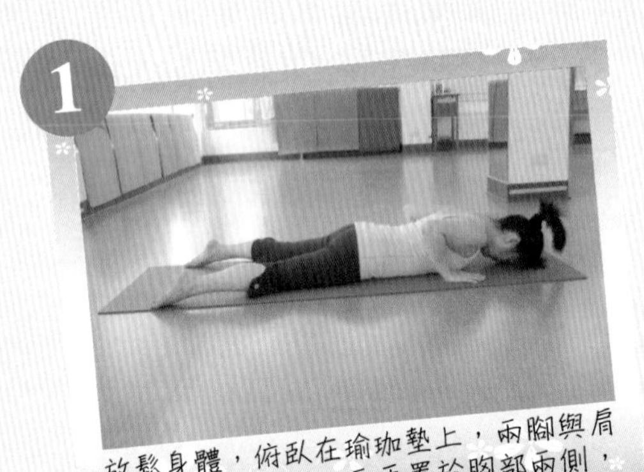

放鬆身體，俯臥在瑜珈墊上，兩腳與肩同寬，調整呼吸，兩手置於胸部兩側，撐住地面。

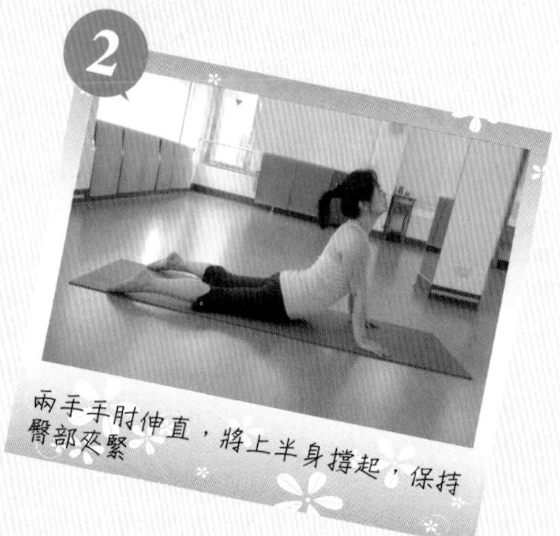

兩手手肘伸直，將上半身撐起，保持臀部夾緊

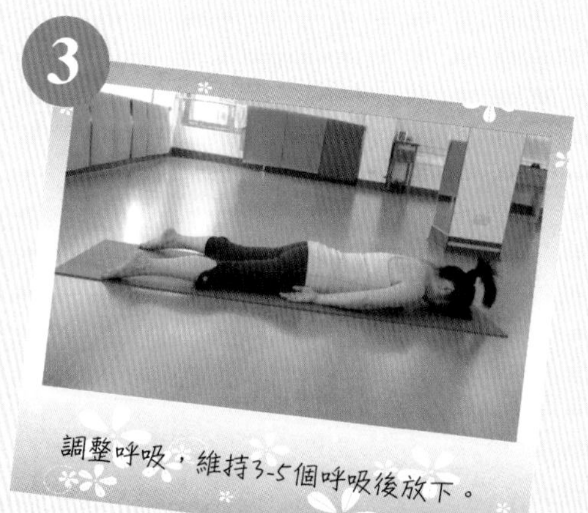

調整呼吸，維持3-5個呼吸後放下。

保健功效

上犬式可以延伸上半身，刺激胸腔，同時能調整呼吸，使情緒平穩，有助於血壓的穩定。

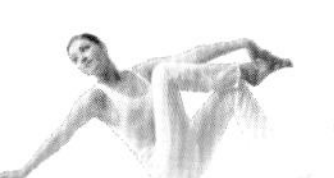

牛面式

（動作示範/瑜珈海工作坊 揚鴻鈺老師）

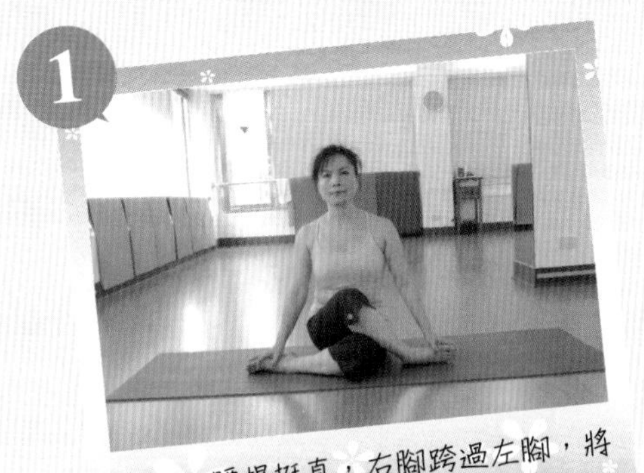

1 坐正，腰桿挺直，右腳跨過左腳，將右膝蓋放在左膝蓋上。

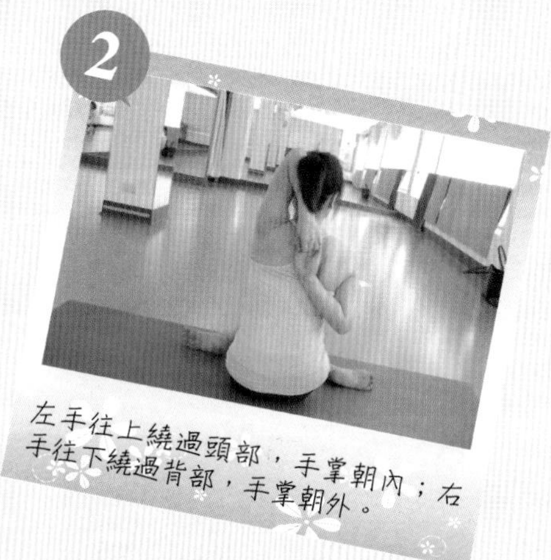

2 左手往上繞過頭部，手掌朝內；右手往下繞過背部，手掌朝外。

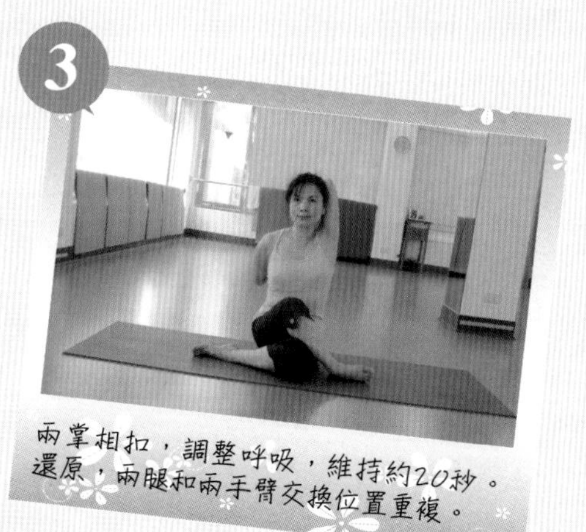

3 兩掌相扣，調整呼吸，維持約20秒。還原，兩腿和兩手臂交換位置重複。

保健功效

牛面式有助於骨盆延展，刺激坐骨神經，延展至胸部、背部，使胸腔展開，刺激腺體及血管抒解，加強代謝。

樹式

（動作示範/瑜珈海工作坊 楊鴻鈺老師）

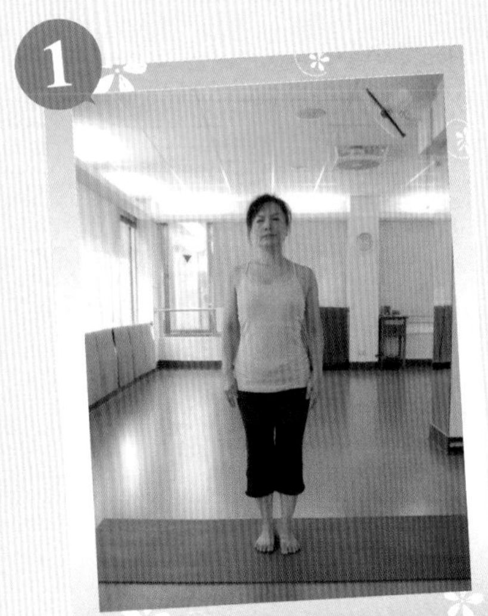

1 兩腳先站直放鬆，調整呼吸。逐漸將一腳的重心移向單腳。

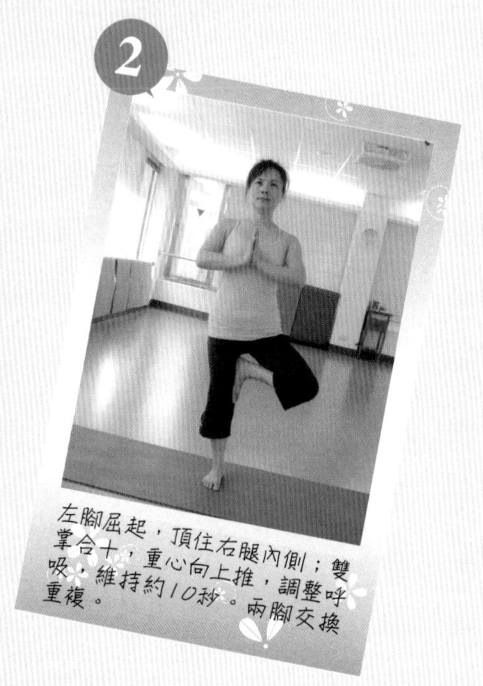

2 左腳屈起，頂住右腿內側；雙掌合十，重心向上推，調整呼吸，維持約10秒。兩腳交換重複。

保健功效

❶ 樹式能鍛鍊脊椎的韌性和彈性，拉伸兩側韌帶達到瘦腰效果。

❷ 樹式可以安定心神、強化腿部肌肉，增加平衡和穩定。

❸ 樹式可以活動身體各部位關節，並且運動到身體所有的大小關節，同時鍛鍊腳踝、腳趾、膝蓋、髖關節、肩關節、肘臂、雙手和手指的肌肉。

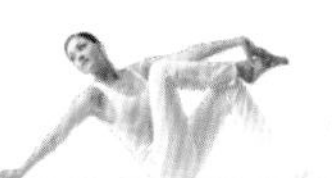

下犬式

（動作示範/瑜珈海工作坊 楊鴻鈺老師）

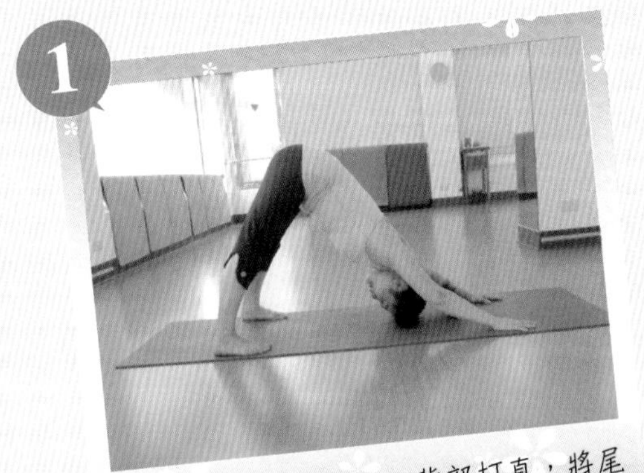

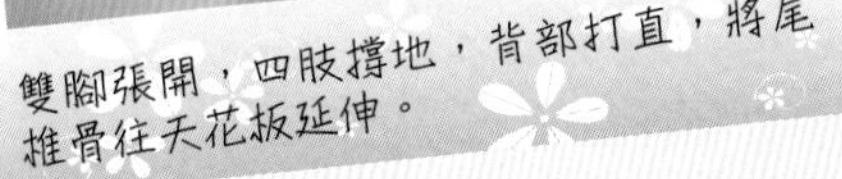

雙腳張開，四肢撐地，背部打直，將尾椎骨往天花板延伸。

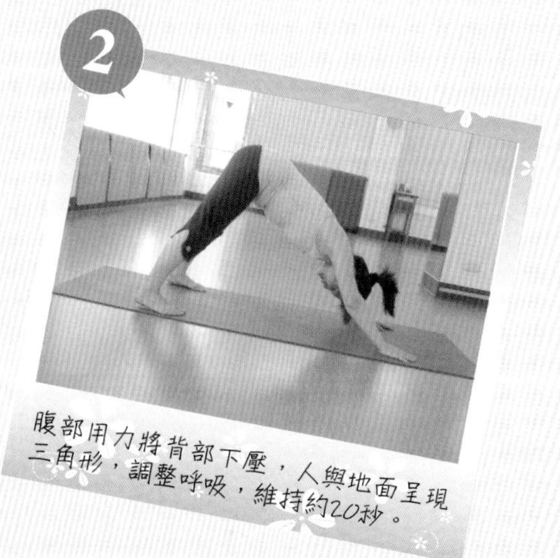

腹部用力將背部下壓，人與地面呈現三角形，調整呼吸，維持約20秒。

保健功效

❶下犬式可以提高腳跟、腳踝和腿部的柔韌性，並使腿部更有力。當你疲倦的時候，保持下犬式一分鐘，可以幫助恢復能量。

❷經常練習下犬式，可以使身體更加地年輕和充滿活力。

❸下犬式可以刺激膀胱經，將背部肌群延伸至小腿肌，同時舒緩背部，使脊椎放鬆；可刺激、按摩胰臟。

❹下犬式有助於消除肩胛骨的僵硬，也能舒緩肩關節的發炎症狀。腹部肌肉也因往脊椎方向拉而增強。橫膈膜往上提到胸腔，因此心跳速度能減緩。

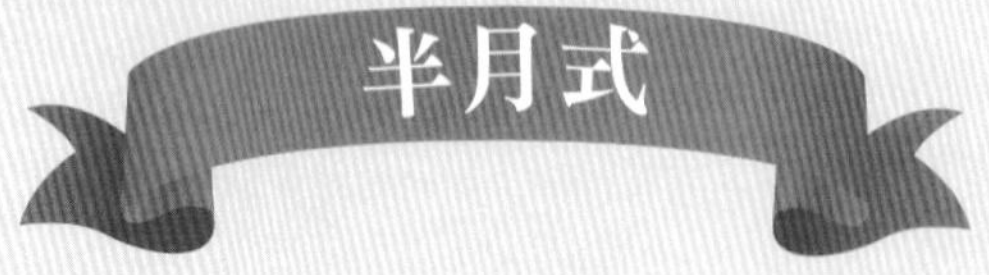

半月式

（動作示範/瑜珈海工作坊 揚鴻鈺老師）

1
雙膝跪地，調整呼吸。

2
將左腳往側邊伸直，腳掌貼地。

3
右手上舉，往左側彎曲，感覺右側肌群被伸展開來，維持約20秒。

4
恢復跪姿，換邊再做一次。

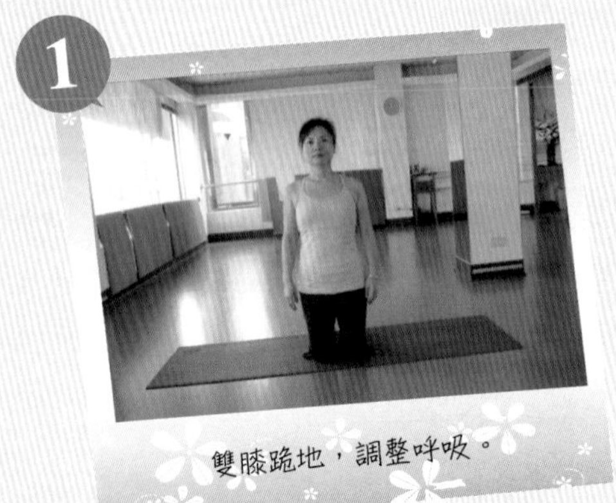

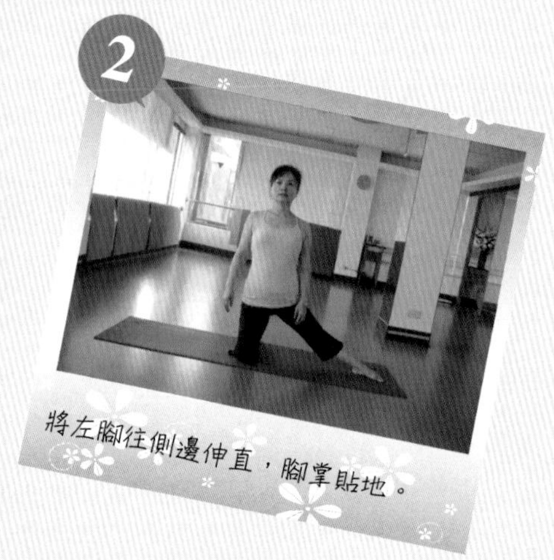

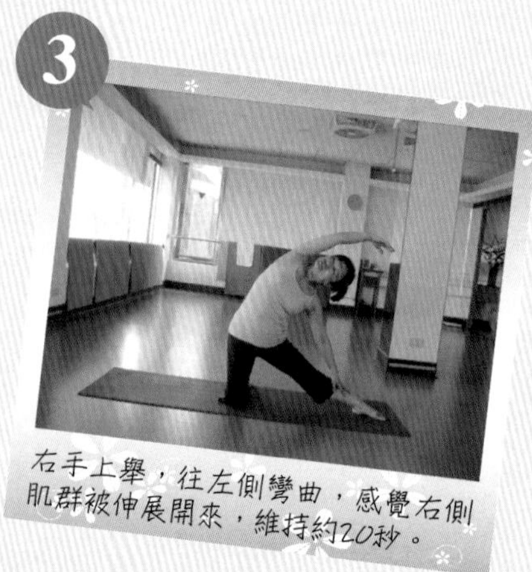

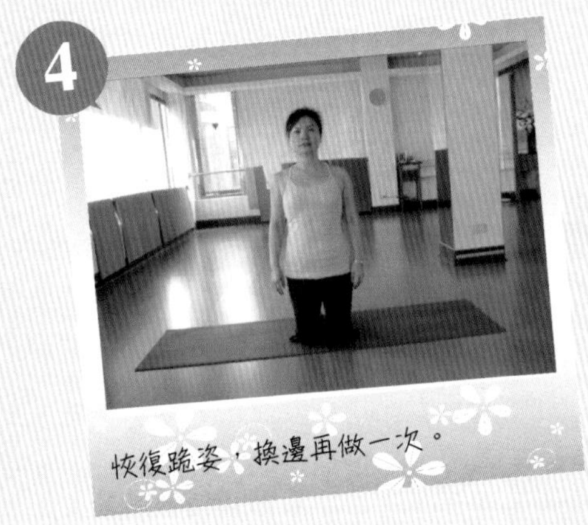

保健功效

半月式在做側彎運動時，可以刺激胃部與肝臟，在壓迫與伸展之間，達到按摩內臟的效果。

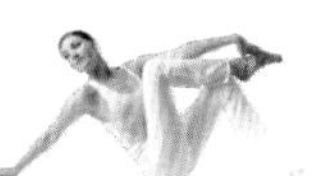

椅子式

（動作示範/瑜珈海工作坊 楊鴻鈺老師）

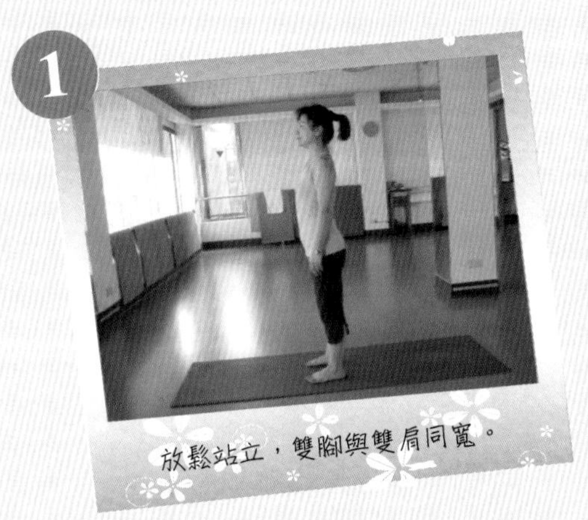

放鬆站立，雙腳與雙肩同寬。

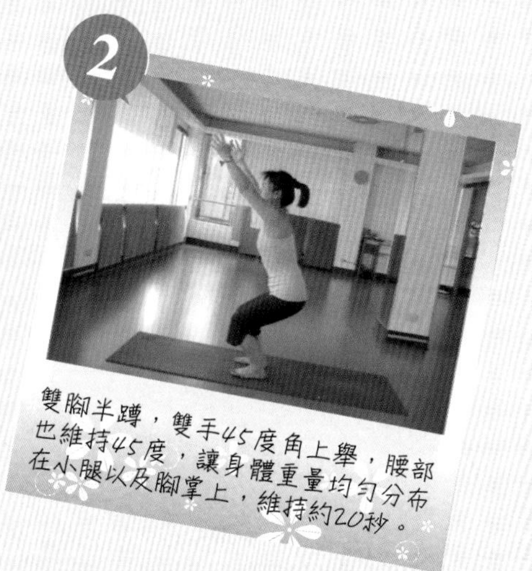

雙腳半蹲，雙手45度角上舉，腰部也維持45度，讓身體重量均勻分布在小腿以及腳掌上，維持約20秒。

保健功效

❶ 椅子式可強化腿部及背部肌群，肌肉收縮時可同時刺激脾臟、胰臟，有助加強代謝作用。

❷ 椅子式可以強健膝蓋、治療及預防骨質疏鬆，並且能夠鍛鍊下盤的穩固，同時訓練四頭肌。

❸ 椅子式可以增進體態的平衡穩定，矯正不良姿勢。

❹ 椅子式可以強化臀、腳踝、大腿、小腿、脊椎等身體軀幹的功能，以及強健腎臟。

❺ 椅子式能夠消除肩膀的酸痛與僵硬，給予心臟柔和的按摩，並且擴張胸部，強壯腹部器官。

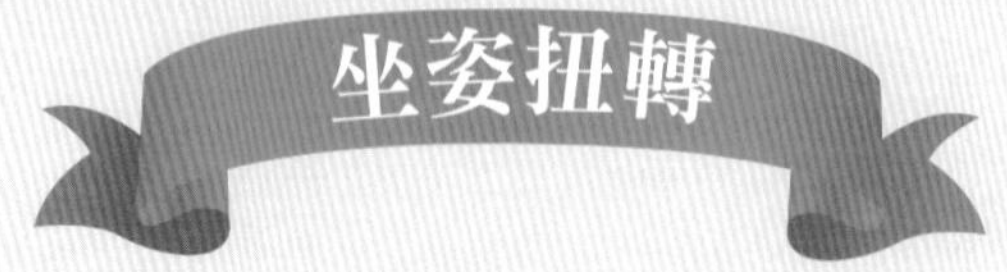

坐姿扭轉

（動作示範/瑜珈海工作坊 楊鴻鈺老師）

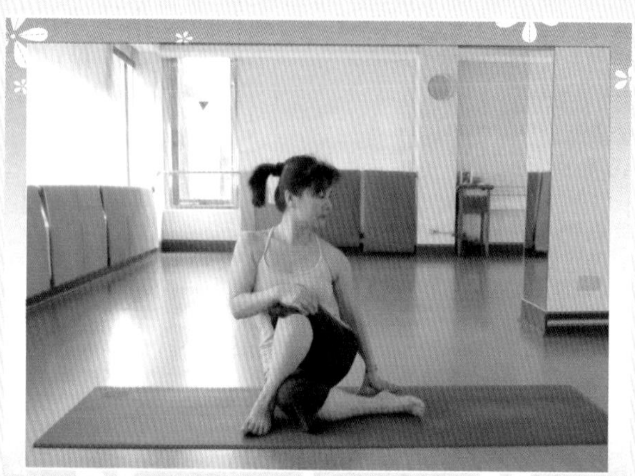

頭與上背盡量維持一直線，腰桿挺直，左腳跨過右腳，兩膝重疊。身體向左側扭轉，以右手抱住左膝，往胸前拉，左手於左後方支撐。

保健功效

1. 坐姿扭轉可運動到肝臟、脾臟、胃與腸，同時藉由轉動與收縮，刺激腎上腺，有助於消除水腫與脂肪。
2. 以自己所能負荷的強度為準，將身體的側面伸展地很徹底，同時可以減緩背痛，強化脊椎。
3. 坐姿扭轉可以消除腰部脂肪及脅腹贅肉，強化身體曲線，讓腰達到纖細柔軟的功效。
4. 動作千萬不要太急，也別勉強自己的身體進行扭轉動作。
5. 在做坐姿扭轉時，要注意調整呼吸，維持約20秒左右。

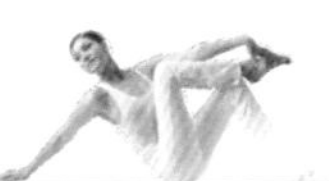

坐式前彎

（動作示範/瑜珈海工作坊 楊鴻鈺老師）

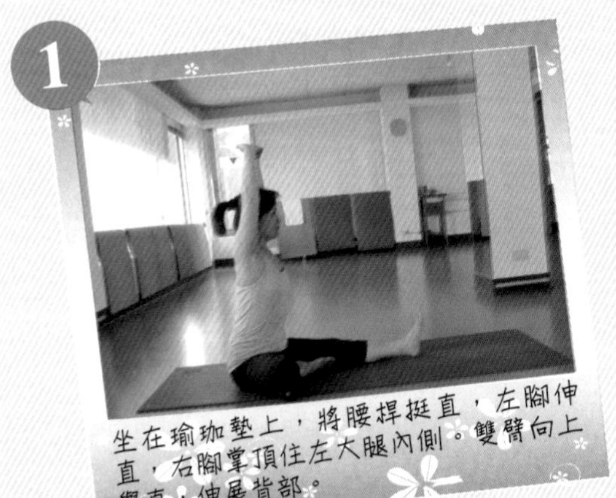

1

坐在瑜珈墊上，將腰桿挺直，左腳伸直，右腳掌頂住左大腿內側。雙臂向上舉直，伸展背部。

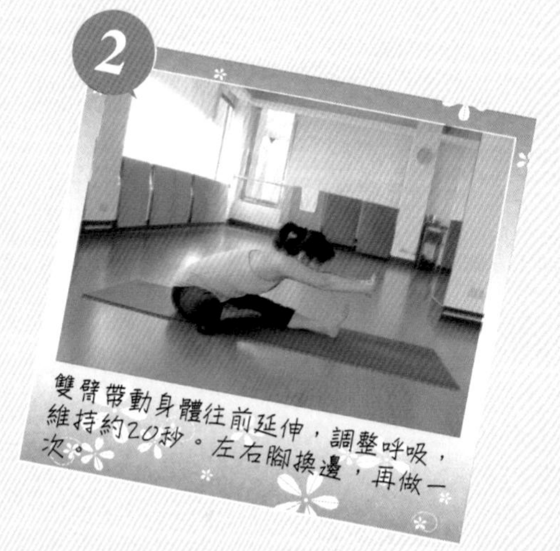

2

雙臂帶動身體往前延伸，調整呼吸，維持約20秒。左右腳換邊，再做一次。

保健功效

1. 坐式前彎有助於削減下半身肥胖，並且幫助血管脂肪代謝。
2. 坐式前彎可以強化並且保持腹部器官的活力，還能夠強健腎臟，活化脊椎，改善消化功能。
3. 坐式前彎的姿勢可以按摩心臟、脊椎、和腹部器官等，心靈可以得到休息。
4. 坐式前彎能夠使骨盤得到額外的伸展，並且讓身體的血液循環、新陳代謝變好。
5. 坐式前彎對生殖系統問題有益，同時能矯正骨盤歪斜、幫助大小腿纖細，對肩膀、背部、身體側面有放鬆的功效。

扭轉三角式

（動作示範/瑜珈海工作坊 楊鴻鈺老師）

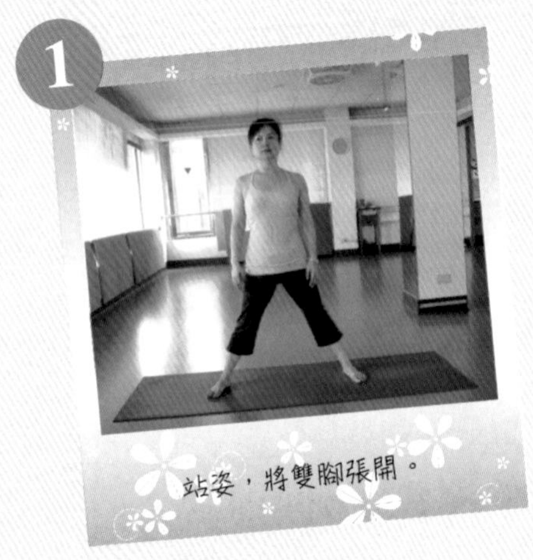
1 站姿，將雙腳張開。

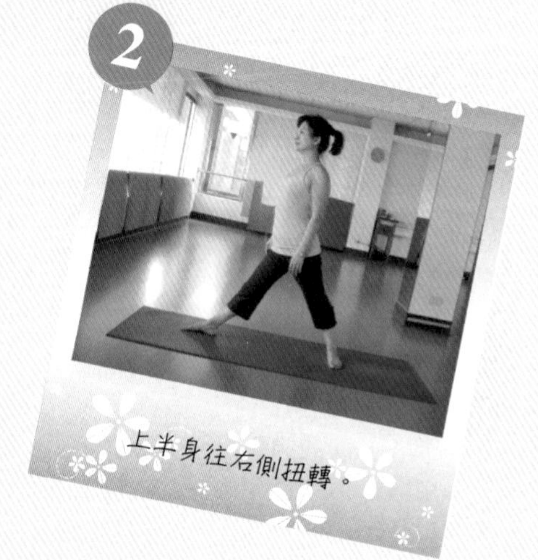
2 上半身往右側扭轉。

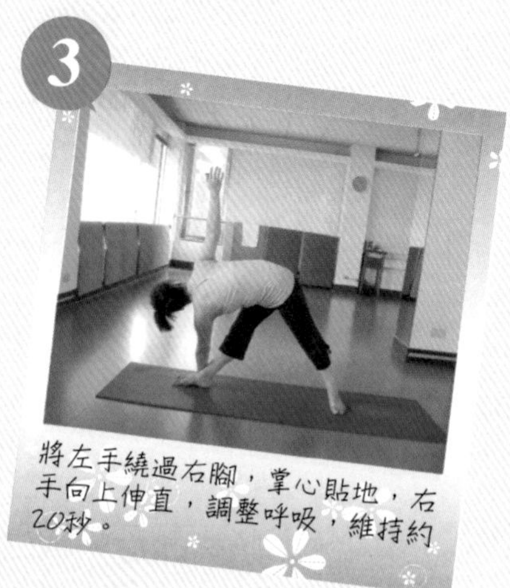
3 將左手繞過右腳，掌心貼地，右手向上伸直，調整呼吸，維持約20秒。

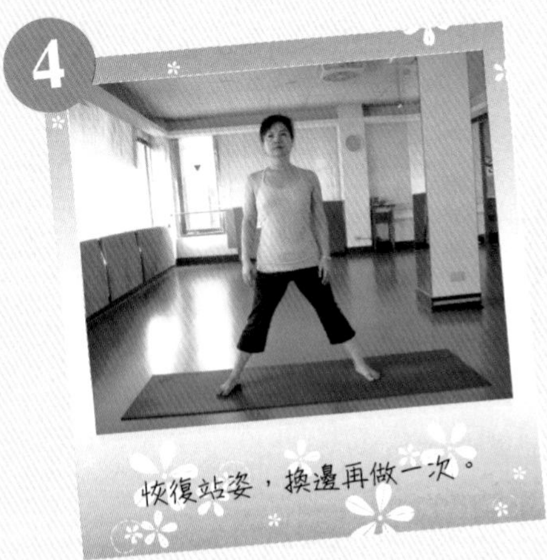
4 恢復站姿，換邊再做一次。

保健功效

藉由扭轉三角式可以刺激經脈、腎臟及胃腸，同時可以延伸背部與脊椎，有助於削減下半身肥胖，強化代謝功能。

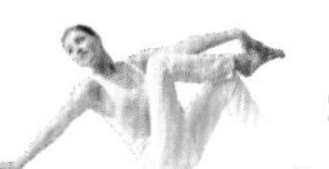

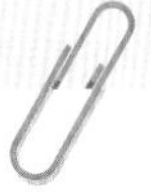

第二套 居家照護

台灣已經邁入高齡化社會，老人的照護問題勢必成為每個家庭正在面臨或即將面臨的棘手問題。不僅是子女晚輩應該關注的，對整體社會也是相當重要的議題。

居家照護指南

近年來，由於公共衛生水準提升、醫療科技進步與人口政策的推行成功，使國民生育率逐年下降、平均餘命逐年延長，人口年齡結構由金字塔型快速轉型為保齡球瓶形狀。台灣地區65歲以上老年人口，於民國82年9月已達一百四十七萬餘人，占總人口的7%，正式邁入世界衛生組織所謂的「高齡化社會」，預估民國110年將會增加到14%，老化速度僅次於日本，比歐美先進國家快20年以上，快速增加的高齡人口，再加上慢性疾病的普及化，勢必增加國人對長期照護的需求量。

行政院衛生署醫事處表示，隨著人口高齡化，促使長期照護的問題越來越受到重視，需要長期照護的人口逐漸增加。主要是因為疾病造成患者無法自理日常生活，而需要長期專業的醫護人力照護，此類病人以中風者居多，也有因其他慢性疾病，而造成無法自理生活的病人，同樣需要長期照護服務。這樣的病人以及其家屬往往在出院前後，為了尋求適當的長期照護服務單位，而傷透腦筋。其實您可以詢問醫療院所，確認您的家人是否符合居家照護的資格。

除了依據老人失能程度，也會根據老人的家庭狀況給予適當補助，看看老人是屬於一般家庭、市政府造冊列管的低收入戶家庭或中低收入家庭，將會有不同時數的免費家事、文書、陪同醫療等服務。

老年人若屬於極重度失能者且身處低收入戶家庭，享有的免費照顧時數最多，每月最高可達三十二小時。若超過三十二小時，老年人仍需要醫護人員的服務，則必須負擔按照時薪180元的三成費用，另外七成則由市政府負擔。

社會局強調，開辦居家照顧服務是希望幫助失能老人家庭及其家屬，讓家屬能有喘息空間，同時適度減輕其經濟壓力。因此，無法提供二十四小時的全天免費照顧服務。若老人家需要全天看護，家屬可以另外聘請看護人員。

健康速報

凡是失能、生活無法自理的65歲以上老人，都能申請老人居家服務，不限於低收入戶家庭老人、獨居老人。老年人或家屬可以透過里長或自行前往區公所社政課登記申請，而市府長期照顧中心專員將親訪老人的家庭，並依據巴氏量表，評鑑老人失能狀況屬於輕度失能者、中重度失能者或者極重度失能者，不同的失能程度所能申請的居家服務補助金額不同。

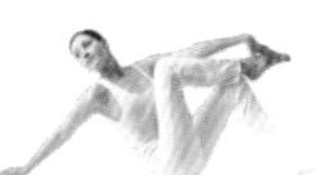

病患的家人可以依據下列的「照護單位與主要功能列表」來評估自己的家人需要什麼樣的服務，舉例來說：若您的家人是屬於輕、中度失能或失智者，可以先將家人委託給日間照護，晚上再帶家人回家。

照護單位與主要功能列表

照護機構	服務對象	服務內容
安養中心	生活可以自理者	和一般仁愛之家相同
養護機構	缺乏生活自理能力，無法自我照顧，但是無技術性的護理需求	日常生活照顧以及基本護理
居家護理	需要護理人員到家中提供技術性護理服務	健保給付每個月服務兩次以內
日間照護	輕、中度失能或失智者	白天到機構，晚上由家人帶回
護理之家	需要醫療性服務及技術性護理的長期慢性疾病患者	二十四小時照護
呼吸治療中心	長期依賴呼吸器之患者	提供呼吸器的照護使用
居家照護	獨居老人	每月服務員有數小時到家中從事清潔、買菜等家事服務

資料來源：中央健保局

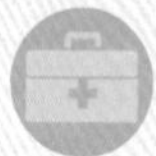

健保給付的居家照護範圍（資料來源：中央健保局）

其實健保僅僅給付特殊病患，例如：有限的自我照顧能力、有明確的醫療與護理服務項目、需要長期護理的慢性病患。而其餘的病患若是需要非全日、有限的居家照護服務，大多數的費用都需要由保險公司給付。

居家照護提供服務項目

- 訪視及診察。
- 治療材料之給予。
- 一般治療處置。
- 呼吸、消化與泌尿系統等，各式導管及造口（人工肛門）護理。
- 代採檢體送檢。
- 有關病人護理指導及服務事宜。

居家照護收案機構限制

- 只限經中央衛生主管機關核准，所設有居家照護服務業務項目的醫療機構或護理機構。

居家照護收案對象條件

- 病人只能維持有限的自我照顧能力，也就是清醒時，50%以上活動限制在床上或椅子上。
- 有明確醫療與護理服務項目的需要服務者。
- 罹患慢性病，需長期護理之病人或出院後需要繼續照護之病人。
- 關於服務地點和服務範圍次數限制，由健保局另行規定。

居家照護收案流程

- 收案對象屬於住院個案，必須經過診治醫師評估，再由診治醫師開立居家照護醫囑單，由醫院直接收案或轉介至其他設有居家護理服務的保險醫療機構或護理機構收案；非住院個案但符合前條所列的收案條件者，可以向設有居家護理服務部門的保險醫療機構或護理機構申請。
- 經過保險醫療機構或護理機構受理申請後，完成書面審查並且符合收案條件者，應該排定訪視時間，而符合保險收案條件者，應查驗保險對象的保險憑證、身分條件及居家照護醫囑單（非住院個案應由照護機構的執業醫師或契約醫院的醫師訪視評估，再開立居家照護醫囑單）等文件；若是不符合收案條件者，應立即拒絕收案。

居家照護收案期限規定

- 每一個案的收案期限以四個月為限，若病情需要申請延長照護時間，應該經由醫師診斷，並填寫居家照護申請書，再送健保局核備。
- 照護期限計算：新收個案以收案日起算；申請延長照護個案以申請日起算（於原照護期限內申請者，以接續日起算）。
- 同一照護機構的同一個案，於照護期限截止日起三十日內，再申請照護者，應以延長照護申請，不得以新個案申請。

其餘規定

- 提供居家照護服務所需之交通費，不屬於健康保險給付範圍。
- 保險對象接受居家護理，其自行負擔的費用比率按10%計算。

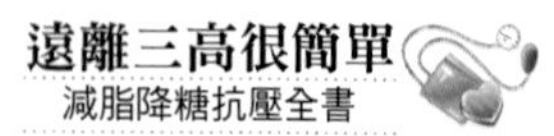

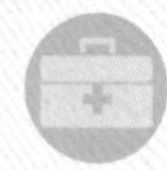

居家照護要點

高血壓患者（提供給患者和照護者）

1. 依照醫師指示，提醒高血壓患者定時服用藥物，以控制血壓。
2. 飲食以少鹽、少油的烹調方式，並盡量補充高纖維食物與水分，只要對飲食內容用心，就能對血管損傷、動脈硬化等高血壓症狀有所改善。
3. 讓患者每天有適當的運動，促進全身血液循環及心肺功能，增加熱量的消耗，防止動脈硬化。
4. 每天量一次血壓或者在身體不舒服時測量，並且記錄，以作為門診時醫師調整用藥的參考。
5. 維持患者正常的生活作息。
6. 注意洗澡水溫，一般洗澡水溫以36~40℃為宜，若是可以泡不超過43℃的溫泉會更好，根據日本的實驗證明，進入溫泉十分鐘後的高血壓患者，收縮壓會開始下降，平均會下降17%；假如以自來水泡澡，入浴後十分鐘，血壓會下降5%。不過值得注意的是，嚴重的高血壓患者並不適合泡澡。
7. 天氣變冷時，要注意添加衣服，以免冷空氣引起血管收縮，導致血壓上升，同時要避免過緊的皮帶、領帶、高領衣物，這些都將會成為嚴重影響血壓的障礙。穿著輕便、無壓迫感的衣物對高血壓患者來說，是最適當的穿著。
8. 盡量保持患者的心情平和，別讓患者過度興奮或是劇烈的情緒起伏。可以靠著聆聽輕音樂的方式，讓患者的血壓趨於平緩。

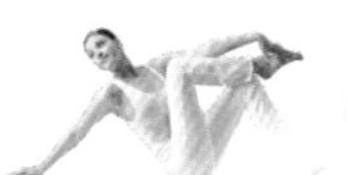

高血糖患者（提供給患者和照護者）

1. 以「DASH飲食法」做為日常飲食的標準，同時也可多吃些降血糖的食物，舉例來說，每天喝一杯苦瓜汁能夠消除肥胖或便祕，因為它的種子含有和胰島素功能相似的蛋白質，能促進糖分的分解。
2. 糖尿病患者要外出時，應該要攜帶可以迅速補充糖分的食物，這是為了防止病患發生低血糖症狀時備用的。
3. 糖尿病患者需要適度的運動，並且依照醫師指示，定時服用藥物，「第一型」糖尿病患者不能光靠運動來控制血糖，但是可以改善身體對胰島素的利用率，讓患者減少對胰島素的依賴；「第二型」糖尿病患者體重通常超過理想值，所以只要採取飲食控制，再搭配運動，就可以減少用藥量，甚至完全免除。
4. 每天一定要記錄血糖值做為醫師問診的參考資料。
5. 特別注意手部與足部之清潔、乾淨，並檢查皮膚有無傷口、異常狀況，因為高血糖會使免疫力下降，造成傷口容易受到細菌感染，若有小傷口產生時，應該要每天觀察傷口的癒合情形。若有疑似感染的狀況時，一定要立即診治。
6. 糖尿病患者因為血糖值較高、局部免疫力下降，而引起口腔細菌孳生，所以在口腔部位應該要注意清潔，並妥善使用牙線。
7. 糖尿病患者有時會因為自主神經病變，而產生排汗異常的現象，下肢會出現少汗或無汗的狀況使皮膚乾燥，所以在服裝上面要穿吸汗的衣服，而襪子要選用透氣的布料與材質，並且穿著合腳的鞋子。

高血脂患者（提供給患者和照護者）

1. 因為高血脂患者的血脂肪通常比較高，為了避免血液裡膽固醇過高，一定要定期抽血檢查，才能掌握患者的身體狀況。
2. 飲食上應該以少油、少鹽的烹調方式，避免高膽固醇食物，以及高碳水化合物，盡量補充高纖維食物與水分。
3. 每天一定要適度運動，為何會有高血脂的症狀產生，是與體能活動不夠有關，不論是四肢和軀幹都需要活動，有助於熱量的消耗，例如：每天花半小時做運動，大約等於每週消耗一千大卡的熱量，長期下來是很驚人的進展。
4. 高血脂患者要控制體重及腰圍，男性的腰圍不能超過90cm，女性的腰圍不能超過80cm。
5. 因為吸菸會損害血管內壁，造成膽固醇堆積，所以高血脂患者一定要戒菸，而三酸甘油脂過高的患者應該少喝酒。
6. 患者請勿任意停用降低血脂的藥物，並再做一次血脂肪檢驗，提供醫師開藥時考量，決定是否需要減量或繼續服藥。
7. 若是接受飲食計畫三至六個月、控制體重、運動、戒菸後，血液裡的膽固醇和三酸甘油脂的濃度還是偏高，就應該到醫院請醫生給予藥物治療。

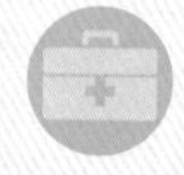

中風患者簡易居家照護

中風患者簡易居家照護

當三高患者發生腦中風以後，有些患者雖然不會有併發症，但是有部分病患會有後遺症的產生，所以日常作息需要依賴他人協助或照顧，要如何防止患者產生併發症以及預防腦中風的再度

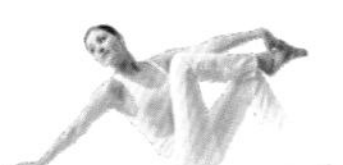

發作，筆者提供一些居家照護需要注意的事項：

◎照護腦中風者的常見問題

・吸入性肺炎

腦中風發生後，導致病患口齒不清或吞嚥困難等問題，是造成吸入性肺炎的主因，所以照護者在餵食的時候，一定要特別注意發生嗆食的情形。另外，針對鼻胃管留置者，假如灌食的技巧不正確，也會造成這樣的問題。

・壓瘡

又稱為褥瘡，這種症狀常見於肢體乏力、長期臥床、意識不清楚、皮膚脆弱、體力衰弱、營養不良的病患。造成的原因是皮膚或骨突處，直接壓迫接觸面時間太久，因而皮膚發紅、破皮、起水泡甚至組織壞死。所以照護者一定要確實幫病患翻身、換尿布等，才不會讓患者身上產生多處壓瘡。

・泌尿道感染

泌尿道感染是泌尿道內有細菌存在所引起的感染，可能發生於膀胱、尿道、腎臟以及前列腺部位，但是受感染者不一定會出現任何症狀。長期臥床、排尿困難及水分補充不足的病人，比較容易導致泌尿道孳生細菌，引發感染。另外，長期導尿管留置者，也容易因尿路阻塞或細菌生長，造成泌尿道感染。

・跌倒

跌倒常見於肢體無力以及步態不穩的病人，其實許多腦中風病患總是認為自己可以活動，而忘記自己肢體無力的事實，所以在患者第一次復健活動時，通常需要照護者的陪同，才能防止跌倒的情況產生。

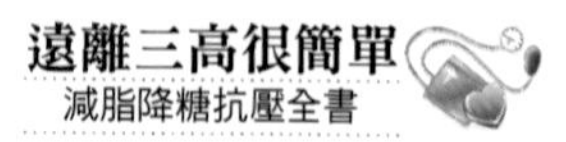

・活動功能受限

多數的腦中風患者在還沒復健之前，都是屬於肢體無力的病人，他們失去了日常生活的自理能力，像是進食、沐浴、移位、行走、如廁等活動都會受到限制，必須依賴照護者的協助。

・便祕

腦中風患者長期行動不便，導致他們的活動量減少，腸道蠕動變慢；再加上飲食攝取不均衡（纖維及水分不足），比較容易有便祕的情形出現。

・溝通及情緒問題

二次中風、語言區（掌管說話的腦部組織）受損病人，可能會出現無法表達想法、不能理解別人說話的內容或者只能說些簡短的句子，所以患者與照護者的溝通經常出現問題，也間接影響他們的情緒起伏。

◎居家照護者的注意事項

・飲食注意事項

＊腦中風患者的飲食一定要節制，採取少糖、低脂、高纖、低膽固醇、低鈉、多攝取新鮮水果的飲食原則，同時選用植物油烹調食物，也要均衡飲食，定時定量。若是照護者不太清楚飲食方向，必要時可以諮詢營養師的建議。

＊腦中風患者必須要戒菸、戒酒，也要避免刺激性食物(辣椒、咖啡因、辛辣食物等)。

＊意識不清或是吞嚥障礙者，若是採取鼻胃管灌食，需要注意灌食技巧以及清潔問題，免得造成吸入性肺炎或氣管阻塞。而意識清楚且具有吞嚥能力者，應該要準備軟質或流質飲食，不過盡量

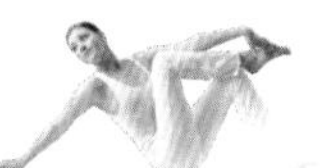

避免帶有粗大顆粒的流質飲食，以防患者嗆到。

・藥物使用注意事項

＊一定要遵循醫生囑咐的指示，按時服藥，切勿自行調整藥物劑量、次數或擅自停藥。

＊禁止服用來歷不明的藥物。

・活動、運動注意事項

＊照護者需要協助肢體無力或僵硬患者執行被動關節運動，每天至少三次，每次15分鐘，才能避免關節萎縮與僵硬。

＊幫助無法自行活動者翻身，照護者至少每兩個小時或是依病患的情況翻身一次，以避免日後產生壓瘡、肺炎及泌尿道發炎等情況的發生。

＊部分肢體無力，使用助行器活動者，初期需照護者的協助，才能防止不斷跌倒的意外發生。

・日常生活注意事項

＊衣物穿著以舒適、方便更換以及容易洗滌為原則，穿著衣服要先從無力側開始穿起，脫衣服先從健康的那一側脫起。

＊房間盡量不要有門檻，浴室加裝扶手及地板放置止滑墊，並且使用坐式馬桶，避免跌倒骨折。

＊復健初期盡量使用枴杖、輪椅、助行器輔助行走，並且時常檢測是否安全、合宜，例如：固定桿牢固不易滑動。

＊家人或照護者要有耐心地去傾聽病患，給予患者充分的時間，讓他慢慢講，或者可配合使用圖卡、筆紙，使病患有表達的機會，理解他的需要。

＊家人或照護者要注意病患行走的安全，當他心情不穩定時，盡量減少走路；若是沒有良好支撐下絕不隨意行走，不論是屋內、

屋外的走道都應該要維持通暢。

＊避免洗澡水溫太高，熱水澡溫度在40℃左右較適當。

＊照護者在進行日常生活照護時，可以安排病患進行生活技能的訓練，像是穿衣、扣鈕釦、使用筷勺、牙刷等。

＊家人或照護者可以藉著要求病患分擔在他能力範圍內可完成的家務事，強化病人仍是「可用之人」的想法。

＊照護者一定要注意的是，如果病人可以自己穿衣服，不該為了講求效率就主動幫他穿，應該給予病人自我照顧的機會。

＊對於病患任何一點小小的改善與進步都應該給予讚許，並且鼓勵病人，藉此提醒他已經達到的成就，增加自信心。

希望上述的注意事項能讓患者及照護者即使在家中，也能享有完善的居家照護。

健康速報

為什麼要復建？

關節的復健運動，對於中風患者是十分重要的，其主要目的在於維持患者正常的關節活動，並且保持肌肉張力及強度，增加耐久力，中風的病人在進行復健活動時，盡量使用到全身所有的關節部位，活動時要有依靠，而且動作的進行也不能太勉強，可以由自己主動運動，或由他人協助進行被動運動。

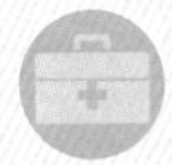

中風患者簡易居家復健

左側翻身（以病人左側癱瘓無力為例）

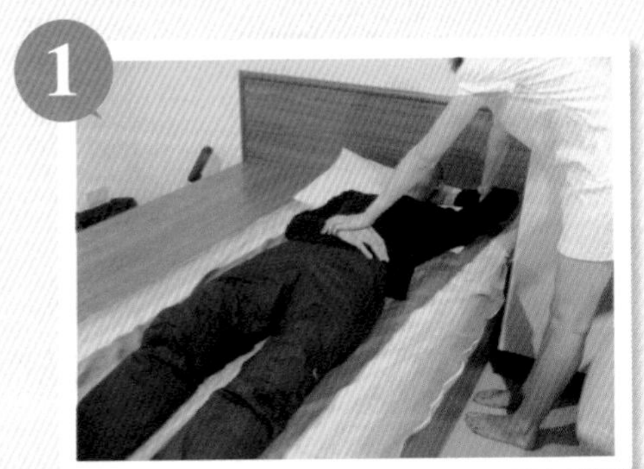
1

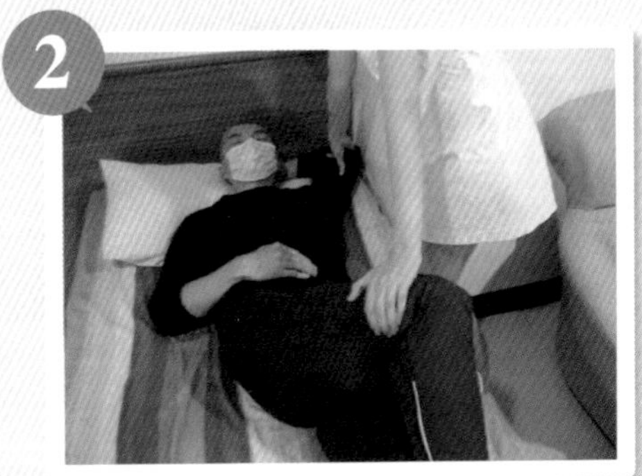
2

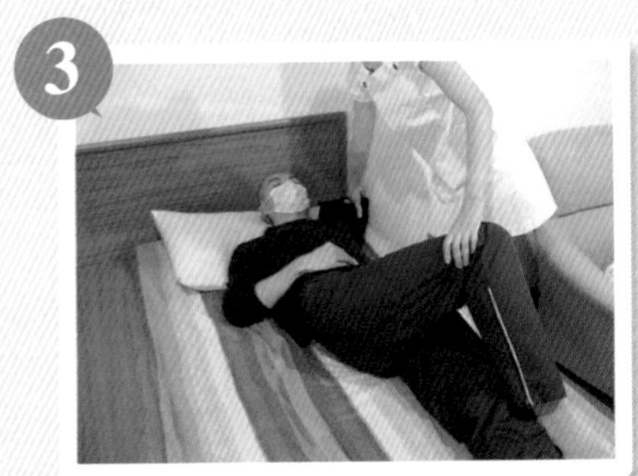
3

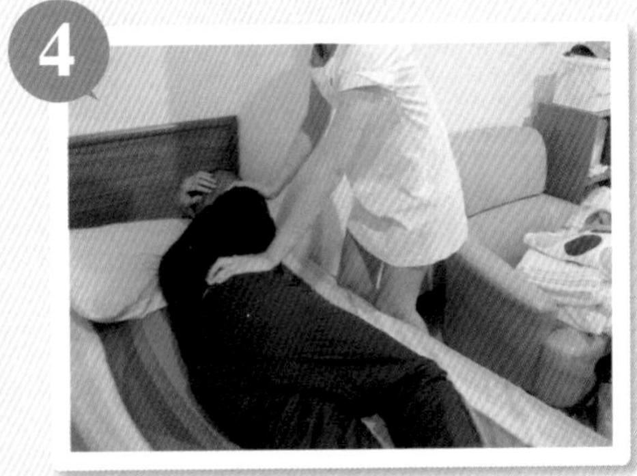
4

1. 將病人的左手臂移至頭側，右手臂橫放於腹部。
2. 使病人右腿彎曲跨過左腿。
3. 照護者一手放在病人左肩，一手放在病人右側髖骨。
4. 將病人慢慢轉向照護者。
5. 預防壓瘡、血栓靜脈炎、使呼吸道分泌物排出。

＊Tip：可放一個枕頭在病人的背部作為支撐。

胸背扣擊法（敲擊右側背部為例）

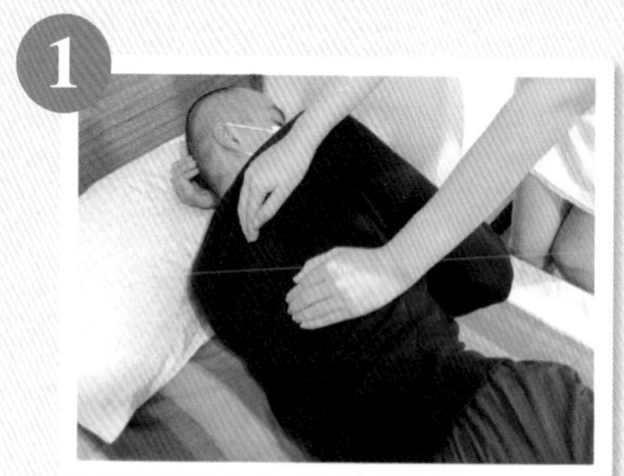

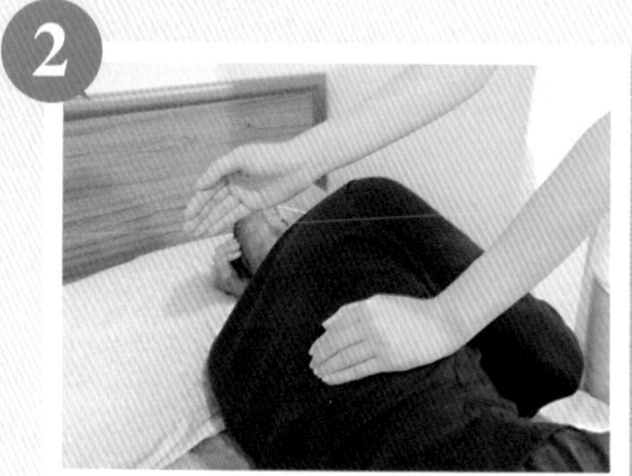

1. 病人左翻側臥。可以用枕頭墊著病人背部，支撐病人身體。
2. 手指合併彎曲成碗狀，兩手交替規律地敲擊病人的右後背。
3. 以每分鐘120～180下的速度敲擊病人脊椎右側的背部。
4. 敲擊聲應呈空洞聲(空心拍)，一個部位敲擊1～1.5分鐘。
5. 過程中若有痰排出，應以衛生紙拭去或抽痰。
6. 左右兩側拍背時間約5～10分鐘。
7. 拍背完成後，協助病人向左側臥，引流痰液，再換另一側。
8. 藉由拍背震動，可以讓病人肺部的痰和分泌物排出。
9. 若是扣擊胸壁時，要避開胸骨、肋骨、乳房及腹部。
10. 扣擊過程中，需隨時注意病人狀況，若病人有腦壓升高現象如：頭痛、噁心、嘔吐時，應馬上停止。
11. 扣擊背部前，應先墊毛巾或衣物，防止因為直接扣擊皮膚引起皮膚泛紅、疼痛。

＊Tip：可以放置一個枕頭在病人的背部當作支撐。

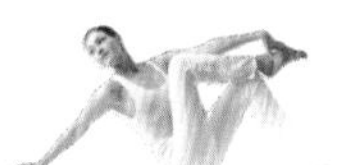

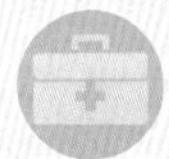

被動關節運動

目的：預防關節硬化、攣縮引起肢體末端循環不良、水腫等併發症，並協助病患維持關節最大靈活度。

肘部伸曲運動（以病人左側癱瘓無力為例）

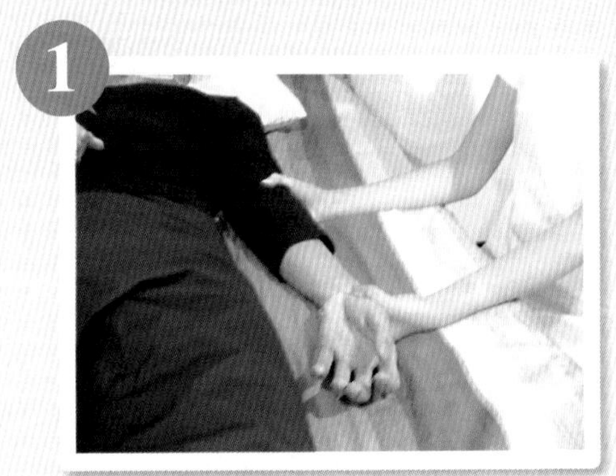

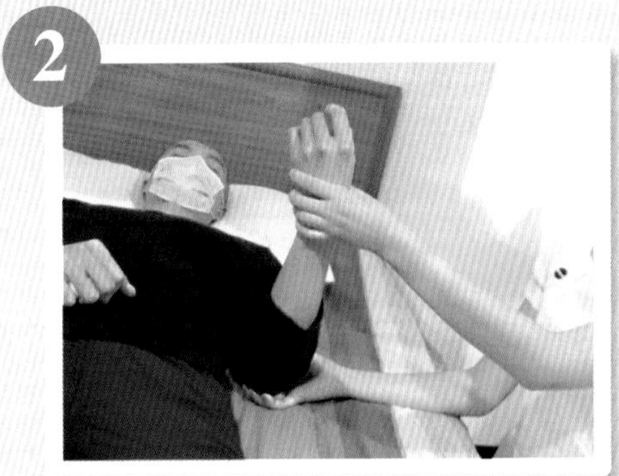

1. 照護者一手握住病人手腕，另一手支撐病人肘部。
2. 緩緩地彎曲病人肘部。
3. 往病人胸部輕輕下壓，停止動作約15~30秒（時間長短需視病人狀況而定）。
4. 此一動作反覆做10~15次。
5. 此運動以病人主要患病側為主，如果病人兩手皆癱瘓或無力，可以左、右手輪流施行。
6. 病人的健康側與患病側都要運動，指導病人以健康良好的手腳協助無力的手腳活動。
7. 隨時注意運動時病人的反應，若病人表示不舒服，則應該立刻停止運動。

前臂旋轉運動（以病人左側癱瘓無力為例）

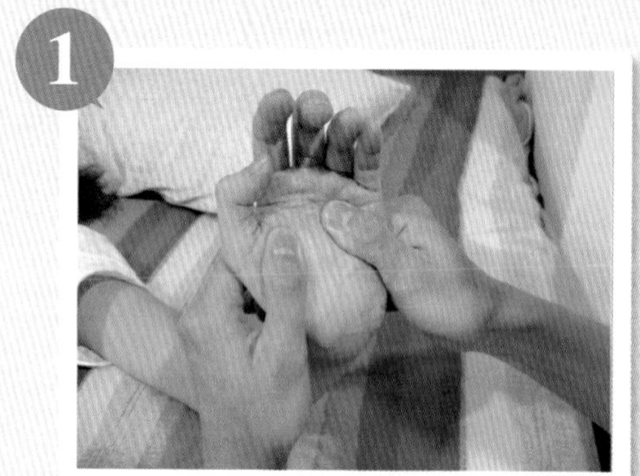

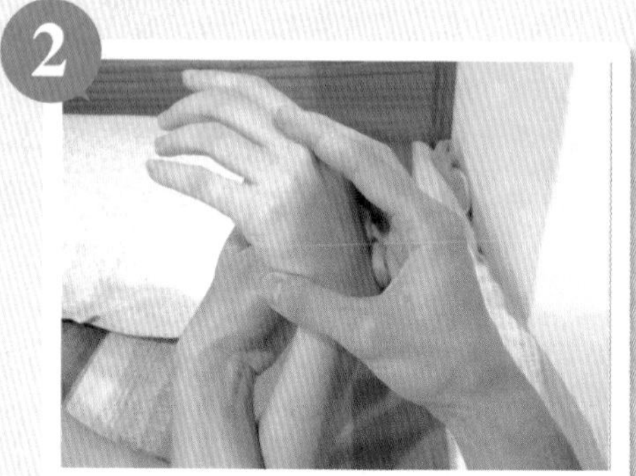

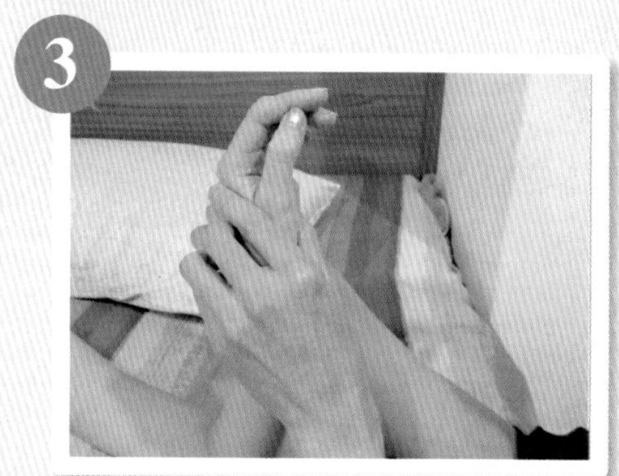

1. 輕輕將病人上肢彎曲，照護者雙手握住病人手掌。
2. 將病人手掌轉向他的臉部，停止動作約15~30秒（時間長短需視病人狀況而定）。
3. 再將病人手掌轉向照護者方向，停止動作約15~30秒（時間長短需視病人狀況而定）。
4. 此一動作反覆做10~15次。
5. 在復健時，以病人的患病側為主，如病人兩手皆癱瘓或無力，可左、右手輪流施行。
6. 此運動能預防關節硬化，協助病人維持關節的最大靈活度。

上肢側舉運動（以病人左側癱瘓無力為例）

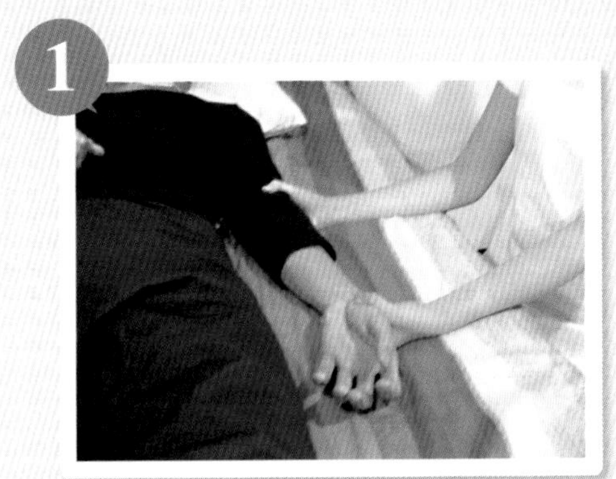

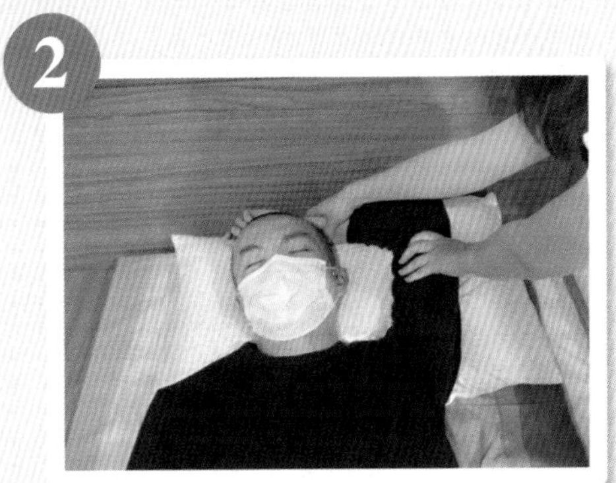

1. 照護者一手握住病人手腕，另一隻手支撐病人肘部。
2. 將病人的手臂往上提至耳側，上肢轉向頭部，停止動作約15~30秒（時間長短需視病人狀況而定）。
3. 此一動作反覆做10~15次。
4. 復健以病人的患病側為主，如果病人兩手皆癱瘓或無力，可左、右手輪流施作。
5. 若發生肌肉僵硬有阻力或肌肉痙攣時，宜緩慢進行，直到肌肉放鬆為止。
6. 隨時注意運動時病人的反應，若病人表示不舒服，則應該立刻停止運動。
7. 人類的關節只要一段時間不動，就會產生硬化現象，使中風病人的日常活動受到影響，也可能造成疼痛的情況發生，若是每天有固定的時間做關節活動，能夠避免關節硬化。

＊Tip：先用溫水浴或肢體熱敷，使病人肌肉鬆弛。

上肢前舉運動(以病人左側癱瘓無力為例)

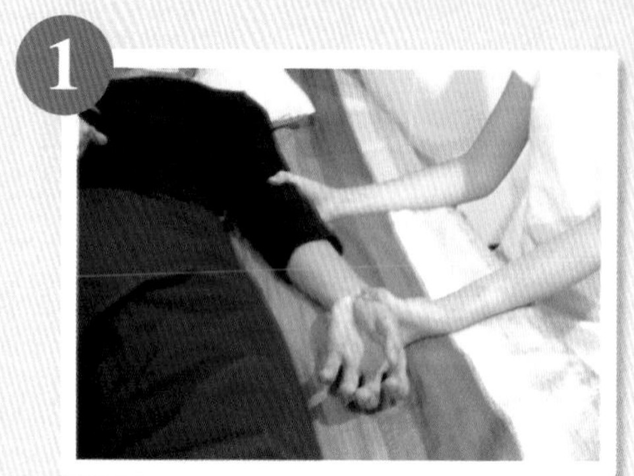

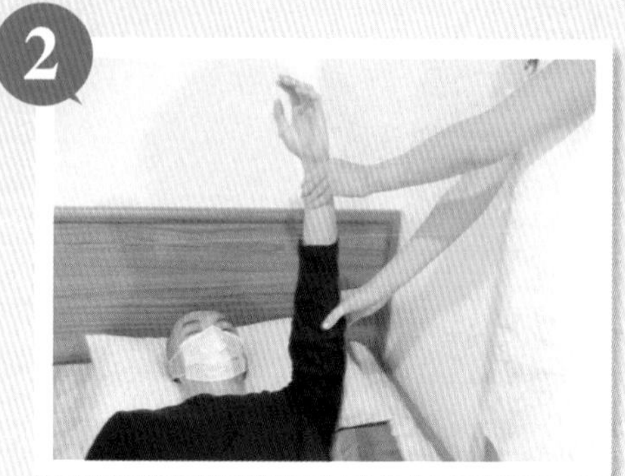

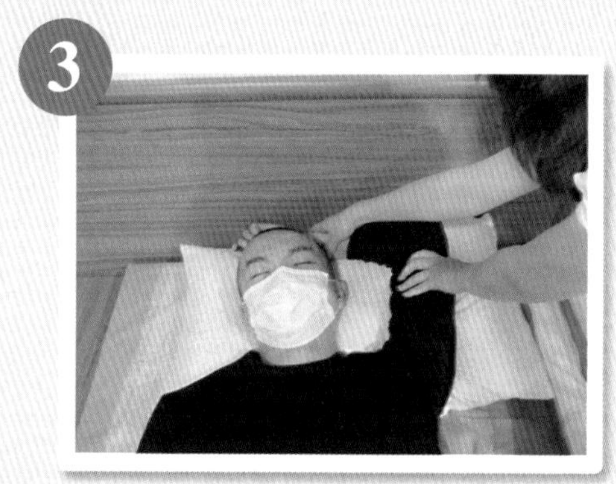

1. 照護者一手握住病人手腕，另一隻手支撐病人肘部。
2. 緩緩地將病人的手臂向上拉舉。
3. 接著慢慢將病人的手臂彎曲移向頭部，停止動作約15~30秒（時間長短需視病人狀況而定）。
4. 此一動作反覆做10~15次。
5. 復健時以病人的患病側為主，假如病人兩手皆癱瘓或無力，可以左、右手輪流施作。
6. 此運動能預防關節硬化，協助病人維持關節的最大靈活度。

上肢內彎運動（以病人左側癱瘓無力為例）

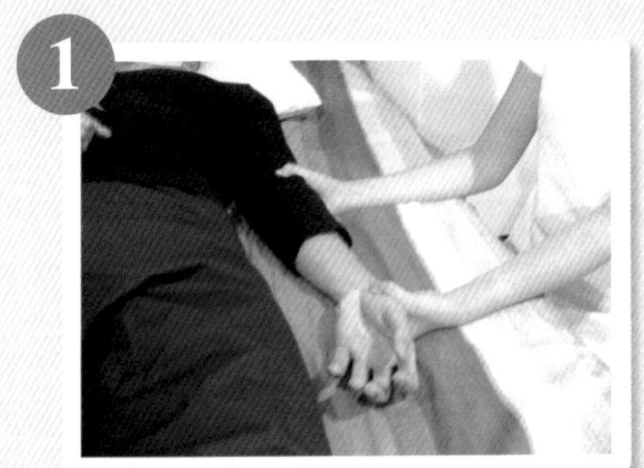

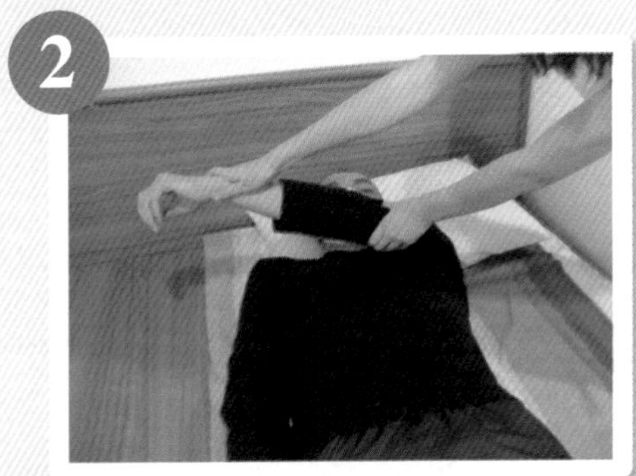

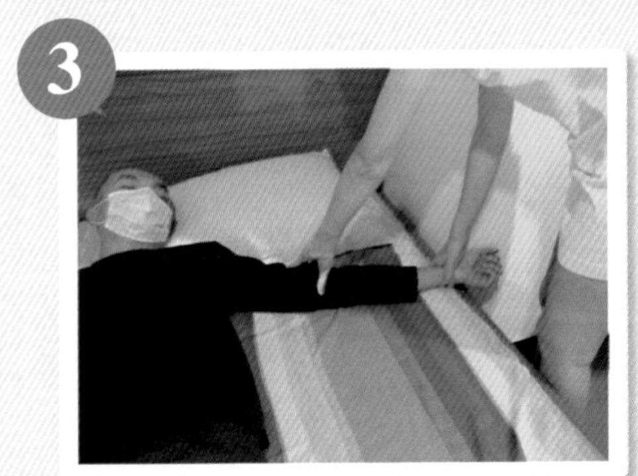

1. 照護者一手放在病人手肘處，一手握住病人手腕。
2. 照護者慢慢舉起病人肘部向上抬，接著緩緩地往內側彎曲，動作宜緩慢、輕柔，停止動作約5秒。
3. 慢慢恢復原狀，停止動作約15~30秒（時間長短需要視病人狀況而定）。
4. 此一動作反覆做10~15次。
5. 復健時以病人的患病側為主，如果病人兩手皆癱瘓或無力，可以左、右手輪流交替動作。
6. 預防關節硬化，協助病人維持關節的最大靈活度。

下肢外展內收運動(以病人左側癱瘓無力為例)

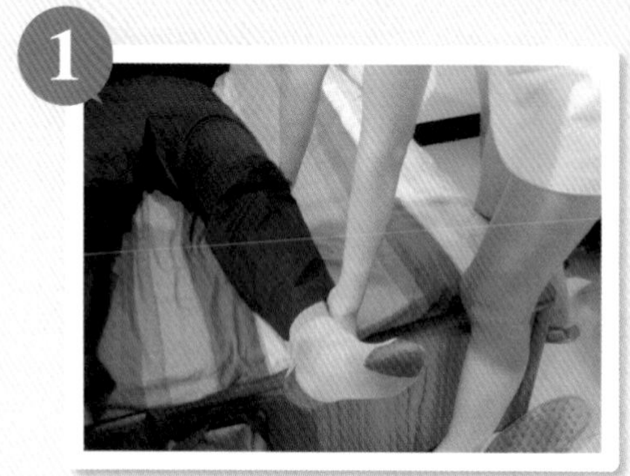

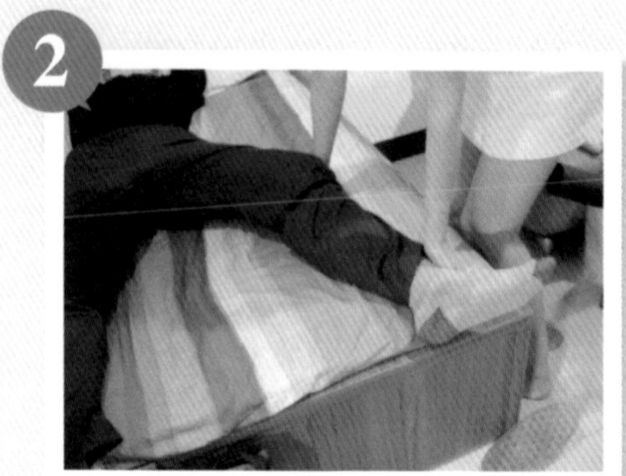

1. 照護者一隻手扶住病人膝蓋後方，另一手握住病人後腳跟。
2. 病人膝蓋盡量打直，微抬腳跟。
3. 將病人的腳跟向照護者方向盡量拉伸，停止動作約15~30秒(時間長短需視患者狀況而定)。
4. 慢慢恢復原狀。
5. 此一動作反覆做10~15次。
6. 復健時以病人的患病側為主，若病人兩腳皆癱瘓或無力，可以左、右腳輪流施作。
7. 此運動能維持或增加關節、肌肉的活動度，預防關節變形，並且改善肢體的柔軟度與循環，同時讓中風病人藉著做運動，刺激身體的反射神經。

＊Tip：先用溫水浴或肢體熱敷，使病人肌肉鬆弛。

髖關節、膝關節屈伸(以病人右側癱瘓無力為例)

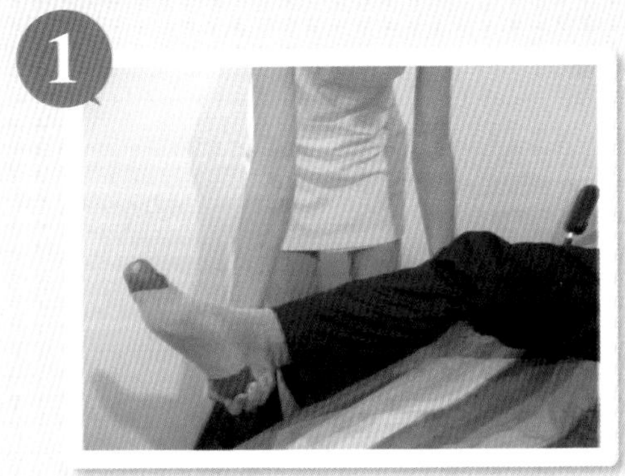

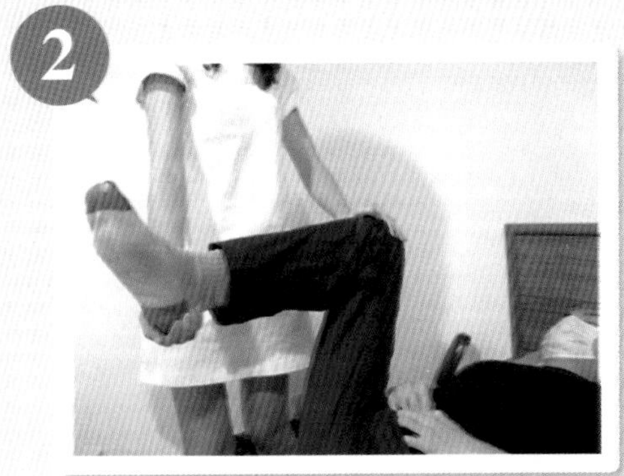

1. 照護者一隻手扶住病人膝蓋後方，另一隻手握住病人腳跟。
2. 照護者抬起病人下肢，彎曲膝蓋，停止動作約15~30秒(時間長短需視病人狀況而定)。
3. 慢慢恢復原狀。
4. 此一動作反覆做10~15次。
5. 以病人的患病側為主，假如病人兩腳皆癱瘓或無力，可以左、右腳輪流施作。
6. 此運動能維持病人最大的關節活動度，能夠避免肌肉及其他軟組織的彈性喪失，並且促進肢體末端的血液循環與淋巴循環，還可以預防關節僵硬與變形。
7. 病人的健康側與患病側都要運動，指導病人以健康良好的手腳協助無力的手腳活動。

＊Tip：運動前向病人說明做運動的重要性，使病人能配合。

足背屈運動(以病人右側癱瘓無力為例)

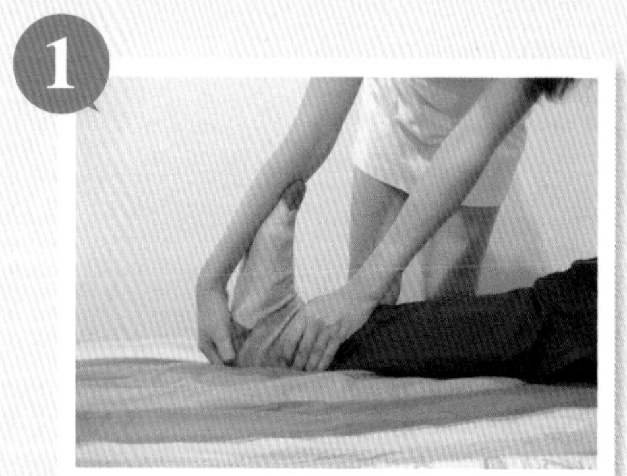

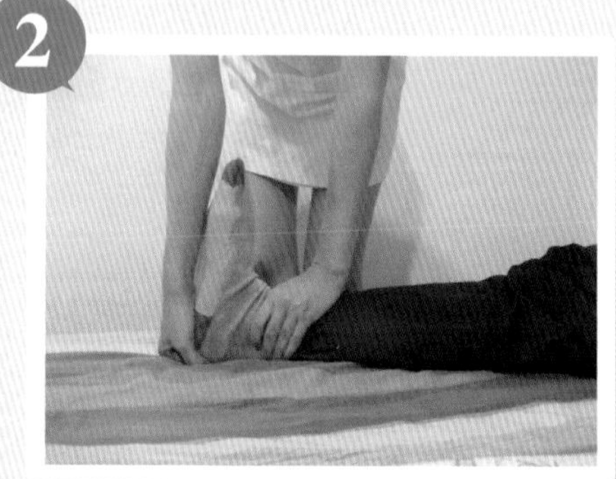

1. 照護者用手握住病人腳跟，讓病人的腳底板盡量平貼於照護者的另一隻手。
2. 用手肘的力量將病人的腳掌往病頭部方向輕壓，維持15～30秒（時間長短需視病人狀況而定）。
3. 此一動作反覆做10~15次。若病人的關節出現僵硬情形，必須先給予熱敷，再進行運動。
4. 施作以病人的患病側為主，如果病人兩腳皆癱瘓或無力，可以左、右腳輪流交換按摩。
5. 維持病人最大的關節活動度，能夠避免肌肉及其他軟組織的彈性喪失，並且促進肢體末端的血液循環與淋巴循環，還可以預防關節僵硬與變形。
6. 隨時注意運動時病人的反應，若病人表示不舒服，則應該立刻停止運動。

＊Tip：運動前向病人說明做運動的重要性，使病人能配合。

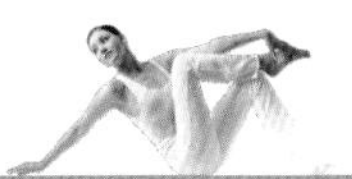

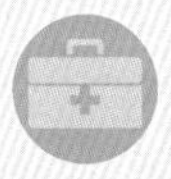

肌力訓練

目的： 對於患病側，腿部肌肉力量已經有部分恢復的病人，可以考慮綁著沙袋訓練肌力，或進行幫助病人恢復肌力的運動，增加力量，有助於站立、行走。

抬臀運動

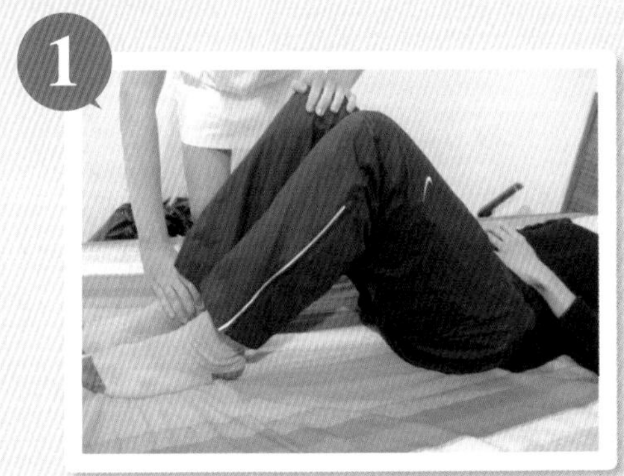

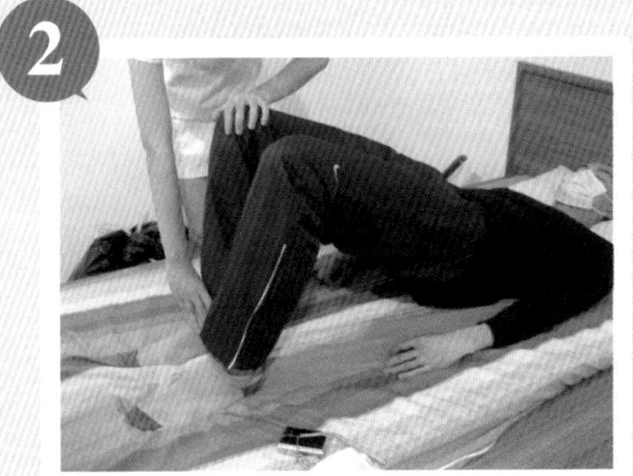

1. 照護者一手放在病人膝蓋，一手握住病人踝關節處。
2. 讓病人將臀部抬起，增加髖關節伸直肌力及腳承重的感覺，維持5～10秒（時間長短需視病人狀況而定）。
3. 此一動作反覆做10~15次（次數多寡需視病人狀況而定）。
4. 照護者在幫助病人運動前需注意，每一位病人的腦部受損情形不同，適合的運動未必都一樣，建議先諮詢醫師、治療師，再進行運動較為妥當。
5. 以病人不過度疲勞為原則，來決定運動時間的長短，剛開始不可超過十分鐘，以後按進步情形，隨時做調整。

＊Tip：家人與照護者應該盡可能讓病人自己練習，病人才會越來越進步。

坐姿平衡訓練

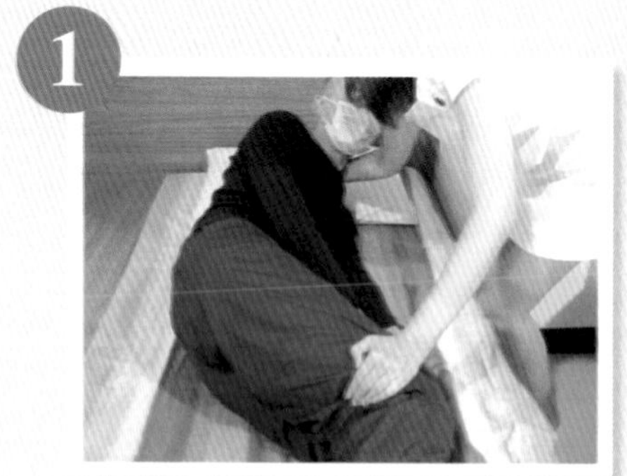

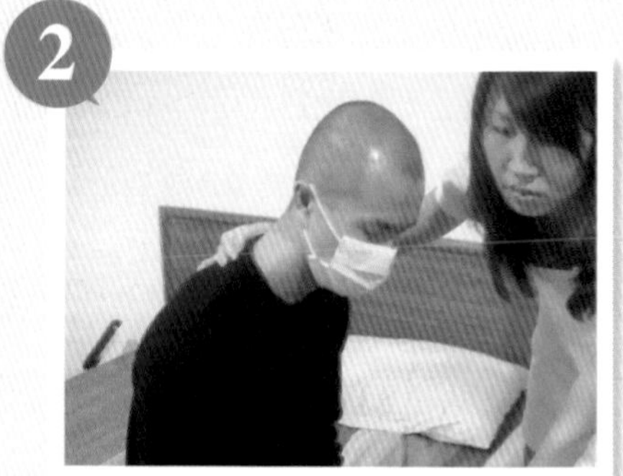

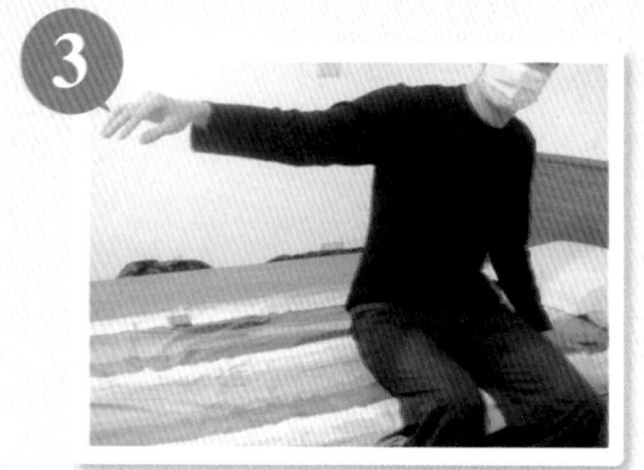

1. 先讓病人雙膝併攏，屈膝側躺。照護者一手扶住病人肩頸處，另一手扶住病人膝蓋後側。控制病人雙膝以免下滑，協助病人慢慢坐起。
2. 扶病人坐正在床上，雙手置於大腿處。
3. 讓病人靠自己的力量維持此姿勢，盡量不要歪斜。
5. 病人患病側（左手）支撐，健康側（右手）慢慢舉高，藉此動作練習坐姿平衡，將身體重心移往患病側。
6. 病人健康側支撐，患病側慢慢舉高，藉此動作練習坐姿平衡，將身體重心移往健康側（時間長短需視病人狀況而定）。
7. 此一動作反覆做10~15次（次數多寡需視病人狀況而定）。

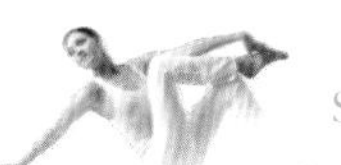

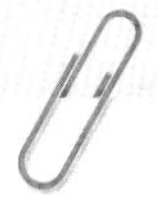

第三套 健康檢查

許多疾病在初期並無症狀，如果能藉由精密儀器和經驗豐富的醫師，為自己的健康把關，預防疾病發生，甚至發現初期病兆，這不正是所謂的預防守門員嗎？

老年化社會來臨，在各類慢性疾病充斥的現在，疾病預防更為重要。所幸預防醫學的概念已經逐漸被大眾所接受，因此，各醫院、健檢中心、醫學研究中心與社區醫療單位已陸續加入健康與疾病防治網絡，對於各類疾病研究、癌症預防、中老年疾病防治、社區預防醫學、優生保健、營養諮詢、疾病篩檢進行深入研究並開放諮詢管道，希望能將預防醫學觀念廣為推行。

在預防醫學的環節中，健康檢查被當作是為健康把關的第一道防線，也是發現健康出現問題最重要的守門員。目前的健康檢查類別，依檢測單位的不同與民眾身分的差異可分為健保健檢、老人健檢、勞工健檢與專業健檢中心。由於預防醫學觀念日漸普及化，提供專業而完善服務的健檢中心成為近年來民眾接受度極高的健檢選擇。

狹義的預防醫學為健康檢查，目前國內預防醫學推廣單位包括健保局、國民健康局、各級醫療院所以及健檢中心，推廣健檢內容多為個人身高體重與視力的檢測、血液與尿液等生化檢驗及子宮頸癌抹片篩檢。

坊間健診中心和醫院健康檢查中心琳瑯滿目，許多醫院和健檢中心都推出健康檢查的套裝行程，從數千元到數十萬元都有，但是在做健康檢查前，應該先向醫師諮詢溝通，瞭解自己的身體狀況，再針對個人不同的需要選擇，有時只需要一般性檢查就已足夠；若有家族史疾病背景、特殊疾病等狀況，應該在諮詢時一併告知醫師，由醫師建議適合的檢查項目，往正確的方向做檢查，才能掌握病症的核心。

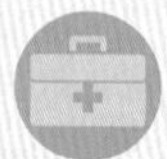早期發現 及早治療

健康檢查是為了要「早期發現、及早治療」，預防勝於治療的觀念十分重要，定期做健康檢查，可以觀察自己身體的改變與狀況，再根據這些變化及情況調整生活作息，作好完善的健康規劃與疾病預防。糖尿病、高血壓、心臟病等慢性疾病，都可以藉由健康檢查篩檢出來，只要早期發現，盡快得到適當的治療，就可以有效阻止病情惡化。

許多疾病在發生初期不一定有臨床症狀，舉例來說，在台灣相當普遍的B型肝炎、C型肝炎就與肝硬化、肝癌有明顯的關係，經由定期檢查胎兒蛋白及腹部超音波，可以篩檢出早期的肝癌，經過手術或栓塞治療，**預後**（見P.236健康速報）效果會比肝癌末期，再治療還好。而早期胃癌可能完全沒有症狀，卻可以經由胃鏡檢測找出病症，如果沒有透過事先檢查與預防，等到出現貧血、食慾不振、體重減輕等症狀時，通常已經發展到末期階段，此時的治療和**預後**（見P.236健康速報）就不如早期。

民眾平時就該注重身體的保健，尤其台灣人的生活步調越來

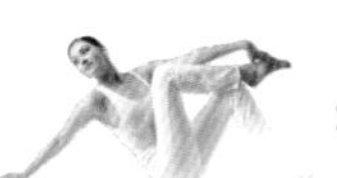

越快，競爭壓力也越來越大，加上美式速食文化盛行，對心臟血管與高血脂症疾病等的影響不可忽視，近年來慢性病患年齡層有下降的趨勢，更顯現健康檢查的重要。

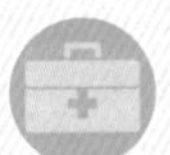

誰該做健康檢查？

通常接受健康檢查的人，是為了找出身體有哪些異狀產生，像是高血壓、高血糖、高血脂檢測，才能達到早期發現、早期治療的效果，再加上現代人多半都很養生，很多人都有健康檢查的概念，不過若是身體的特定器官已經出現異狀，應該要直接去看相關科別，而不是做健康檢查。

當身體出現莫名盜汗、疲倦、體重急速下降、皮膚枯黃黯淡、排便習慣改變、大量掉髮、牙齦出血等異常現象，就需要尋求醫師協助，進一步安排相關檢查；像是屬於肥胖型體質、體重異常減輕、倦怠乏力或有癌症、高血脂、糖尿病家族病史等，或是所居住的地區具有B型、C型肝炎感染狀況，都應該列為健康檢查的重點對象。

大致說來，二十歲時應該要做一次例行的抽血檢查，項目包括血糖、血液常規、肝功能、B型和C型肝炎、膽固醇、三酸甘油脂、尿酸、腎臟功能，作為個人健康檔案。三十歲時，做一次全身檢查，詳細了解身體狀況。三十到四十歲之間，最好每2～3年做一次健康檢查，來掌握自己的身體現狀，超過四十歲，就必須每年做一次全身健康檢查，隨時追蹤個人身體情況。

健康速報

預後：根據臨床經驗預測疾病發展情況，醫學上對一種疾病的了解，除了其病因、病理、臨床表現、化驗及影像學特點、治療方法等方面之外，疾病的近期和遠期恢復或進展的程度也很重要。如果病患依照醫生的建議，注意飲食習慣和生活作息，則疾病復發的機率就會降低，這就所謂的預後較好，反之，則稱為預後較差。

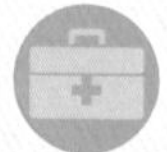 如何挑選健檢中心？

防患於未然的觀念已經深植人心，也成為近年來最熱門的醫療產業，但是該如何挑選好的健檢中心呢？

醫院所提供的健檢項目較為一般性，多數民眾必須先透過初步檢查報告結果出爐後，再對應相關專科門診，花費時間較長，而健檢中心比較能視個別受檢者需求，量身打造完整的檢查流程與項目，例如：精密儀器檢測、特殊病灶檢查等，同時也較能根據個案檢查結果提出完整檢查報告、建議與後續追蹤。

不過大家還是要找有口碑、有信譽的健檢中心，除了多多吸收別人的經驗。完善的健檢中心必須能提供民眾私密、安全、溫馨與人性化的檢查空間，也會評估顧客的個人、家族病史、生活型態再給予建議，而不是一味地推銷產品，並妥善安排健檢

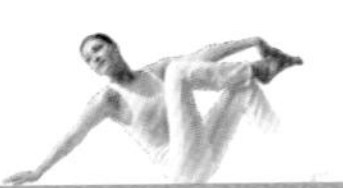

流程，再由專業醫師擔任儀器操作、檢查報告判讀、綜合性的解說，而不是只有逐項報告等，還要做好後續追蹤服務與轉診建議。如果具備了以上幾點，相信你選擇的健檢中心，就是間完善的健檢中心。

健康速報

健檢注意事項

高血壓、糖尿病、心臟病患者須注意：

1. 平時服用的藥物請繼續服用。
2. 進行檢查的前三天，宜減少應酬，飲食以清淡為主，豬血等影響糞便潛血反應的食物暫時不要食用。

婦女須注意：檢查子宮頸抹片前，切勿清洗陰道。

通用注意原則：健康檢查的前一晚，十點過後須禁食。

各醫院的檢查流程多少有些差異，詳細的相關準備事須先詢問清楚。

如何解讀健檢數據？

在健檢報告出爐後，總是有許多的數據、參考值，每個數據都有代表的意義，從數據中也能解讀出個人的身體狀況。雖然醫院或健檢中心有專業的醫護人員為大眾解釋報告結果，但不少人對手中的健康檢查報告仍然一知半解，甚至很多人可能有在門診

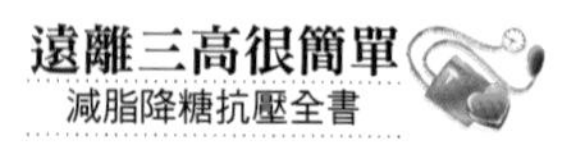

接受檢查的經驗，但是卻對於疾病的判讀卻不甚了解，以下列出專業健檢中心所提供的幾項檢查標準數值，供民眾參考。

一般檢查（查閱P.241的數值判讀）

最基本的例行檢查就是：體脂肪率、腰臀圍比值、血壓，其實這三項若是家中有電子體重計、捲尺、血壓計，自己都可以隨時測量。很多看起來瘦瘦的女生，體脂率都很高，這是因為她們缺乏運動的緣故，再加上不正確的減重態度，依靠著快速減重，大部分都是在消耗肌肉與水分，長期下來，變成外型消瘦，身體的脂肪卻不斷累積的「泡芙族」，所以女生可以在瘦身時搭配體脂率、腰臀比的測量，才能打造出完美的身材。

血壓計是很多高血壓患者家中必備的儀器，提醒各位讀者在檢查測量出來的血壓時，要注意收縮壓和舒張壓之間的差異，假如兩者之間的差異越大，中風的機率就越高。在本書Part 1 的部分提到很多高血壓的資訊，所以在Part 3 稍微介紹一點低血壓的資訊，低血壓或許不是一種疾病，不過可能是其他疾病造成的現象，若有低血壓的情況發生時，一定要小心。

血液常規檢查（查閱P.242～243的數值判讀）

血液就是人體運送氧氣和廢物的工具，它會藉由心臟的壓縮作用，將氧氣和養分運送到身體的每個角落，並且將二氧化碳排出。血液會反映全身的內臟器官和組織的健康狀態，當身體的某處出現異常時，血液的成分就會受到影響。因此，血液檢查就變成了解全身健康狀態的基本檢查項目。特別是紅血球、白血球、血小板等血液常規檢查，在健康檢查時是一定要進行的項目。

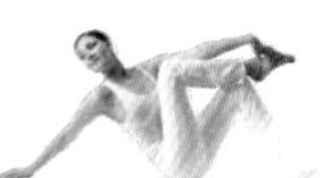

血糖檢查（查閱P.244的數值判讀）

血糖檢查就是檢查血液中的葡萄糖含量，來判斷是否罹患糖尿病，以及監測糖尿病人的病情。

血糖檢查較簡單的方法，就是在空腹或飯後，從血液中測量出血糖濃度。通常沒有糖尿病史的人只須測量空腹血糖；確定或懷疑有糖尿病時，則須加做飯後血糖檢查。或是可以採用葡萄糖耐量試驗檢查，檢查方法是先測出空腹時的血糖值，再喝入葡萄糖溶液，每隔半小時測定一次血糖值，總共需要測量五次（包含空腹血糖）。檢查之前，不可以運動及喝酒，並且盡量讓情緒平穩，以避免影響檢查結果。

肝膽功能檢查（查閱P.244～245的數值判讀）

肝臟機能的正常與否可藉肝膽功能檢查來診斷，這項檢測的目的可以用來診斷肝功能系統是否有功能障礙？或是用來區分引起肝、膽障礙的原因為肝細胞損壞或是膽管阻塞，甚至是評估肝臟損害的程度治療效果。

腎功能檢查（查閱P.246的數值判讀）

腎功能檢查主要適用於檢查腎臟的功能。腎臟是體內細胞新陳代謝過程產生代謝物的主要器官，也是扮演身體的酸鹼值、電解質、滲透壓平衡非常重要的角色。其功能的正常與否，會受到各種因素的影響，造成腎功能的異常，例如：高血壓、高血糖、自體免疫抗體(SLE)、免疫複合物的異常沉積、感染、排尿不良、中毒、代謝異常、先天疾病、腫瘤、藥物、腎血管栓塞、運動……等因素。在臨床上，最常見的影響因素，是糖尿病控制不良所併發的腎臟病變，尤其是影響腎絲球的過濾功能。

尿酸檢查（查閱P.246的數值判讀）

尿酸主要是細胞DNA、RNA，以及食物中的細胞核被消化分解為嘌呤，在肝臟被分解為尿酸，一部分由腎臟排泄，一部分留在血液，當血液含有過高(過飽和)的尿酸，會再結晶為尿酸結晶，沉積在軟組織與關節中，造成痛風。

若是腎臟功能異常，會造成血液中尿酸增加。長期尿酸過高，會對腎臟造成直接傷害；排泄量大，也會形成腎結石。其實體內尿酸的高低以抽血檢查為主。不過尿酸大部分是經由腎臟過濾，再從尿液排出，所以檢測每天尿液中尿酸的排出量，可以用來評估尿酸的代謝狀態，但沒有單獨檢測尿液尿酸值做為診定依據，需要與血中尿酸值比較，才會有意義。

血脂肪檢查（查閱P.247的數值判讀）

血脂肪檢查主要用於檢查高血脂症。高血脂症為血液中之三酸甘油脂、總膽固醇或低密度脂蛋白膽固醇濃度高於正常值。若長期血脂異常，容易罹患動脈粥狀硬化症、心臟血管疾病、高血壓、腦中風等疾病。所以檢查上述血脂肪的另一層目的，是評估罹患這類心臟血管疾病的風險，並透過治療或營養與運動控制，加以預防。血脂肪主要成分為：三酸甘油脂、膽固醇、磷脂等。一般高血脂症並沒有任何明顯的症狀，除非已經造成血管硬化引起之冠狀動脈心臟病及其他血管狹窄、阻塞等併發症。

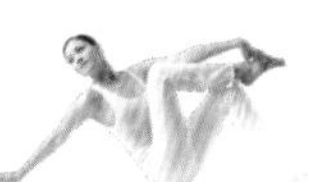

一般檢查

（對照P.238解說）

項目	標準值	數值判讀
體脂肪率	30歲以下（含） 男14~20% 女17~24%	過高的體脂肪率是造成各種慢性疾病的主要導火線，所以要將數值降低。
	大於30歲 男17~23% 女20~27%	
腰臀圍比值	腰臀比（waist to hip ratio） ＝腰圍÷臀圍 男0.85~0.9 女0.7~0.8	當腰臀比超出0.95（男性）、0.85（女性），易罹患心血管疾病、高血壓、動脈粥狀硬化、糖尿病、高血脂症等慢性病。
血壓	血壓標準值： ≦120 mmHg/80 mmHg ◎高血壓標準： ≧140 mmHg/90 mmHg ◎低血壓標準： ≦90 mmHg/50 mmHg	一般人提到血壓測量多半只注意血壓是否過高，只有少數人會留意到血壓是否偏低的問題，事實上，低血壓雖然不算是一種疾病,但可能是其他疾病所造成，會使人頭暈眼花、精神疲憊、注意力不集中或昏倒、休克，而低血壓也可能導致中風，不可不慎。一般而言，收縮壓與舒張壓之間的落差越大，中風機率就越高。

血液常規檢查

（對照P.238解說）

項目	標準值	數值判讀
白血球（WBC）	約5,000~10,000/μl	白血球若突然增高，可能表示身體某處發炎；若達10000/μl以上，可能與白血病有關。
紅血球（RBC）	男約450萬~600萬/mm^3 女約400萬~550萬/mm^3	紅血球數目過高，可能患有紅血球增生症或地中海型貧血；過低則可能患有程度不一的貧血症狀，最好進一步篩檢血紅素(Hb)以做確認。
血紅素（Hb）	男13~17 gm/dl 女 12.0~16.0 gm/dl	血紅素過高可能為紅血球增生症；血紅素減少或不正常，可能為低血紅素貧血或缺鐵性貧血。
血球容積比（HCT）	男40~52% 女34~44%	血球容積比可以更正確地判斷貧血症狀，血球容積比例太高，可能有脫水症狀；太低則可能造成貧血。
平均紅血球體積（MCV）	男80~94fL 女81~99fL	數值高表示紅血球過高，常見於缺乏維生素B_{12}和葉酸之貧血患者、巨紅血球症、停經婦女及老人。而數值低即表示紅血球較低，可能有缺鐵性貧血、地中海型貧血及慢性疾病造成之貧血。
平均血球血紅素（MCH）	27~33 Pg	可用來鑑別貧血的種類，若罹患缺鐵性貧血、鉛中毒或地中海型貧血時，數值會降低。

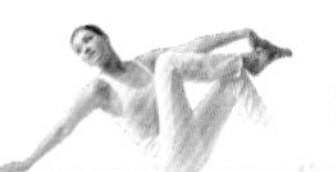

平均血球血濃度（MCHC）	32~36%	數值高可能有遺傳性球狀紅血球症；太低則可能有貧血症狀。
紅血球分布寬度（RDW）	12~15%	當紅血球大小相差太大時，RDW值則會升高，可能是缺鐵性貧血、維生素B_{12}或葉酸缺乏。
血小板（PLT）	14萬~45萬/mm^3	數目減少時，體內容易出血；反之則容易發生血栓。
嗜中性球(Neutrophil)	35~75% 備註：全血2ml	數值高可能是細菌感染、炎症或骨髓增生症。數值低可能是再生不良性貧血或某藥物的副作用。
淋巴球(LYM)	20~51% 備註：全血2ml	數值升高表示可能感染濾過性病毒或結核菌；數值減少可能有免疫缺乏疾病、再生不良性貧血。
單核球(MON)	2~12% 備註：全血2ml	數值增多可能為急性細菌感染恢復期、單核白血病。
嗜酸性白血球(Eosinophil)	0~10% 備註：全血2ml	數值過高可能有過敏、寄生蟲感染，及各種皮膚病、惡性腫瘤或白血病。
嗜鹼性白血球(Basophil)	0~3% 備註：全血2ml	數值過高可能與慢性顆粒性白血病、骨髓增殖疾病有關。

血糖檢查

（對照P.239解說）

項目	標準值	數值判讀
空腹血糖	70~100 mg/dl	數值異常者較易罹患糖尿病。若檢查血糖空腹時的濃度在超過100 mg/dl的異常情況時，即為高血糖症。但是若空腹或非空腹時，血糖值低於70 mg/dl以下的異常情形時，即為低血糖症。
飯後兩小時血糖	＜120 mg/dl	數值異常者較易罹患糖尿病。但是若空腹或非空腹時，血糖值低於60 mg/dl以下的異常情形時，即為低血糖症。

肝膽功能檢查

（對照P.239解說）

項目	標準值	數值判讀
總膽紅素 (Total Bilirubin)	＜1.5 mg/dl	血中總膽紅素升高常引起皮膚及眼白變黃，即所謂的「黃疸症」。
間接膽紅素 (Bilirubin-Direct)	＜0.5 mg/dl	可用來評估肝臟及膽囊方面的疾病。若是罹患肝炎、肝硬化、膽結石、膽道阻塞等，數值會上升。

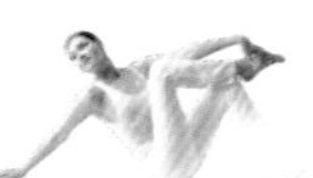

總蛋白(Total Protein)	6.5~8.3 g/dl	又稱血清總蛋白，主要成份為白蛋白與球蛋白，可用來評估肝功能及營養狀態。
白蛋白(Albumin)	3.8~5.3 g/dl	數值過高常被懷疑是否有明顯的脫水狀況或血液濃縮情形。
球蛋白(Globulin)	2.3~3.5 g/dl	數值過高可能是曾經罹患過敏、肝硬化、慢性活動性肝炎(肝組織病理診斷名稱)、肝臟贅生性病變、膽道阻塞、多發性骨髓瘤等病症。
鹼性磷酸酶(Alkaline Phosphate)	60~220 U/L	數據異常可能是肝或膽道系統出了問題。
麩胺酸轉胺酶(GOT)	男＜37 U/L 女＜39 U/L	代表肝臟發炎後，肝臟酵素進入血液的濃度，數字越高表示細胞受損的情況越嚴重。
丙胺酸轉胺酶(GPT)	男＜41 U/L 女＜31 U/L	指數過高，表示有急性肝炎的風險。
γ-麩胺轉胺酶(γ-GT)	＜52 U/L	數值過高容易罹患急性或慢性肝炎、酒精性肝障礙、脂肪肝、肝癌、肝硬化、阻塞性黃疸、藥物過量、膽結石等膽道疾病。
總乳酸脫氫酶 (Total LDH)	120~246 IU/L	數值過高容易罹患急性心肌梗塞、肝炎、惡性貧血、癌症、橫紋肌疾病、熱灼傷、肺栓塞及梗塞、腎疾病。應注意飲食控制並保持良好運動習慣。

腎功能檢查

（對照P.239解說）

項目	標準值	數值判讀
尿素氮(BUN)	6~21 mg/dl	數值過高代表腎功能降低。
肌酸酐(CRE)	0.6~1.3 mg/dl	數值過高代表腎功能降低。
腎絲球過濾率(GFR)	＞100 ml/min	代表腎絲球過濾血液以初步形成尿液的能力，數值越高越好。臨床上，GFR無法直接求得，一般是以肌酸酐廓清率(Ccr)來代表GFR。

尿酸檢查

（對照P.240解說）

項目	標準值	數值判讀
尿酸(UA)	男3.0~7.0 mg/dl 女2.0~6.0 mg/dl	數值過高易發生急性發炎反應，如關節處紅腫、發熱、疼痛。飲酒過量、糖尿病、痛風、腎炎、鉛中毒、副甲腺機能亢進等尿酸會偏高；腎小管之不正常、先天性酵素缺乏、懷孕等尿酸值會比較低。

血脂肪檢查

（對照P.240解說）

項目	標準值	數值判讀
三酸甘油脂(TG)	<150 mg/dl	數值過高可能產生新陳代謝症候群。TG之形成，大多來自發酵類及碳水化合物(米飯、麵包等穀類)，當TG數值偏高，則易患糖尿病、動脈硬化、心肌梗塞、肥胖症。
總膽固醇(T-Cho)	<200mg/dl	數值過高可能為家族性高膽固醇血症，也許是糖尿病、腎病變、脂肪肝或肥胖等引起。數值過低則可能是罹患肝硬化與甲狀腺機能亢進症。
高密度脂蛋白膽固醇(HDL)	<40 mg/dl	濃度偏低可稱為高血脂或血脂異常。
低密度脂蛋白膽固醇(LDL)	<100 mg/dl	濃度偏高可稱為高血脂或血脂異常。
總膽固醇／高密度脂蛋白膽固醇比值	<5.0%	數值過高時表示高血脂或血脂異常。

鈣磷檢查

一般人當腎功能由正常損壞到25%時，身體中的鈣磷就會發生不平衡的情形，腎友們會有低血鈣及高血磷症發生，同時副甲狀腺素也會逐漸升高，促使骨頭溶解釋出鈣平衡低血鈣症。但由於腎臟繼續衰竭，因此磷會無法排除，而持續堆積升高，鈣也因維生素D3無法經腎臟活化，而持續低鈣血症，因此可以經由鈣磷檢查得知腎臟健康。

鈣磷檢查

項目	標準值	備註
鈣(Ca)	2.1~2.5 mmd/L	應與磷值同時判讀。 血鈣升高時，可能罹患惡性腫瘤、副甲狀腺機能亢進症和維生素D中毒；降低時，可能罹患骨軟化症、駝背、維生素D缺乏和副甲狀腺功能低下症。
磷(P)	0.97~1.45 mmd/L	應與鈣值一起判讀。 當鈣升高時，若磷也升高，可能罹患惡性腫瘤；若磷下降，可能為副甲狀腺功能亢進症或維生素D過剩症。 當鈣下降時，若磷也下降，可能為骨軟化症、維生素D缺乏；若磷升高，則可能是甲狀腺功能低下症或慢性腎臟功能不全。

血清鐵檢查

血清鐵的測定主要在篩檢身體是否有缺鐵的現象。初期缺鐵者應多食含鐵高的飲食，如內臟、菠菜、葡萄乾、梨子、蓮藕、榴槤等；已貧血者應就醫治療。當血清鐵有異常時，加做總鐵結合力 (TIBC)檢查，(TIBC)可和血清鐵(Fe)一起計算出「鐵飽和度」，做為：缺鐵程度的判定、區別慢性疾病貧血與缺鐵性貧血、篩檢血鐵質沈積，或慢性鐵質過量的依據。

血清鐵檢查

項目	標準值	備註
鐵(Fe)	男50~180 μg/dl 女40~167 μg/dl	若血清鐵數值偏低，但血紅素仍在正常範圍，表示有初期缺鐵的現象；若血清鐵與血紅素數值同時偏低，則表示為缺鐵性貧血。 血清鐵數值偏高可見於惡性貧血、地中海型貧血和溶血性貧血等，假如服食過量鐵劑，血清鐵也會升高。
總鐵結合力(TIBC)	250~450 μmol/L	當血清鐵有異常時，應該額外加做總鐵結合力檢查，總鐵結合力可和血清鐵一起計算出來。
鐵飽和度(TRF)	20~50%	可作為缺鐵程度的判定、區別慢性疾病貧血與缺鐵性貧血、篩檢「血鐵質沉積症」，或慢性鐵質過量。

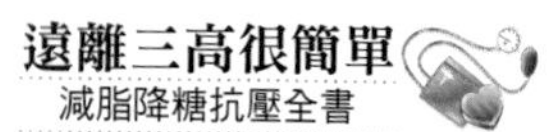

甲狀腺功能篩檢

（檢測身體新陳代謝）

項目	標準值	備註
甲狀腺刺激素(TSH)	0.4~6.00 miu/ml	如果TSH分泌過多，如缺碘地區、甲狀腺先天性功能不足症或不明原因的甲狀腺腫大，甲狀腺功能過低則容易造成全身各細胞及組織新陳代謝減慢，情況嚴重者可能導致心臟衰竭、腦部功能失常甚至昏迷而死亡。
甲狀腺素(T4)	4.5~11.5 miu/ml	甲狀腺素是人體重要荷爾蒙，與體內代謝系統相關，甲狀腺功能旺盛，大量分泌甲狀腺素會造成細胞新陳代謝過快的不正常生理現象；甲狀腺功能低下會造成心跳緩慢、體溫過低、低血壓、膽固醇上升。

腫瘤標記檢查

（屬於癌症篩檢）

項目	標準值	備註
甲型胎兒蛋白(AFP)	<20 ng/ml	數值上升可能有肝臟、生殖器官腫瘤。
癌胚抗原(CEA)	一般人<5 ng/ml 吸菸者<10 ng/ml	癌胚抗原是一種腫瘤標記，通常作為大腸直腸癌的初步篩檢與癌症術後療效的評估與追蹤。

糞便與尿液檢查

（檢測排泄系統）

項目	標準值	備註
酸鹼值(PH)	5.0~8.0	數值過高表示尿液呈鹼性，可能有尿路感染、發炎或腎功能不良等情形。數值過低即表示尿液呈酸性，可能正值飢餓狀態或酮酸症。
紅血球(RBC)	男約450萬~600萬/mm^3 女約400萬~550萬/mm^3	可能有尿道出血，也可能是月經干擾。
白血球(WBC)	約5,000~10,000/μl	若尿中白血球增加，表示泌尿道有發炎現象，可配合尿蛋白及亞硝酸鹽做判讀。但女性常因陰道分泌物污染檢驗結果呈陽性，故在收集尿液前應先清潔會陰部。
上皮細胞(Epithelial cell)	0~5/μl	在女性病人的檢體常可發現，也有可能是腎臟發炎。
免疫法糞便潛血反應(FOBT)	<12 ng/ml	可偵測到87.5％的大腸癌、31.4％的絨毛性息肉及14.8％的一般腺腫息肉。

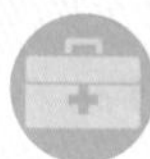健康檢查項目—身高體重測量

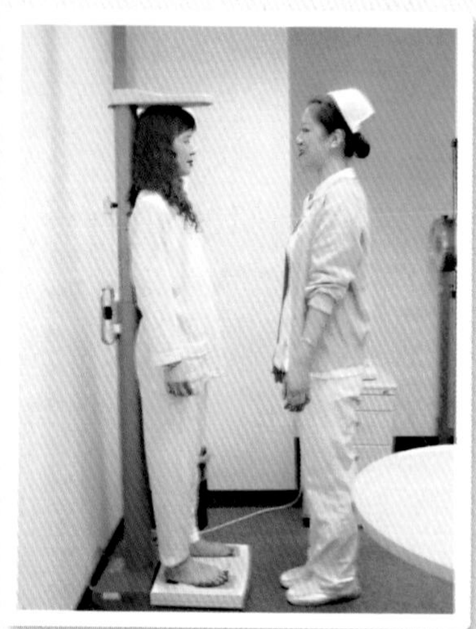

從小學的每個學期開始，孩童都會測量身高與體重，藉此瞭解他們生長發育狀況，希望早期發現孩子的體格缺點，才能早期治療，以維護其健康。身高體重的平均值能反映孩童的健康及營養狀態。當孩童變為成人時，身高已經不再是人們關注的焦點，不斷上升的體重反而造成許多人的困擾。肥胖是嚴重病症的根源，要知道自己體內是否儲藏過量的脂肪，可以根據右上方公式計算。

成人的體重分級與標準

分級	身體質量指數
體重過輕	BMI ＜ 18.5
正常範圍	18.5 ≦ BMI ＜24
過重	24 ≦ BMI ＜ 27
輕度肥胖	27 ≦ BMI ＜ 30
中度肥胖	30 ≦ BMI ＜ 35
重度肥胖	BMI ≧ 35

資料來源：衛生署食品資訊網／肥胖及體重控制

趕緊算一算自己的身體質量指數(BMI)吧！身體質量指數(BMI)=體重(公斤)／身高(公尺)平方，如果介於24～26.9之間為過重，超過27為肥胖。

例子：王小姐身高153公分，體重45公斤 45／(1.53×1.53)≒19.2，BMI指數為19.2，根據下表的標準18.5 ≦ 19.2 ＜24，王小姐屬於正常範圍。

健康檢查項目—血壓檢查

測量血壓狀況便能得知心臟收縮與血液送出時的收縮壓數據。血壓可能因為緊張、運動等原因而產生變化，為了測量出具有參考性的血壓值，最好在檢查前先靜坐十到十五分鐘。

高血壓判定基準值

屬性分類	收縮壓(mmHg)	舒張壓(mmHg)
適當血壓	120以下	80以下
正常血壓	130以下	85以下
高值正常血壓	130~139	85~99
輕度高血壓	140~159	90~99
中度高血壓	160~179	100~109
重度高血壓	180以上	110以下

在心情放鬆的情況下測量最好，用餐後一小時及如廁後約五到十分鐘內也最好不要量血壓。血壓數值也會因為高齡化而隨之增高，如果測量結果屬於中度高血壓，最好到醫院接受降壓方面的治療，而如果本身屬於心血管性的高血壓患者，更應該接受特定的檢查。

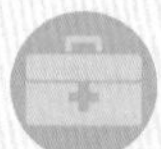

健康檢查項目—抽血檢查

血液檢查包含一般疾病的篩檢和身體功能兩方面，一般疾病的篩檢包括貧血、血小板缺少等。由於現代人生活作息不正常、壓力過大、飲食不均衡，檢驗現代人文明病的相關數值如：血糖、血脂、尿酸、肝功能指數等，變得具有重要的參考價值，若以上檢測項目指數過高，表示身體已潛伏了相關疾病，像是高血壓、動脈硬化、冠狀動脈疾病等，這些都是可能隨之而來的問題。

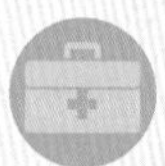

健康檢查項目—視力檢測

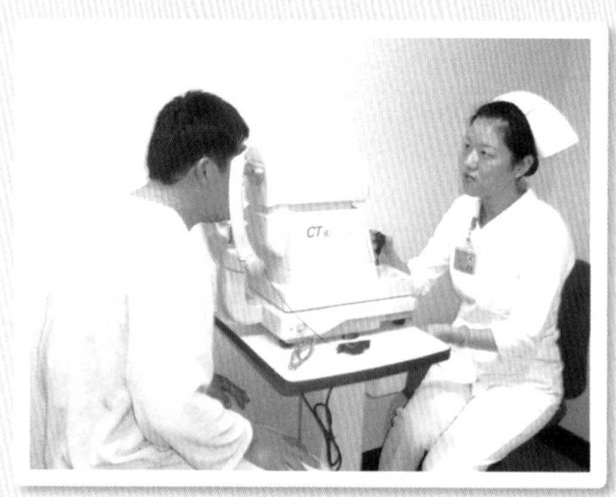

主要檢查視力是否嚴重退化，眼壓是否過高。視力模糊衰退時須檢查是否有近視、白內障等問題，而眼壓過高可能會導致青光眼。如果眼睛沒有特殊狀況發生，通常一年檢測一次就已足夠，若突然有飛蚊症或其他急性變化，就該立即做檢查。正常眼壓為21 mm/Hg以下，若受檢者檢查結果高於此數值，可能有高眼壓症或青光眼的問題，若眼壓長期居高不下又不做適當的治療，嚴重的話可能導致失明。

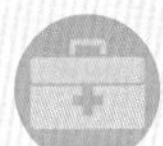 健康檢查項目—聽力檢測

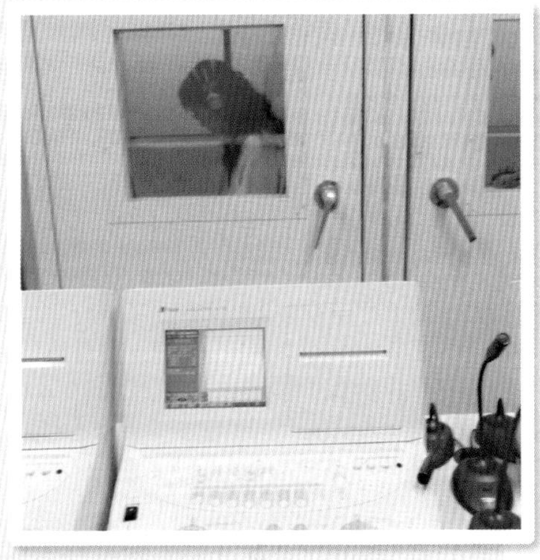

所謂的聽力包括對聲音及語言的聽取、理解能力，重聽的判斷主要以純音聽力檢測之氣導聽力檢測為主。聽力檢測的方式就是讓受檢者置身於安靜而與外界隔絕的安靜空間中，兩耳都戴上耳機，試著從發聲器中所發出的純音來檢測受檢者的聽力狀況。一般聽力檢查大多是測音差和音頻等，藉由檢測音差和音頻，觀察是否出現聽力退化現象，因為大部分聽力障礙的發生是無形且漸進式的，等到察覺時，情況多半已經比較嚴重。

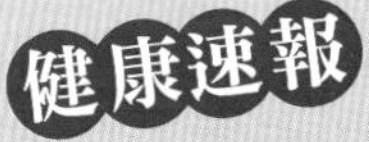

健康速報

聽力檢測數字解讀

+30dB以上為輕度重聽

+50dB以上為中度重聽

+70dB以上為高度重聽

+100dB為全聾

老人性重聽或某些原因不明的重聽，多半是因為神經性音感重聽所引起，另外，特殊職業或經常處於噪音環境下的工作者，更要特別注重聽力檢測，檢查是否有聽力退化的情形。

健康檢查項目—口腔檢查

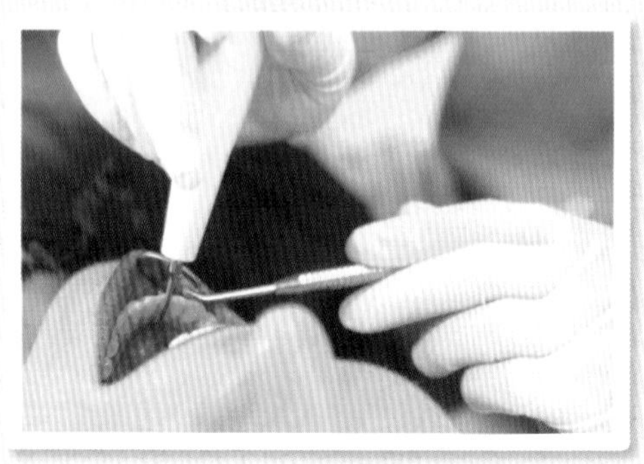

牙齒保健也是不可忽視的檢查項目，健檢的口腔檢查重點在於篩檢口腔癌，檢查口腔內部有無白斑或咬合等問題，而非牙齒健檢。至於一般口腔保養則需要受檢者於日常生活中做好保養功夫，平時就應該養成定期牙齒口腔檢查的習慣，牙齒口腔檢查最好半年一次，可請牙醫師洗牙、清除牙結石，檢查有無牙周病、牙齦發炎等問題。

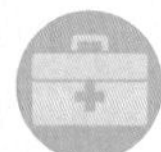

健康檢查項目—胸部X光檢查

每年定期做一次胸部X光檢查，可以有效篩檢肺結核和肺癌。一般上班族由於長期待在辦公室或經常接觸不同的人事物，有可能感染肺結核；有抽菸習慣的癮君子更應該定期作胸部X光檢查，早期發現，早期治療，也才能早日恢復健康。

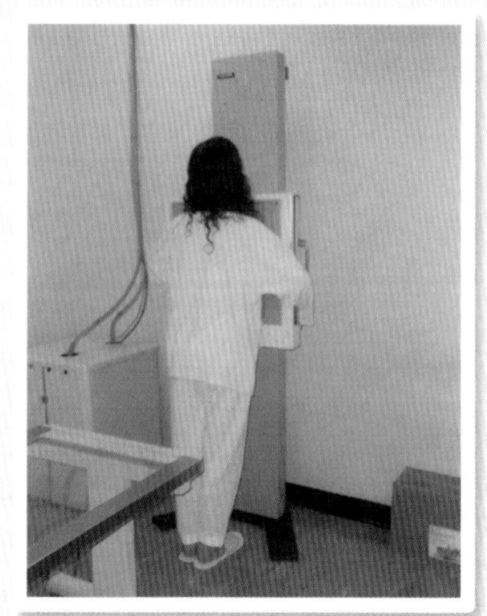

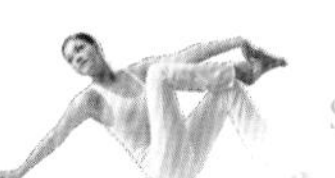

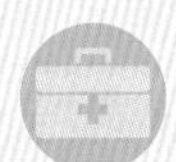

健康檢查項目—腹部X光檢測

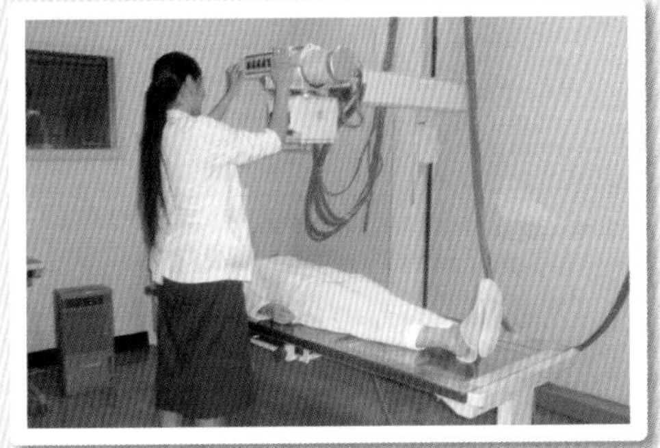

藉由腹部X光檢測，可以得知腎臟、輸尿管、膀胱有無腫瘤、泌尿道結石、泌尿道腫瘤、腸胃道阻塞、脊椎側彎、腰椎骨刺形成等或其他病變。重點是一定要再三確認前來檢查的病患是否懷孕，千萬別讓病患在懷孕的情況下進行腹部X光檢測。

健康速報

X光為放射線，對胎兒有一定的影響性，除非情況特殊，否則懷孕婦女最好避免做此項檢查。

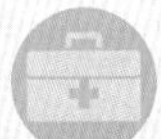

健康檢查項目—心電圖檢測

心臟為了讓血液循環於全身，會一直重複擴張與收縮，心電圖檢測可得知左右心房與心室各部位電流，並且藉由紀錄體表胸前與四肢的電氣變化，以圖解心臟的電氣生理變化。這項檢查需在平靜狀態下進行，如果心電圖呈現搖晃般的波形，可能是心房肌肉不規則收縮所致，不同波形代表不同的疾病特徵，如心律不整、狹心症、心臟瓣膜症等。

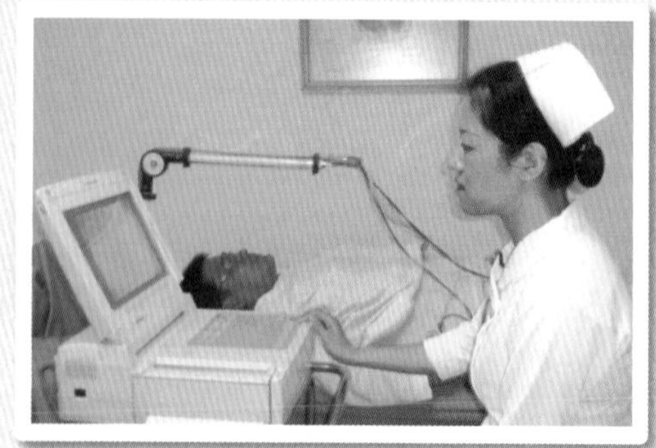

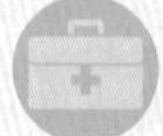

健康檢查項目—肺機能檢測

肺的功能主要是把空氣吸入肺部，經動脈血把氧氣送到組織，把體內代謝產生的二氧化碳排出體外，肺功能的檢查分成通氣、氣體交換、氧氣與二氧化碳輸送和通氣控制等四個部分。檢查方式為夾住鼻子使空氣不外洩，受檢者盡量吹氣於排氣管內，重複吹氣約二至三次，檢測時間約五至十分鐘。受測者必須在吸足氣後，一開

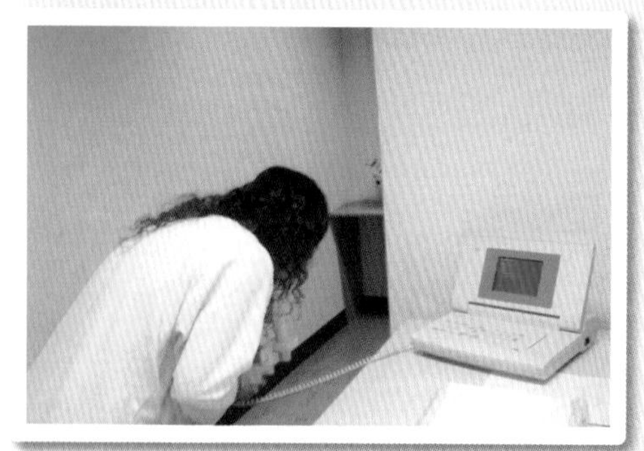

健康速報

正常肺活量　男性3500cc 女性2500cc

肺功能檢查的結果是否正常，是根據它對正常預估值的百分率來評估的，而正常預估值往往是根據性別、年齡和身高的資料來推算。

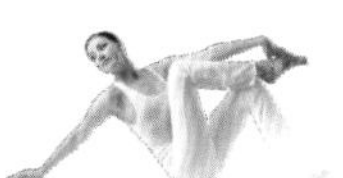

始就很猛的呼氣，用最大力量把肺活量全部吹完，過程中要一氣呵成，不能中斷、漏氣、阻塞、咳嗽或閉住聲門。

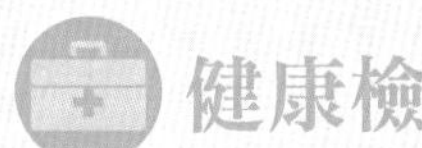

健康檢查項目—乳房檢查

除了上述大眾都應該定期做的檢查，女性更應該一年要做一次乳房檢查與乳房攝影，目前健保補助50歲以上婦女每三年一次乳房攝影檢查。然而，現代人生活與飲食習慣改變，乳癌發生率越來越高，建議婦女檢查頻率應縮短為一年一次；而在經期結束後，婦女應該做自我乳房檢查，只要覺得有硬塊或發現不正常分泌物，就該立即就醫。

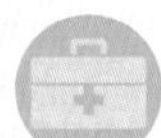

健康檢查項目—子宮頸抹片檢查

女性應該注意，只要發生過性行為，就要開始做子宮頸抹片檢查，目前，健保給付30歲以上婦女一年一次免費篩檢。子宮頸抹片檢查主要是採集檢驗子宮頸周圍有無異常或發炎細胞，因為是針對細胞做精密的檢測，需要一星期左右的時間才能得知結果。檢查完畢，醫師會告知整體健康狀況，若有異常症狀，檢查期應縮短為三個月一次。事實上，現在已有子宮頸癌疫苗，女性朋友最好施打，畢竟，預防勝於治療。

健康檢查項目—腹部超音波

做腹部超音波不會像X光需要擔心放射線問題，受檢者也不會有痛感，相對安全，藉由腹部超音波檢查可以得知與肝、腎、脾、膽、胰臟與腹部大動脈的斷面影像，有助相關疾病的診斷。

依檢查部位的不同，受檢時可能橫躺或坐著檢查。若檢查出臟器腫瘤，會有影像出現，有助早期發現肝炎或肝硬化等疾病。

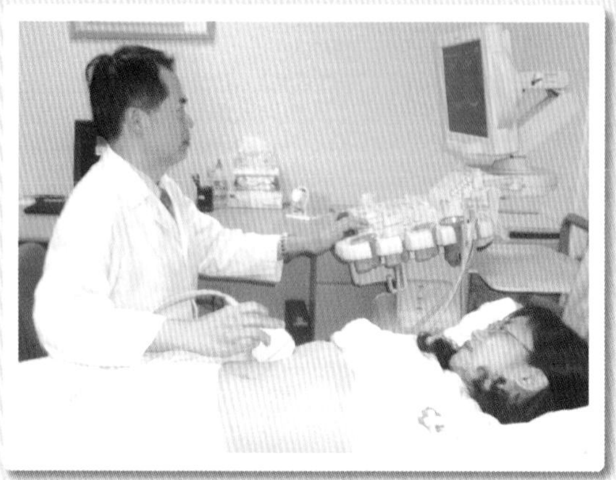

健康檢查項目—骨密度檢測

這項檢查主要針對病態性骨質疏鬆，建議二至三年做一次，看看自己骨質狀態是進步還是退步。由於停經後女性骨質流失速度加快，建議女性可以在停經前做檢測，停經後再做檢查，比較兩者數值，檢視骨質流失的速度。平常多補充鈣片以減少鈣質流失，多運動、多曬太陽也是預防骨質疏鬆的好方法。

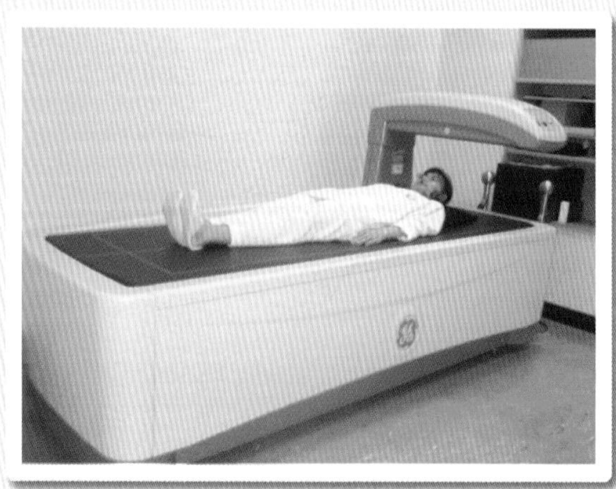

（照片提供：美兆診所）

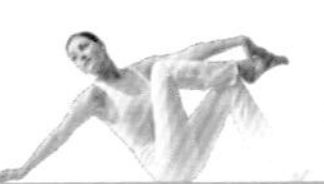

適合心臟病的健檢診斷項目

主要是用來檢查心臟冠狀動脈疾病包括：心肌梗塞、狹心症等，通常患者會有胸悶、胸痛的症狀，但有這些症狀者，並不一定是心臟血管疾病所引起的，所以仍需要區分診斷，若有類似症狀，應該立即尋求醫師診療。

適合心臟病的健檢診斷項目

項目	特色
心電圖	1. 確定冠心病病症。 2. 研判動脈支配區問題所在。 3. 偵測心跳節律傳導是否正常。
冠狀動脈攝影	1. 屬侵入性檢查，須將導管由鼠蹊或上肢動脈送入主動脈，導管遠端勾在冠狀動脈出口後，再將顯影劑注入導管。 2. 可以不同角度快速攝影。
磁振造影	1. 解析度佳。 2. 檢查時間短。 3. 適合無法做超音波檢查的患者。
運動耐壓試驗	1. 受檢者靜態心電圖正常卻仍懷疑心肌缺血引起胸痛，可以此方式記錄心電圖，例如：踩腳踏車、跑步。 2. 在檢測冠心病低度危險群患者時，這類檢查易產生假陽性結果。
64切面螺旋電腦斷層攝影	1. 屬非侵入性檢查。 2. 利用斷層掃描血管攝影並注入顯影劑，約10秒鐘即可獲得心臟血管完整影像。
心臟超音波注射	用超音波影像偵測缺血或結疤心肌組織。

適合腦中風的健檢診斷項目

腦中風病患總數有逐年增加的趨勢。最新調查顯示，雖然全台超過五成以上的銀髮族，每兩年至少定期健康檢查一次。然而，僅有10%的人曾經將頸動脈超音波列入健檢項目中。一般的健檢項目，如抽血、驗尿、X光檢查或腹部超音波等，對預防腦中風的效益很低，反而是頸動脈超音波或核磁造影，才能呈現血管粥狀硬化的情形，是對於腦中風具有篩選效果的健檢項目。

適合腦中風的健檢診斷項目

項目	特色
超音波	1. 可清楚看到頸動脈內膜增厚及硬化狀況。 2. 頸動脈開口位於胸腔內，頸動脈遠端會進入頭骨中，這些部位超音波無法清楚偵測到。 3. 顱內血管超音波因聲波須穿透厚重頭骨，檢測效果較差，無法直接看到血管狹窄狀況。
電腦斷層掃瞄(CT)	1. 可檢測出精密的頸動脈與顱內動脈影像。 2. 須施打含碘顯影劑，一般醫院不會將此項目做為健康檢查之用。
磁振造影(MRI)	1. 能清楚呈現顱內及頸部血管狹窄、阻塞與否。 2. 可清楚呈現已形成的動脈瘤狀況。 3. 適合用來篩檢中風危險因子。 4. 若檢測胸腔內近端頸動脈，須施打顯影劑。
正子攝影(PET)	1. 可篩檢出腦瘤。 2. 無法提供腦與頸部血管資訊。 3. 無法看出新舊中風病史。 4. 必須曝露於輻射線中。

適合糖尿病的健檢診斷項目

在台灣，糖尿病的人口逐年增加，再加上肥胖人口成長，糖尿病有年輕化趨勢，糖尿病醫學會推估，國內有三十多萬「隱性糖尿病患者」，這群自認年輕、沒有糖尿病三多症狀的民眾，一旦沒有做好預防，四到五年後，就可能成為糖尿病患者。「隱性糖尿病」是指空腹血糖正常，飯後兩小時的血糖值降不下來，在140～200 mg/dl，患者通常沒有喝多、尿多、吃多症狀，不過往往在多年後，因為心血管疾病或是眼睛模糊到醫院檢查後，才發現罹患糖尿病。特別是腰圍過粗，身體質量指數在27以上的人，都屬於隱性糖尿病的危險因子。

適合糖尿病的健檢診斷項目

項目	特色
頸動脈超音波	1. 糖尿病易合併全身動脈粥狀硬化，超音波檢測可評估動脈受損程度。 2. 可偵測及定位感染所在。
電腦斷層掃瞄(CT)	1. 能偵測出糖尿病所引起的腦缺血、腎動脈病變、冠狀動脈狹窄阻塞等病症。 2. 對於胸、腹部的感染與偵測也有幫助。
磁振造影(MRI)	1. 對全身動脈病變、腦血管及頸動脈病變的偵測有所幫助。 2. 對腦部、頸部與腰椎的感染偵測效果最好。
正子攝影(PET)	對糖尿病所引發的相關感染或動脈病變偵測效果較差。

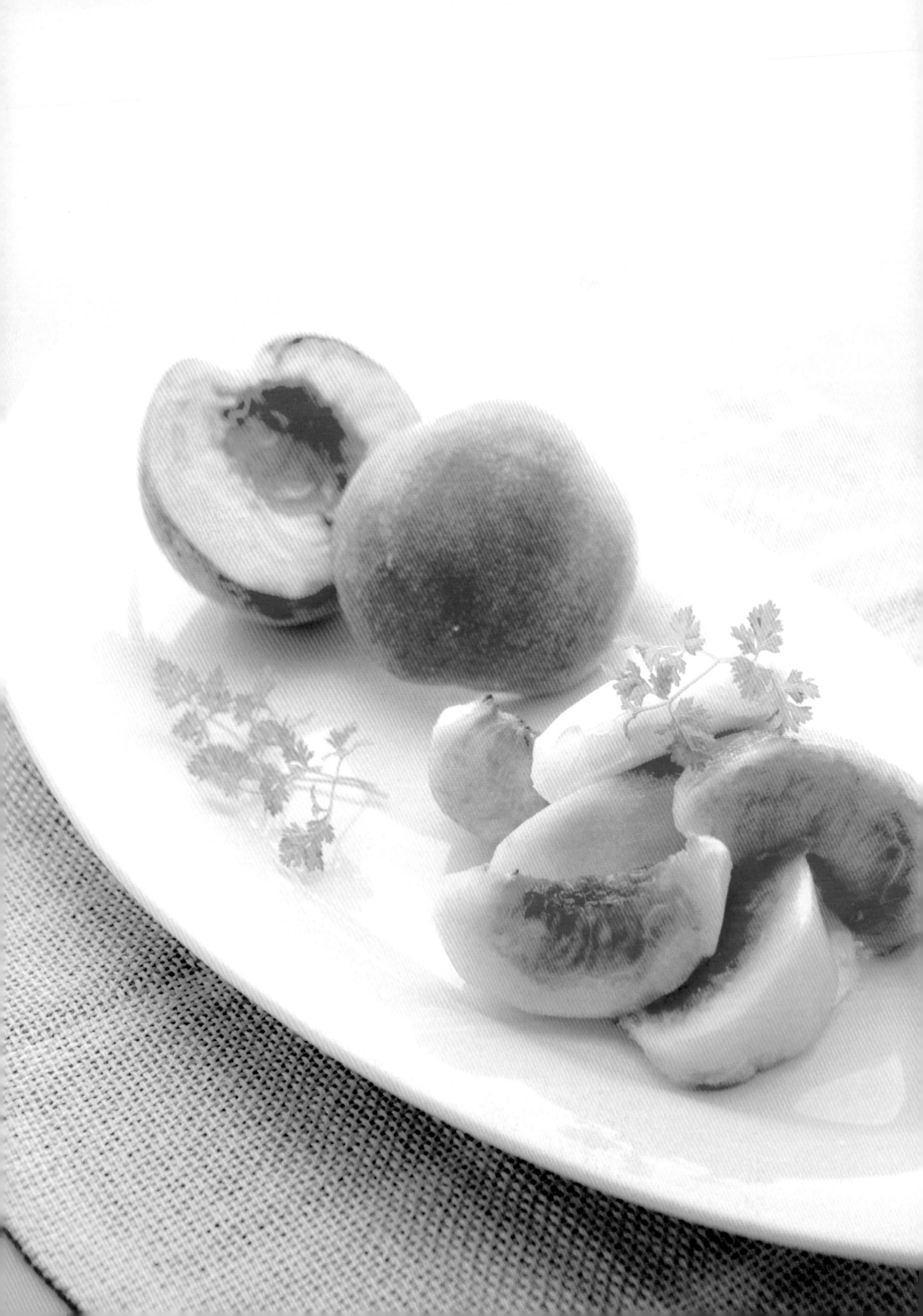

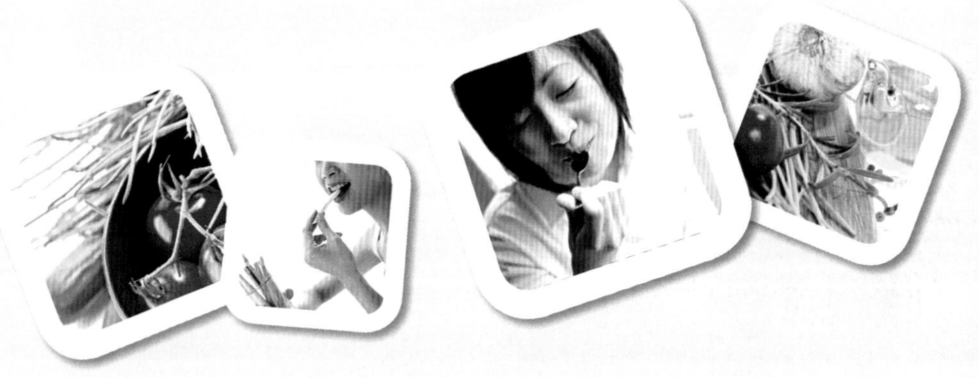

三高Q&A

Say Goodbye To Disease

關於三高，許多患者常常抱持疑問，不敢詢問醫護人員，或是在短短的診療時間，無法將所有的問題一次解決，所以筆者在這裡整理出幾十個常見的疑問和迷思，以問與答的方式為各位讀者解惑。

Q&A 三高，問題大了！你對三高疾病夠了解嗎？

Q1 如果平常飲食清淡，而且有運動習慣，是否就可以不用擔心自己會有血脂偏高或膽固醇過高的問題？

A1 很多人都誤以為血脂偏高、膽固醇過高是因為少動、多吃所導致的富貴病，但血脂、膽固醇的問題並非單純的飲食和運動造成的，兩者之間固然存有極大的相關性，但並不代表飲食清淡、多運動就一定可以避免血脂肪和膽固醇過高的問題。除了飲食和運動以外，年齡、性別、家族史等，也是不容忽視的潛在危機；患有高血壓、糖尿病以及吸菸習慣，更是導致膽固醇的沉積、誘發心血管疾病的重要因素。

Q2 健檢報告出來，沒有標示異常，是否就代表身體很健康，一切都是「正常」的呢？

A2 一般而言，正常健康的成年人與冠心病、糖尿病或是中風患者，血脂的目標值與健檢報告上顯示的正常值是不同的。患者的血脂目標值要求更嚴格，要低於血脂化驗單上的參考值；此外，40歲以上男性、停經女性、體型肥胖、血脂異常、有心腦血管疾病家族史者，其膽固醇指標也不能僅參考健檢報告上的正常基準值，即使檢測出來的數值接近正常值，仍然應向醫師諮詢，做更徹底的檢查。

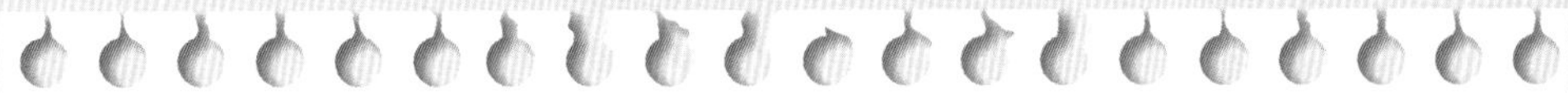

Q3 膽固醇異常是否屬於慢性問題，短期內會不會造成急性疾病？

A3 很多人以為膽固醇異常和高血壓、糖尿病一樣屬於慢性病問題，在一時半刻間不會發生嚴重的大問題，然而，壞膽固醇在動脈血管內壁，慢慢沉積形成動脈粥狀硬化斑塊，將會使血管變窄、阻塞；這些斑塊就像體內的不定時炸彈，隨時都可能爆炸，導致急性心肌梗塞、中風等病症，如果不儘早控制，年輕患者也有可能會因為斑塊破裂，造成難以復原的後果。

Q4 保健食品具有降低三高的功效，而且不會有副作用，那可以用保健食品代替藥物嗎？

A4 保健食品只能夠在罹病前做到預防的作用，或在罹病後作為「保養」補給品，並無法取代藥物的功效，患有三高相關疾病的患者千萬不可輕易停藥，即使要使用保健食品，也應該先諮詢醫師，遵從醫師的建議再服用。

Q5 諮詢過醫師和營養師後開始進行飲食控制，並刻意養成運動習慣，膽固醇卻不減反增，為什麼？

A5 膽固醇除了可以從食物中攝取，肝臟也會分泌，當人體基因因為先天上的缺陷，造成體內缺少代謝這些膽固醇的酵素，這時肝臟分泌的膽固醇就會累積在體內，使膽固醇指數居高不下。這類型患者無法單靠飲食或運動降低膽固醇，建議到醫院抽血，接受總膽固醇、三酸甘油脂、高密度脂蛋白膽固醇、低密度脂蛋白膽固醇、極低密度膽固醇及乳糜小球等檢查，確認自己是否為體質性或家族性血脂過高症的患者。

Q6 三高疾病患者，由於長期控制飲食，導致對平常吃的東西都膩了，開始抗拒飲食控制，該怎麼辦？

A6 當上述情形發生時，不妨善用食物所具有的特殊口味，運用芝麻、紫蘇、香菜、芹菜、薑、蔥、蒜頭、香菇、海苔等香氣較重的食物提味，也可以添加檸檬、泡菜、酸菜、醋、黑醋等酸味以幫助開胃；或是運用色彩較鮮艷的蔬菜入菜，也可以有效增進食慾，例如：櫻桃、番茄、胡蘿蔔等。

Q7 原本膽固醇都正常，卻在更年期時開始出現膽固醇異常現象，該怎麼辦？

A7 從青春期開始，由於女性荷爾蒙的影響，會使高密度脂蛋白膽固醇(HDL)增高，低密度脂蛋白膽固醇(LDL)降低，一直到停經後，動情激素遽減，女性的這層保護網喪失，高密度脂蛋白膽固醇(HDL)開始減少，低密度脂蛋白膽固醇(LDL)甚至可能高於男性，罹患心臟血管疾病的機率將會大增。女性停經後，可以視身體情況補充女性荷爾蒙，並且最好每5年抽血檢查膽固醇數量。

Q8 除了飲食，還有哪些生活習慣會造成三高症狀？

A8 抽菸會增加體內的總膽固醇含量和低密度脂蛋白膽固醇(LDL)含量，降低高密度脂蛋白膽固醇(HDL)的含量，導致膽固醇過高、血壓升高，甚至造成嚴重的心血管疾病。長期熬夜會降低人體的免疫功能，體內各種激素的分泌量在一個晚上之內會比正常早睡早起的人平均高出50%，過多地分泌腎上腺素和去甲腎上腺素，使血管收縮比早睡早起的人高出50%，容易導致血壓升高。而熬夜者往往久坐、少動，造成血液流動緩慢，血管內廢物增多，血液黏稠度也會增加。

Q9 平常不愛吃內臟、帶殼海鮮等膽固醇高的食物，為什麼膽固醇還會偏高？

A9 其實，除了食物中含有膽固醇，動、植物油攝取過多，血液中膽固醇一樣會升高，因為肝臟製造膽固醇需要脂肪，脂肪多，膽固醇的製造量也多。所以，肥胖者比較容易有膽固醇過高的現象，其膽固醇偏高的機率是常人的1.5倍。蔬菜的可溶性纖維含量豐富，有助於降低膽固醇，不妨多加攝取。

Q10 中風後的病人開始進行復健，大約要多久的時間才看得到顯著的效果？

A10 復健的功效因人而異，隨著年齡越大，復健的效果也就相對變差，有些病患甚至在復健後也無法復原。復原的過程也不是數個月即可見效，往往需要半年到一年，才能回家自己復健，而且復健後，不代表不會再中風，患者仍須控制作息和飲食。

Q11 復健是不是做越多越好？

A11 需要復健的病患，肢體在某種程度上已經受創，包括長期沒有運動，導致肌耐力下降、筋脈僵化，甚至肢體萎縮等，欲恢復正常的肢體功能必須慢慢來，如同運動員訓練身體，沒有捷徑，只有持續而和緩的運動才能達到目標。因此，過度復健不但無法加速肢體康復的速度，反而會適得其反。

Q12 復健只能靠器材或復健師才能做嗎？

A12 越專業的器材和運動，一定要接受復健師的指導和監督，反之，簡單而較無危險性的復健方法，照護者自己就能辦得到。例如：肘和膝關節的彎曲運動或是手腕與踝關節的運動，另外，一些促進血液循環的推拿或按摩也是不錯的復健方式。但在做這些運動前都必須向專業的復健師請教，錯誤的運動方式對身體有害無益，必須特別注意。

Q13 久病臥床者如何避免褥瘡的發生？

A13 每2小時為病患翻身和拍背一次，這是防範褥瘡最基本的方法。另外，盡量為病患選擇透氣、寬大不貼身的衣物，經濟較寬裕者可以考慮購買氣墊床。氣墊床能讓病患受壓部位透氣，不會因為太過悶熱而產生褥瘡；不過，氣墊床的功效有限，仍須定時翻身、拍背。若病患領有殘障手冊，可向公家機關申請補助，購買照護用品。

Q14 糖尿病患可以多吃的水果有哪些？

A14 很多人以為，番茄和芭樂糖分較低，所以糖尿病患只能吃番茄和芭樂，其他的水果都不敢吃，事實上，有些經過特殊培育的番茄和芭樂，糖分和一般水果相差不多，所以糖尿病患者在選擇水果時，仍要特別注意攝取量，最好先諮詢專業醫師，斟酌每日或每週可以攝取的總糖分，再調整水果攝取量，千萬不可以因為某些水果糖分較低，就攝取過量。

Q15 既然澱粉會使血糖升高，是否能夠以蔬菜和肉類取代主食？

A15 如果因為擔心血糖升高，三餐完全不吃澱粉，以大量蔬菜與肉類當作主要食物來源，這樣的飲食方式也許可以成功調控血糖，卻會造成身體的其他負擔。糖尿病患者本身代謝功能較差，攝取大量的肉類會加重肝腎代謝的工作，且肉類所含的脂肪也會增加心血管疾病的風險。糖尿病患者可以用全穀類糙米或五穀米取代白米飯，糙米飯富含纖維質，飯後產生的血糖高點較低，且較有飽足感，可以解決糖尿病患者經常覺得吃不飽的問題。

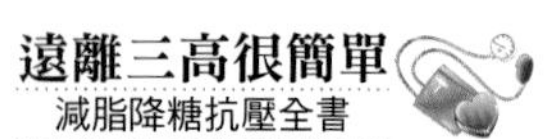

Q16 有人說糖尿病患者不能吃豆製品，這是正確的嗎？

A16 黃豆製品屬於蛋豆魚肉類，富含蛋白質，是優質的蛋白質來源，由於糖尿病患者本身代謝功能不佳，食用大量肉類容易造成身體其他器官的負擔，而豆類食品相較於肉類，比較不容易造成心血管的負擔，因此，糖尿病患者以豆類作為部分蛋白質攝取的來源，是不錯的選擇。

Q17 鹹的餅乾零食或糖尿病患者專用餅乾，糖尿病患者就可以放心吃嗎？

A17 餅乾不論是鹹的或甜的，製作原料都是麵粉，只要是澱粉類，都會讓血糖升高，鹹餅乾或添加代糖的餅乾雖然比起甜口味的餅乾糖分來得少，但還是會使血糖升高。糖尿病患者就算選擇鹹餅乾或糖尿病患者專用餅乾，還是要注意份量，以不過量為原則才是正確的飲食之道。

Q18 很認真的吃血壓藥，血壓也成功降下來，代表已經「好了」嗎？可以停藥嗎？

A18 高血壓是一種只能夠被控制而不能被治癒的慢性病，而且需要終生控制。如果患者發現自行停藥後一兩天內血壓正常，是因為藥效還在，血壓之後還是會再度升高，所以高血壓患者千萬不可以擅自停藥，應該先與醫師討論，再遵循醫師指示，重新調整藥量。

Q19 吃蛋的時候不要吃蛋黃比較好嗎？

A19 蛋黃是蛋的精華，營養成分比蛋白高出許多。蛋黃的蛋白質包含鈣質、鐵質、維生素B_1、B_2及D等，是蛋白的十至數十倍；蛋黃還含有蛋白所沒有的維生素A、卵磷脂，營養價值極高，不過蛋黃的膽固醇含量高，建議年紀較大或已有心血管疾病、膽固醇過高的人每週最好不要吃超過3個蛋黃，一般人則不必對蛋黃太過恐慌，遵循適量的攝取原則即可。

Q20 天氣和血壓有直接關係嗎？該怎麼預防呢？

A20 冬天是心血管疾病好發的季節，因為天氣轉冷，血管容易收縮，血壓容易上升，血液循環變差，加上缺乏運動，自然增加心血管相關疾病的發生機率。只要維持適當運動，促進血液循環，保持血管彈性，不要忽然從溫暖的室內走到戶外，使身體的外在溫度驟然降低，就可以預防心血管疾病突然發生。

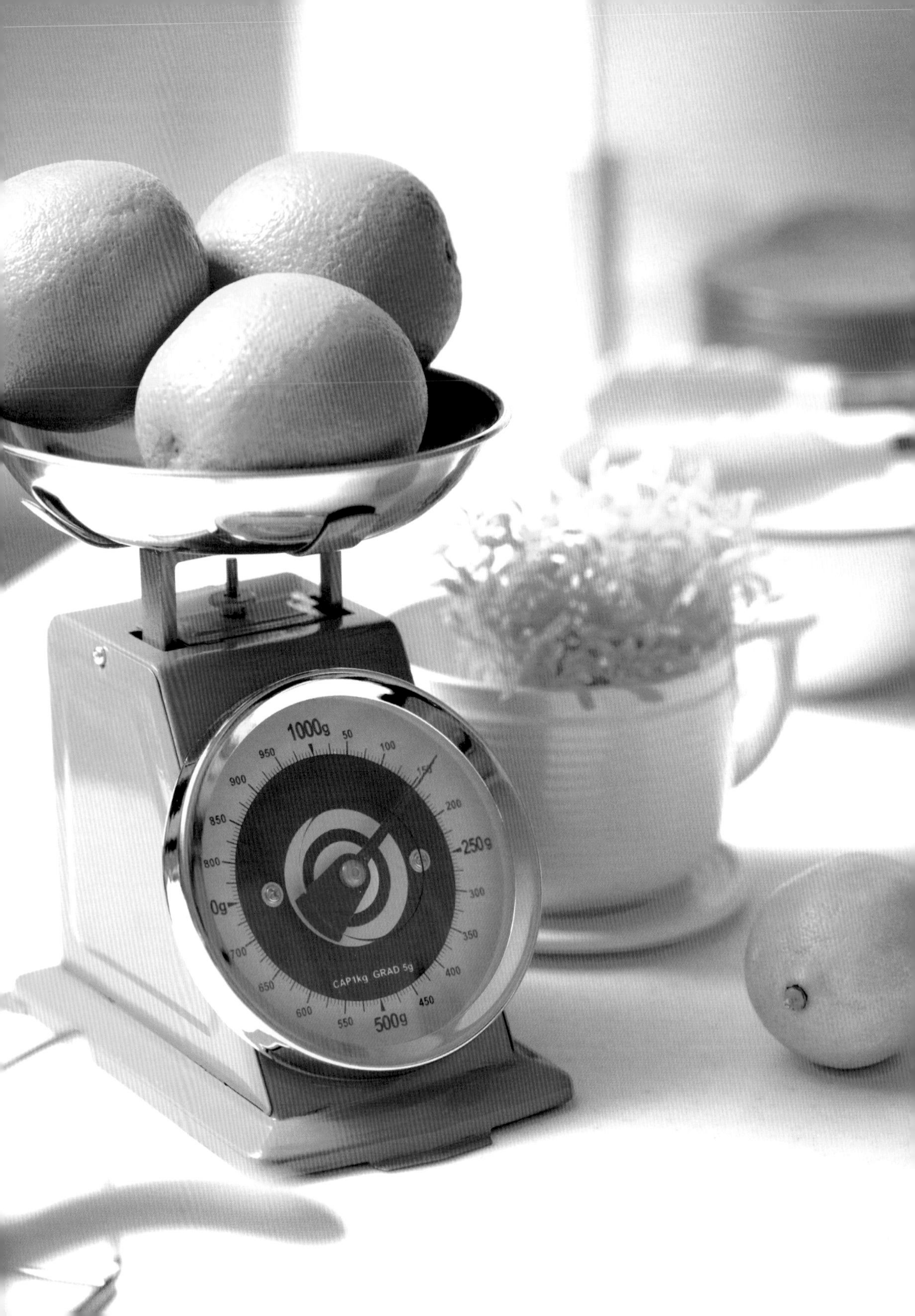
1000g
50
100
150
200
250g
300
350
400
450
500g
550
600
650
700
0g
800
850
900
950
CAP1kg GRAD 5g

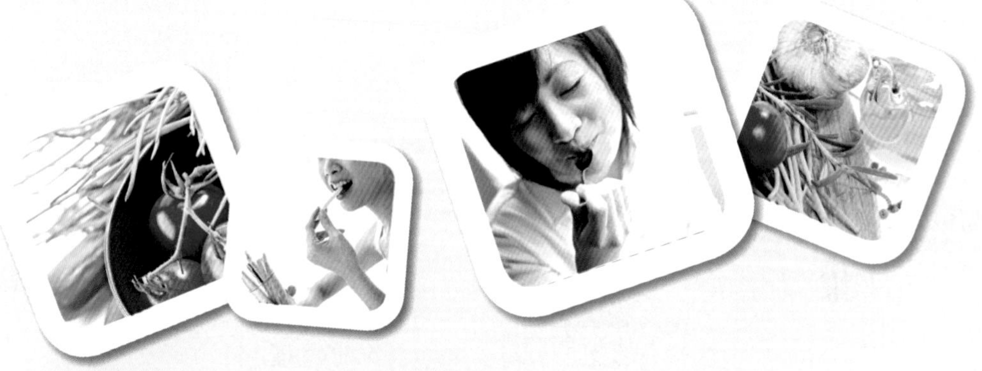

嚴選 TOP10 減脂降糖抗壓食材

Say Goodbye To Disease

根據筆者研究多年的經驗，特地依據不同用途，為讀者嚴選30種天然食材，每種食材都具有自己的食療特效，不論是減脂、降糖還是抗壓效用的TOP10天然食材都在這裡，三高患者能夠依據自己的身體狀況選擇，吃對了，就能和三高說掰掰。

嚴選抗壓食材TOP 10

食材	抗壓宣言	營養成分
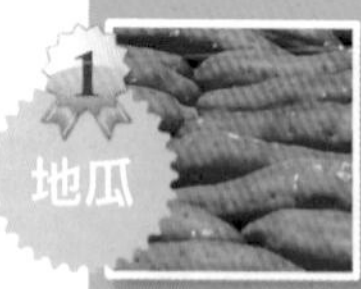 1 地瓜	地瓜中含有膠原黏液，多吃地瓜可以保持血管的彈性，有效預防動脈硬化，還可以減少高血壓的發生。也因為豐富的纖維質含量，可以幫助減少膽固醇堆積在血管壁。	蛋白質、醣類、膳食纖維、類胡蘿蔔素、維生素A、B群、C、鈣、磷、鉀
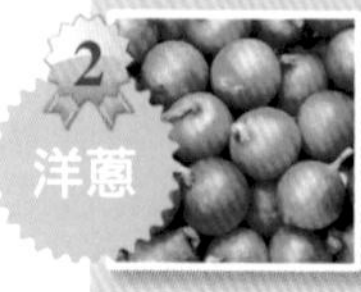 2 洋蔥	根據研究發現，只有洋蔥中含有前列素A，具有舒張血管的作用，預防血栓的形成，還能夠降低血壓。洋蔥當中的蔥素，具有降低血液異常凝固的作用，可以預防動脈硬化症狀。	醣類、膳食纖維、維生素C、鈣、鐵、磷
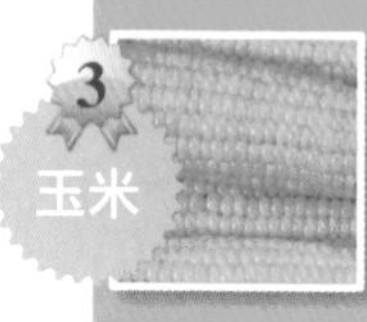 3 玉米	玉米含有豐富的維生素E、鈣、磷與卵磷脂，這些營養素讓玉米具降低膽固醇的作用。	蛋白質、醣類、膳食纖維、類胡蘿蔔素、硒、鎂、鐵、磷
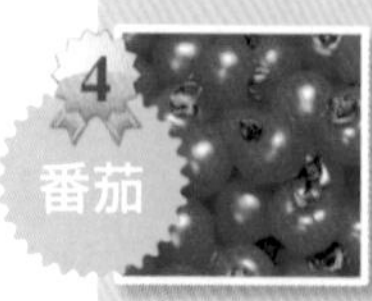 4 番茄	番茄中含有豐富的鉀元素，可有效地降低中風與高血壓的發生機率，同時能夠保護心臟，而茄紅素具有優良的抗氧化特性，可以阻止氧自由基對於心肌細胞的損害。	鎂、磷、鐵、鉀、鈉、維生素A、B群、C、P、類胡蘿蔔素
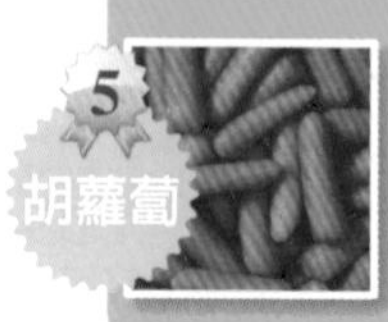 5 胡蘿蔔	胡蘿蔔含有果膠酸鈣的物質，對於冠狀動脈等疾病具有優越的防治作用。並且能夠降低體內的膽固醇。	類胡蘿蔔素、膳食纖維、醣類、維生素A、B群、鈣、磷、鉀、鐵

食材	抗壓宣言	營養成分
6 海帶	海帶的主要效用為預防動脈硬化、高血壓、高血脂症、糖尿病。獨特的滑溜成分屬於核藻酸，一旦進入人體的胃就會因胃酸而釋放出鉀，而進入小腸後就會排出多餘的鈉，有效防止高血壓。	蛋白質、脂肪、類胡蘿蔔素、維生素C、B群、菸酸、鈣、鐵、磷、鈷、多醣類、藻膠酸、昆布素、碘
7 蘋果	根據研究，一天一顆蘋果可使冠心病死亡的危險性下降一半，這歸功於蘋果中所含的類黃酮。類黃酮是一種天然抗氧化劑，透過抑制低密度脂蛋白氧化，而發揮抗動脈粥狀硬化的作用。	醣類、鐵、磷、鉀、鎂、硒、檸檬酸、蘋果酸、膳食纖維、維生素A、C、B群
8 香菇	香菇具有消食、去脂、降壓等功效。其中所含的纖維素能促進胃腸蠕動，防止便祕，減少腸道對膽固醇的吸收。香菇還含有香菇嘌呤等核酸物質，能促進膽固醇分解。常吃香菇能降低總膽固醇及三酸甘油脂。	蛋白質、醣類、鉀、鐵、膳食纖維、鈣、碘、鎂、鈉、維生素B群、維生素D
9 綠豆	綠豆具有降低血脂、保護心臟、防治冠心病的作用。實驗證明，綠豆能有效降低血清膽固醇，明顯減輕冠狀動脈粥狀硬化病變。	植物性蛋白質、維生素A、維生素B群、維生素C、膳食纖維
10 奇異果	奇異果含有水溶性膳食纖維及果酸。能防止動脈硬化、高血壓、便祕等，而奇異果也含有鉀，為高血壓患者最適合食用的水果。外皮附近還有能分解蛋白質的酵素。	維生素A、C、鉀、磷、鈣、鎂、膳食纖維、醣類

嚴選降糖食材TOP 10

食材	降糖宣言	營養成分
1 苦瓜 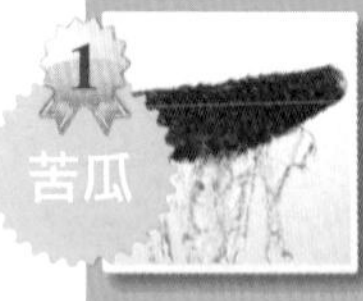	苦瓜中含有類胰島素的物質，可以協助控制血糖上升，也是糖尿病患者應該多吃的健康蔬菜。	醣類、膳食纖維、苦瓜鹼、維生素B群、C、鈣、磷
2 南瓜 	南瓜中含有一種南瓜素物質，並且具有大量的食物纖維與維生素C，是糖尿病患者與高血壓患者建議食用的蔬菜。	醣類、蛋白質、維生素A、B、E、類胡蘿蔔素、茄紅素、礦物質、鈣、鐵、鉀、膳食纖維
3 芋頭 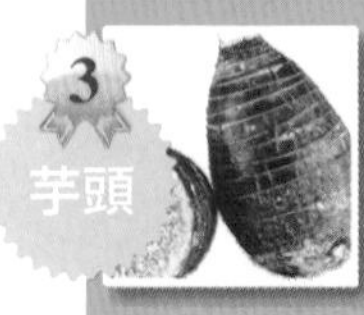	芋頭的熱量非常低，其含有半乳聚糖，可以有效幫助降低膽固醇與血壓，而芋頭中含有一種黏滑蛋白，可以控制血糖上升。對於需要控制飲食與糖分的糖尿病患者，是最適合的食物。	醣類、膳食纖維、蛋白質、鎂、鉀、鐵、鈣、磷、維生素B群、維生素C
4 山藥 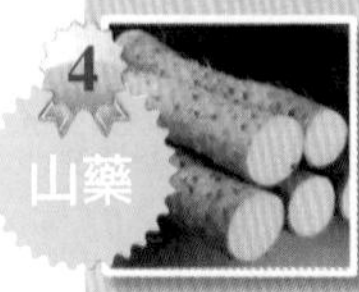	山藥含有超過蘿蔔三倍的澱粉分解酵素—澱粉酶。滑溜的成分屬於黏滑蛋白成分(醣蛋白)，能滋潤黏膜，讓體內毫不浪費地運用蛋白質，以發揮滋養強身的效果。	蛋白質、鉀、醣類、脂肪、維生素C、K、維生素B群
5 牛蒡 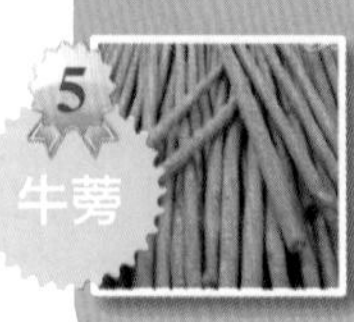	牛蒡含有微量成分的木質素，具有防癌及抗菌作用的成分，活化腸的蠕動，以防止便祕。由於能排出膽固醇，所以也可以防止動脈硬化、糖尿病等。	類胡蘿蔔素、鉀、鈣、鎂、膳食纖維、蛋白質、磷、鐵、維生素B群、C

食材	降糖宣言	營養成分
6 糙米	糙米能強化內臟功能、改善虛弱體質。它具有抗氧化作用，能預防癌症與老化等。膳食纖維則能發揮消除便祕及整腸作用，以及促進膽固醇的吸收。	鐵、鈣、醣類、膳食纖維、維生素B群、維生素E、K
7 地瓜葉	地瓜葉所含楊梅素成分可以使血糖進入肝臟內合成肝醣，能有效降低血液中的糖分，適合糖尿病患者食用。它含有豐富的引朵素與纖維質能退肝火，調節血糖含量。	磷、鈣、鉀、鋅、鐵、維生素A、B群、蛋白質、醣類、膳食纖維
8 黑木耳	黑木耳中含有膠質，能引發飽足感，延緩胃排空的時間，可達到調解血糖的功效。並且含有類核酸成分，能夠降低血液黏稠度，抑制血小板凝結，溶解血栓，緩和冠狀動脈粥狀硬化，能預防高血壓等心血管疾病。	醣類、膳食纖維、維生素B、鈣、磷、鐵
9 薏仁	薏仁所含的薏仁多醣有顯著的降糖作用，能抑制肝醣原分解，抑制糖異生作用，進而達到降低血糖水平的目的，並且預防糖尿病血管併發症的發生。	蛋白質、醣類、磷、鉀、鐵、維生素E、A、維生素B群、鈣、鎂、膳食纖維
10 枸杞	枸杞所含的枸杞提取物可使血糖持續下降。而枸杞對糖尿病人血脂升高、視力不佳有緩解作用，並且顯著降低血清膽固醇和三酸甘油脂的含量，減輕和防止動脈硬化。	枸杞紅素、枸杞多醣、玉米黃質、葉黃素、類胡蘿蔔素、核黃素、甜菜鹼、牛磺酸

嚴選減脂食材TOP 10

食材	減脂宣言	營養成分
1 大蒜 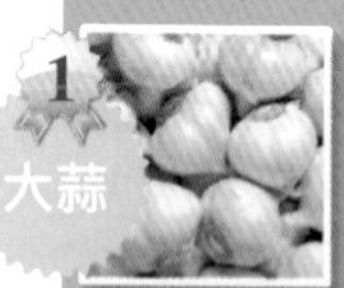	大蒜中含有一種蒜素，能促進末梢血管的擴張，使血液循環良好，減少血液凝固的現象。大蒜也能夠燃燒血液中的脂肪，幫助消除壞的膽固醇，增加體內好的膽固醇。	蛋白質、鈣、磷、鐵、維生素A、B群、C、D
2 仙楂 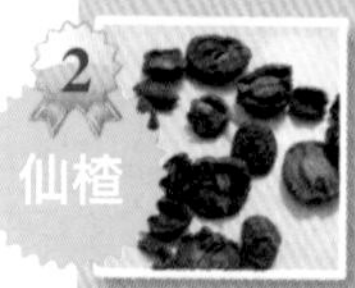	主要含有仙楂酸、檸檬酸、脂肪分解酸、維生素C、醣類等成分，具有擴張血管、改善循環、降低血壓、促進膽固醇排泄，達到降低血脂的作用。	蛋白質、脂肪、醣類、膳食纖維、鈣、磷、鐵、維生素C、類胡蘿蔔素
3 芹菜 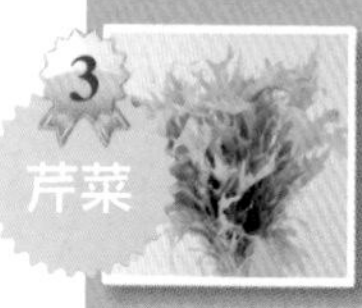	芹菜具有清除體內熱氣與脂肪的療效，也能平肝火、降血壓。其富含的鉀成分，有助於保持血壓正常，降低膽固醇，同時消除血管硬化症狀。	蛋白質、維生素C、鉀、鈉、鐵、鋅、磷、鈣、鎂、銅、錳、硒、葉酸、膳食纖維、類胡蘿蔔素
4 草莓 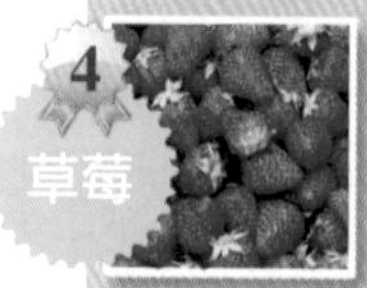	草莓中的果膠成分可以吸附血液中的膽固醇，增加清除率，具有降低膽固醇的功效。它所含的維生素C，可以預防高血壓與動脈硬化。	有機酸、醣類、膳食纖維、維生素C、鈣、磷、鐵、鉀
5 酪梨 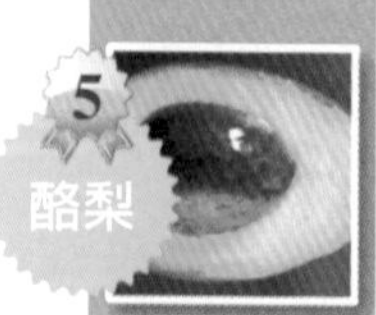	酪梨中的不飽和脂肪酸能降低血液的膽固醇含量，可以預防心臟血管疾病。它含有β－麥胚固醇等營養成分，能預防壞膽固醇堆積於血管壁上，有助於降低血液中的膽固醇含量。	植物性脂肪、蛋白質、類胡蘿蔔素、維生素C、E、B群、膳食纖維、礦物質、鈉、鎂、菸鹼酸、葉酸

食材	減脂宣言	營養成分
6 梨子	梨子含有可溶性纖維果膠，能降低體內膽固醇含量。其可溶性纖維果膠可緩解高血壓、心臟病和肝病患者常出現的頭暈目眩、失眠、多夢等症狀。	果膠、果糖、維生素B群、維生素C、鉀、膳食纖維、醣類
7 百香果	百香果含有人體所需17種胺基酸、維生素和類胡蘿蔔素，有減脂、抗壓等療效。食用百香果可以增加胃部飽足感，減少熱量的攝入，還可以吸附膽固醇和膽汁等有機分子，抑制人體對脂肪的吸收。	鈉、鉀、鈣、鎂、磷、鐵、鋅、蛋白質、維生素A、B群、C、膠原蛋白、膳食纖維、類胡蘿蔔素、醣類
8 柳丁	柳丁的果膠成分能減少食物所含膽固醇被人體吸收，預防壞膽固醇堆積於血管壁上，有助預防中風及血管硬化等疾症。它所含的鉀可以促進鈉排出，降低血壓和膽固醇，利於高血壓患者食用。	醣類、膳食纖維、維生素B群、C、P、類胡蘿蔔素、鈣、磷、鉀、檸檬酸、蘋果酸、果酸
9 杏仁	杏仁的主要成分為脂肪，但是幾乎都是不飽和脂肪酸，具有去除膽固醇、預防動脈硬化的作用。它所含的維生素E能防止維生素A或類胡蘿蔔素發生氧化，並促進血液循環。	蛋白質、脂肪、醣類、類胡蘿蔔素、維生素B群、C、P、鈣、磷、鐵
10 四季豆	四季豆中的β一麥胚固醇可吸收人體內膽固醇，有效防止高血脂與心血管疾病。它所含的維生素A與C可以防止脂肪氧化，降低心血管硬化的機率。四季豆中所含皂素還能增加膽固醇的排出量。	蛋白質、醣類、膳食纖維、鈣、鎂、鐵、磷、鉀、維生素B群、C

全台健檢中心大搜密

地區	健診中心名稱	電話	網址	特色
台北市	台大醫院健康管理中心	02-23562916	http://ntuh.mc.ntu.edu.tw/HealthCenter/portal/sitemap.asp	中價位，有高階健檢（價位較高），醫檢分離
台北市	台北市聯合醫院和平院區	02-23889595	http://tcgwww.taipei.gov.tw/mp.asp?mp=109011	平價，簡易健檢
台北市	台北市聯合醫院仁愛院區	02-27093600	http://tcgwww.taipei.gov.tw/mp.asp?mp=109011	平價，一般檢查、高階檢查皆有
台北市	台北市聯合醫院忠孝院區	02-27861288	http://tcgwww.taipei.gov.tw/mp.asp?mp=109011	平價，簡易健檢
台北市	台北市聯合醫院中興院區	02-25523234	http://tcgwww.taipei.gov.tw/mp.asp?mp=109011	平價，簡易健檢
台北市	台北市聯合醫院陽明院區	02-28353456	http://tcgwww.taipei.gov.tw/mp.asp?mp=109011	平價，簡易健檢
台北市	台北市聯合醫院婦幼院區	02-25553000	http://tcgwww.taipei.gov.tw/mp.asp?mp=109011	平價，簡易健檢
台北市	台北市聯合醫院林森院區	02-25916681	http://tcgwww.taipei.gov.tw/mp.asp?mp=109011	中西醫健檢
台北市	振興醫院	02-28264400	http://www.chgh.org.tw	有專科醫師服務
台北市	長庚醫院健診中心（台北）	02- 27135211	http://www.cgmh.org.tw/healthpromotion/service_tpe.htm	中等價位，有健康促進服務
台北市	國泰醫院健康檢查中心	02-27082121	http://www.cgh.org.tw/tw/content/depart/others/b_health/b_index.htm	具備正子斷層掃描、核磁共振造影
台北市	新光吳火獅紀念醫院健康檢查中心	02-28332211	http://www.skh.org.tw/index.aspx	具備高階影像儀器，醫檢分離

地區	健診中心名稱	電話	網址	特色
台北市	馬偕醫院健康檢查中心	02-25433535	http://www2.mmh.org.tw/health/	具中價位與高價位健檢，醫檢分離
台北市	榮科醫學影像中心	02-28760166	http://www.imaging.com.tw/index2.htm	腫瘤、神經、心臟檢查
台北市	萬方醫院健康管理中心	02-29307930	http://www.wanfang.gov.tw	健康管理師負責短期或長期追蹤
台北市	合康專業健康管理中心	02-27082996	http://www.huachih.com.tw	由醫師親自操作超音波
台北市	台北中山醫院體驗室	02-27081166	http://www.csh.com.tw/type2_show.asp?81,0	專科醫師和護理師負責
台北市	台安醫院高階醫學影像中心	02-27315561	http://www.mri.com.tw	特殊疾病高階健檢，以心血管與惡性腫瘤疾病為主，不提供一般健檢項目
台北市	臺北醫學大學附設醫院健康管理中心	02-27372181	www.tmuh.org.tw	整合中西醫療服務，有專人帶檢
台北市	耕莘醫院永和院區永耕健康管理暨健檢中心	02-29286060	http://www.uho.com.tw/Web.asp?id=18441	具有高階影像健檢，醫檢分離
台北市	和信治癌中心醫院	02-28970011	http://www.kfsyscc.org	具有核磁共振等儀器，專業醫療團隊
台北市	三軍總醫院正子斷層造影中心	02-87923311	http://www.tsgh.ndmctsgh.edu.tw	特殊高價位健檢
台北市	三軍總醫院健康管理中心	02-87923311	http://www.tsgh.ndmctsgh.edu.tw	基本健檢
板橋市	亞東醫院健康管理中心	02-89667000	http://depart.femh.org.tw/HMC	具有核磁共振造影、無痛內視鏡
桃園市	敏盛醫院VIP健診中心	03-3151007	http://vip.e-ms.com.tw	中、高價位健檢，醫檢分離

地區	健診中心名稱	電話	網址	特色
台北市	榮新診所	02-83693708		抗衰老檢測，專科醫師檢查
台北市	景福健康管理	02-27152288	http://www.nulivwellness.com	顧問型服務
台北市	啟新診所	02-25070723	http://www.ch.com.tw	醫檢分離，價位中等，有快速健診服務
台北市	輝雄診所鼎喆健康管理中心	02-25602586	http://www.imperialclinic.org/index.asp	日式健診，專攻腸胃內視鏡
台北市	美兆台北館	02-25621133	https://www.mjclinic.com.tw/mjclinic.aspx	平價，報告提供快速
台北市	聯安預防醫學機構	2-25702155	http://www.lianan.com.tw	價位中等，醫檢分離，快速健檢服務
台北市	哈佛健診	02-27155565	http://www.hvc.com.tw	中價位，健檢時間短
台北市	三本診所	02-27675675	http://ttc.3tnet.com.tw	美式半天健檢
台北市	健康吉美健檢中心	02-27698822	www.handb.com.tw	醫學影像傳輸系統
台北市	財團法人恩主公醫院健康檢查中心	02-26723456	http://www.eck6800.idv.tw/contents/default_7_1-4.htm	專業醫師檢查
桃園縣	美兆桃園館	03-3528899	https://www.mjclinic.com.tw/mjclinic.aspx	平價，報告提供快速
台中市	華敬診所	04-22385577	http://health.fwecn.com/about/ab-i.asp	完整轉診系統
台中市	哈佛健診（台中）	04-22601211	http://www.hvc.com.tw	中價位，健檢時間短

地區	健診中心名稱	電話	網址	特色
桃園市	長庚醫院健診中心（桃園/林口）	03-3196200	http://www.cgmh.org.tw/healthpromotion/service/s0100-5190-1.htm	高階健檢
桃園市	聖保祿醫院健康管理中心	03-3613141	http://www.sph.org.tw/	提供平價健檢
桃園市	壢新醫院尊爵健康管理中心	03-4941234	http://www.ush.com.tw/lishin/special/healthy/healthy0801.php?id=1281	護理師一對一帶檢
桃園市	行政院衛生署桃園醫院一般體檢	03-4971989	http://www.tygh.gov.tw/releaseRedirect.do?unitID =1&pageID =95	基本健康檢查
新竹市	行政院衛生署新竹醫院健康管理中心	03-5326151	http://www.hch.gov.tw	專業醫師講解，諮詢個人健檢計畫
新竹市	國泰綜合醫院新竹分院高階影像健檢中心	03-5278999	http://www.imagehealthcare.com.tw	1.5T磁振掃描儀
新竹市	東元醫院高級健檢中心	03-5527000	http://w3.tyh.com.tw/health/qa.htm	高階健檢、營養師專業諮詢
新竹市	新竹馬偕醫院健康檢查中心	03-6119595	http://www.hc.mmh.org.tw/about/index.asp	中價到高價位健檢
苗栗市	行政院署立苗栗醫院	037-261920	http://www.mil.doh.gov.tw	專業醫師服務
台中市	中國醫藥大學附設醫院健康檢查中心	04-22331973	http://www.cmuh.org.tw/2007/health_new/index.php	專科主任醫師會診檢查及判斷，無痛胃鏡、大腸鏡、心臟斷層造影
台中市	台中醫院健檢中心	04-22294411	http://www.taic.doh.gov.tw	採歐美自動化檢驗系統，資訊化報告系統
台中市	台中榮總磁振造影健檢中心	04-23597890	http://www.healthtc.com	高價位健檢，特殊疾病高階健檢，心血管、惡性腫瘤健檢

地區	健診中心名稱	電話	網址	特色
台中市	澄清醫院健康事業部	04-24632000	http://www.ccgh.com.tw/CK/ck_eNews/Default.asp?id=1069&Zone=K	專業醫師服務
台中市	台中中山大學附設醫院健康管理中心	04-24739595	http://www.csh.org.tw/	各種健檢項目
台中縣	署立豐原醫院高級健診中心	04-25271180	http://www.fyh.doh.gov.tw/	醫檢分離
台中縣	慈濟醫院健康檢查中心（台中院區）	04-36060666	http://www.tzuchi.com.tw/a_f/f_tc/health_TC/serviceG_item.html	平價健檢
彰化市	彰化基督教醫院健檢中心	04-7238595	http://www.cch.org.tw/	平價健檢
彰化市	秀傳紀念醫院高級健檢俱樂部	04-7813888	http://www.cbshow.org.tw/dept/healthy/	單人引導，健康管理師，內科醫師一對一諮詢，skype對談
嘉義縣	慈濟醫院健康檢查中心	05-2648000	http://www.tzuchi.com.tw/tzuchi/MainPage/Default.aspx	平價健檢
嘉義縣	長庚醫院健診中心（嘉義）	05-3621000	http://www.cgmh.org.tw/healthpromotion/index.htm	平價與中價位健檢
台南市	郭綜合醫院健檢中心	06-2221111	http://www.kgh.com.tw/site/index.html	高級健檢、無須住院
台南市	成功大學醫學院附設醫院健檢中心	06-2353535	http://www.hosp.ncku.edu.tw/medicalaffair/check-1.htm?Type=3&Content Page =30	平價健檢，醫檢分離
台南市	署立台南醫院健康管理中心	06-2200055	http://www.tnhosp.gov.tw	平價健檢，醫檢分離
台南縣	奇美醫院健康管中心	06-2812811	http://www.chimei.org.tw	醫檢分離，具簡易、標準、特殊高階健檢

地區	健診中心名稱	電話	網址	特色
高雄市	高雄市聯合醫院健檢中心	07-2312666	http://www.hitoradio.com/projects/200506goodstore/ store_detail.php?StoreId =684	完整諮詢、醫療服務
高雄市	高醫學大學附設中和紀念醫院		http://www.kmuh.org.tw	專科主治醫師解說，轉診及相關健康管理
高雄市	阮綜合醫療社團法人阮綜合醫院預防醫學中心	07-3353395	http://yuanhosp.inks.com.tw/html/	專科醫師諮詢服務
高雄市	高雄榮民總醫院健診中心	07-3351121	http://www.yuanhosp.com.tw/html/front/bin/home.phtml	自費健檢中心，一般門診健檢
高雄縣	長庚醫院健檢中心（高雄）	07-7317123	http://www.cgmh.org.tw/healthpromotion/service_shk.htm	價位中等，提供健康促進服務
基隆市	長庚醫院健檢中心（基隆）	02-24313131	http://www.cgmh.org.tw/healthpromotion/service_kel.htm	價位中等，提供健康促進服務
宜蘭縣	羅東聖母醫院健康管理中心	03-9544106	http://www.smh.org.tw/hmc/hmc06.htm	專科醫師會診，提供健康管理師諮詢
宜蘭縣	羅東博愛醫院健康管理中心	03-9543131	http://www.pohai.org.tw/pohai/index.php?option=com_	健檢量身訂做
花蓮市	慈濟醫院健康檢查中心（花蓮）	03-8561825	http://www.tzuchi.com.tw/tzuchi/About_HL_Center/Default.aspx?ContentType=6&IdentityID=39	平價健檢
花蓮市	門諾醫院健檢中心	03-8241234	http://www.mch.org.tw	醫檢分離，無痛腸胃鏡，結合旅遊健檢，有64切心臟冠狀動脈掃描
台東市	台東馬偕醫院健康檢查中心	089-310150	http://ttw3.mmh.org.tw	平價，簡易健檢
台北市	安法診所	02-23250505	http://www.anfa.com.tw	轉診系統，提供遺傳疾病諮詢

地區	健診中心名稱	電話	網址	特色
台中市	長春健診	04-23287795	http://www.everlife.com.tw	協助檢查異常者轉診至大醫院主任級醫師
台中市	日健健診機構	04-23296899	http://www.life-health.com.tw	影像數位化
台中市	美兆台中館	04-23598686	https://www.mjclinic.com.tw/mjclinic.aspx	平價，報告提供快速
高雄市	美兆高雄館	07-8150033	https://www.mjclinic.com.tw/mjclinic.aspx	平價，報告提供快速

圖解 家庭號 急救常識百科

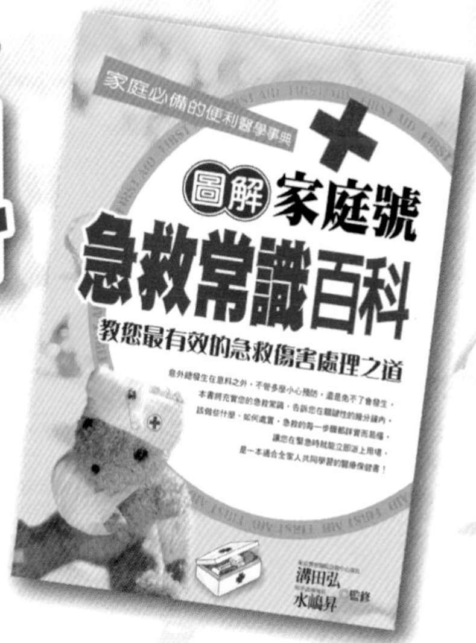

意外總發生在意料之外，
不管多麼小心預防，還是免不了會發生，
本書將充實您的急救常識，
告訴您在關鍵的幾分鐘內，
該做些什麼、如何處置，
急救的每一步驟都詳實而易懂，
讓您在緊急時就能立即派上用場，
是一本適合全家人共同學習的醫療保健書！

定價：500元

溝田弘
水嶋昇
◎監修

維生素&礦物質，你吃對了嗎？

Encyclopedia of Vitamin and Mineral Nutrition

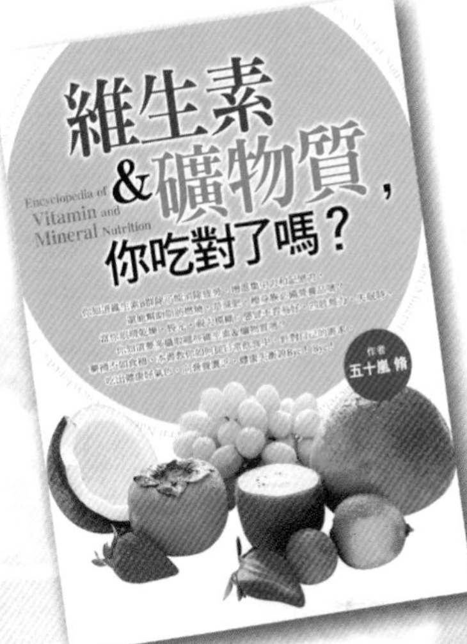

你知道維生素B群除了能消除疲勞、
增進集中力和記憶力，還能幫助脂肪燃燒，
是減肥、瘦身族必備營養品嗎？
當你眼睛乾燥、畏光、視力模糊感冒不容易好時，
你知道要多攝取哪些維生素&礦物質嗎？
藥補不如食補，本書教你如何從日常飲食中
針對自己的需求，吃出健康好氣色，
向營養匱乏、健康失衡說Bye！ Bye！

作者:五十嵐 脩
定價：240元

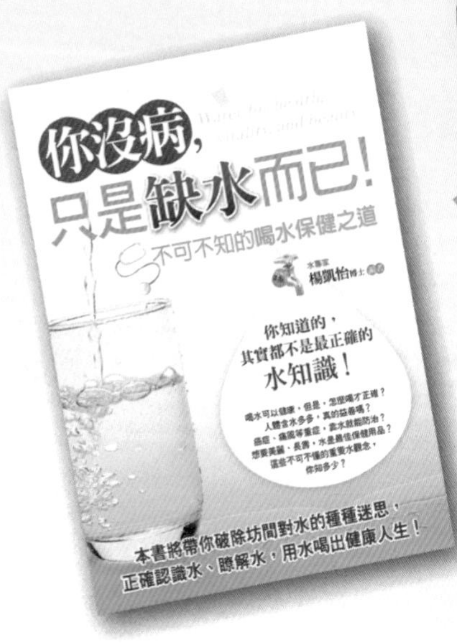

你沒病，只是缺水而已!

Water for health, vitality, and beauty

你知道的，都不是最正確的水知識！
喝水可以健康，但是，怎麼喝才正確？
人體含水多多，眞的益善嗎？
癌症、痛風等重症，靠水就能防治？
想要美麗、長壽，水是最佳保健用品？
這些不可不懂的重要水觀念，你知多少？
本書將帶你破除坊間對水的種種迷思，
正確認識水、瞭解水，用水喝出健康人生！

編著：楊凱怡　　定價：250元

受用一輩子的**美麗健康書**

不看醫生，照樣健康美麗

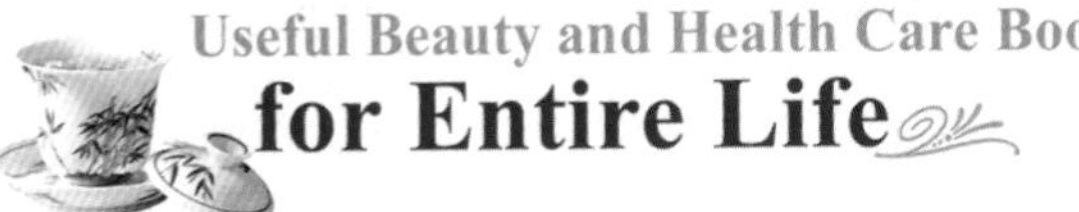

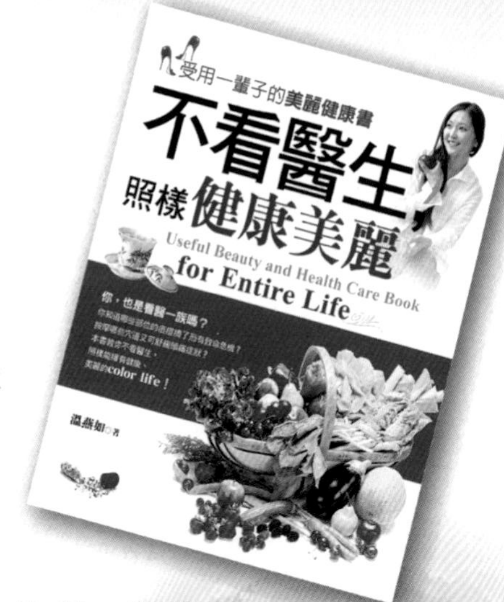

你，也是看醫一族嗎？
你知道，
哪些部位的痘痘擠了恐有致命危機？
按摩哪些穴道又可舒緩頭痛症狀？
本書教你不看醫生，
照樣能擁有健康、美麗的color life！

作者：溫燕如
定價：220元